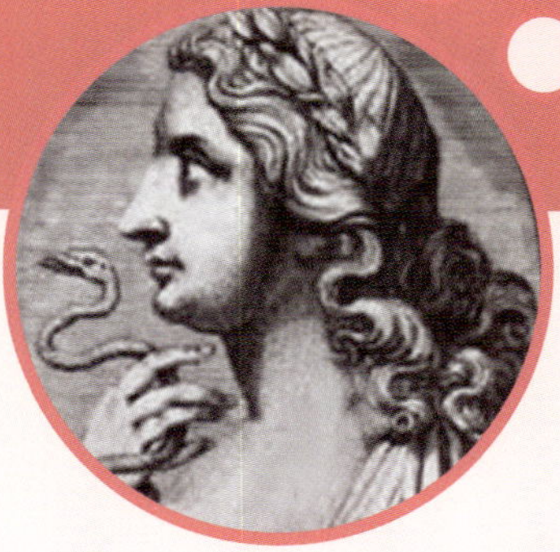

제3판

치과위생학개론

Dental Hygieology

남용옥 · 강영희 · 곽정숙 · 김미정 · 김민자 · 김재근 · 김정숙 · 나희자 · 박인숙
이성림 · 이은경 · 이지연 · 장선희 · 정명희 · 정혜란 · 조혜은 · 최미숙 · 황혜림

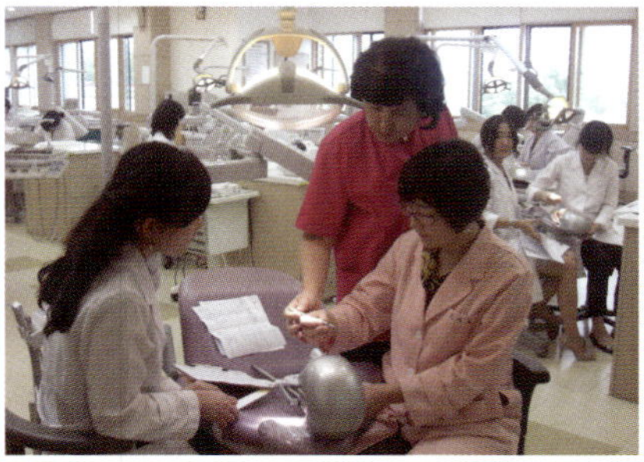

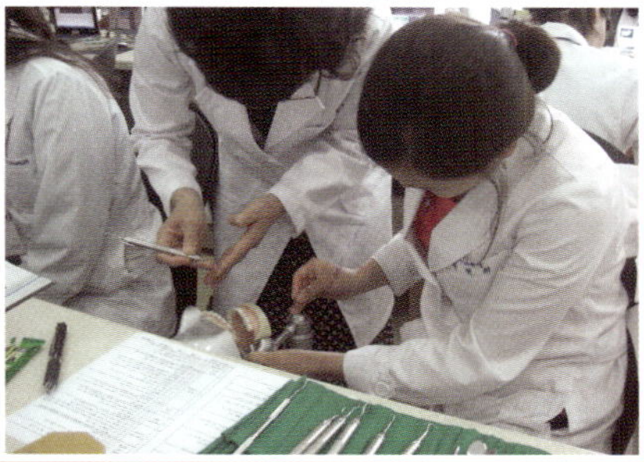

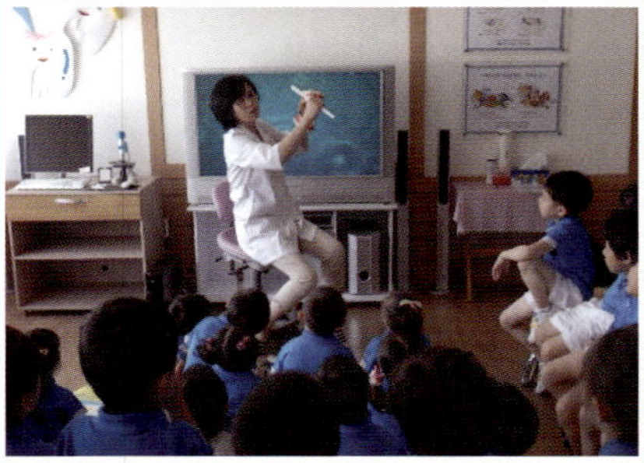

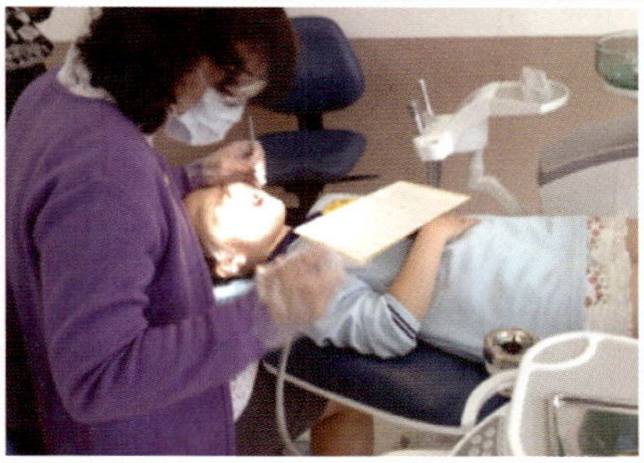

청구문화사

머리말

엊그제 새해가 되었다고 했는데 어느새 한 달여가 훌쩍 지나 입춘도 지나가버렸다.
우여곡절을 거치며 2007년 초판을 발간하고 2년여의 작업을 거쳐 나름대로는 치과위생학을 공부하는 학생들에게 무언가 치과위생사로서의 역할과 자부심을 주고 싶다는 마음 하나로 심혈을 기울인 개정판을 2011년 출간했었다. 이번이 개정판 이후 4년 만에 드디어 개정3판을 내게 되었다. 이런저런 많은 곡절들이 머릿속에 떠다니면서 세월의 유수함이 다시 한번 느껴진다.

올해는 한국에 치과위생사 교육이 도입된지 50주년이 되는 뜻 깊은 해이다. 치과위생사협회와 관련 단체들이 축하행사를 기획하고 있고 작년 치과위생사협회회관이 생기는 등 대내외적으로 많은 성장도 가져왔다. 이제는 한국에서 치과위생사란 조직도 방대해진 것이 사실이다. 치과위생사의 수도 5만 여 명으로 늘어났고 대학의 수도 2011년 78개 대학에서 불과 4년 만에 82개 대학이 되었다. 하지만 겉으로 보이는 양적성장 속에서 실질적인 내적 성장은 얼마나 가져왔는지 점검해볼 필요가 있다. 아직 치과위생사라는 직업군에 대한 사회적 인식과 위치, 직업적 프라이드, 수입 등 본질적인 내실있는 성장에 대한 목표달성이 어느 정도 이루어졌는지에 대한 객관적인 척도가 없지만 향후에 이에 대한 작업이 반드시 필요하다고 사료된다. 우리가 필요로 하는 내실있는 목표는 우리의 의식과 가치관에 따라서 그 성장속도가 결정될 것이다. 치과위생사라는 직업의 본질을 정확히 이해하고 치과위생사로서의 직업적 마인드가 확고할 때 우리가 추구하는 내실을 기할 수 있기 때문이다. 또한 바로 이 점이 필자가 치과위생학개론을 집필하고 이 책에 대한 애정을 가진 계기이기도 하다.

치과위생학개론은 치과위생사로 입문하기 위해 대학에 입학한 새내기들이 치과위생학이 무엇이고 치과위생사가 어떤 직업인지에 대한 이해와 인간에 대한 이해를 통해 자긍심과 치과위생사로서 사회인으로서의 성공적인 삶을 초석을 만들 수 있기를 바라는 마음으로 집필하였다.
이상하게도 이 책을 집필하는 데는 참 힘든 일이 많다. 벤치마킹할 책이 없어서이기도 하고 이런저런 이유로 방해를 받는 경우도 많아서 마음의 경계에 수도 없이 멈춰서곤 하였다. 특히 집필과정에서 가까운 사람들에 의한 상처를 받기도 했지만 지나고 보면 나를 힘들게 하는 많은 사람들이 내게는 선생이었다. 그만큼 내 마음이 성장할 수 있도록 해주었기 때문이다. 이렇듯 여전히 집필작업은 힘든 일이 많지만 개정작업을 통해 점차 내용이 보완되고 완성도를 높일 수 있어서 힘든 만큼 행복하기도 하다.

이 책은 본래의 치과위생학개론이라는 과목의 목적과 요지에 충실하고자 노력하였다. 부디 이 작은 책자를 등대삼아 치과위생학에 입문한 많은 학생들이 치과위생사로서 긍정적이고 진취적인 목표를 갖고 열심히 매진하기를 바라며, 아울러 자부심으로 충만한 엘리트 치과위생사가 많이 육성될 수 있기를 기대해본다. 끝으로 이 책이 나오기까지 많은 격려와 도움을 주신 청구문화사 이상태 사장님과 편집에 각별히 애써 주신 편집부 디자이너들께도 깊은 감사의 인사를 전한다.

2015년 2월 입춘
대표저자 남용옥 識

Part 1. 치과위생학 개요

Part 2. 구강위생과 치과의학의 역사

Part 3. 치과위생사 교육

Part 4. 다른 여러 나라의 치과위생사와 치과치료사

Part 5. 다른 여러 나라의 치과위생사와 치과치료사

Part 6. 치과위생 윤리

Part 7. 치과위생 윤리

Part 8. 미래의 치과위생과 발전방향

Part 01

치과위생학 개요

치과위생학은 치과위생사로 입문하기 위해 대학에 입학한 1학년 새내기들을 대상으로 1학기에 처음 치과위생이라는 내용을 소개하는 과목이다. 따라서 이 장에서는 기본적인 치과위생에 대한 개념의 이해와 치과위생사와 치과위생학이 무엇인지 그리고 어떻게 탄생되고 발달되어 왔는지와 아울러 협회조직과 한국의 치과위생사의 일반적인 업무사항을 살펴보았다.

Chapter 01
치과위생의 개념과 정의

1965년에 미국에서 우리나라에 도입된 치과위생사제도가 이제는 교육과 제도는 물론 업무범위까지 확대되고 체계화되어가고 있다. 치위생(학)과에 입문하기 위해서는 반드시 필요한 지식과 기술이 있으며, 이는 교육을 받는 과정에서 제대로 습득해야한다. 이에 앞서 처음 치위생(학)과에 들어온 학생들이 알아야 하는 것은 치과위생사에 대한 개념과 역사적 배경을 살펴보아야 하는 것이 필수적이므로 이 장에서는 치과위생사의 개념과 역사를 이해할 수 있도록 한다.

1. 치과위생의 개념

개념이란 어떤 현상에 대한 정신적 표상으로서 이론을 구성하는 가장 기본적인 단위이다. 따라서 치과위생에 대한 명확한 정의와 해석은 치위생연구와 치위생이론개발에서 가장 필수적인 작업이라고 할 수 있다. 많은 문헌에서 관련된 개념을 고찰해보는 것은 치과위생을 이해하고 업무를 수행하고 발전시키는 근원이 된다.

(1) 치과위생의 개념(정의)

치과위생은 구강질환을 치료하고 예방하는 학문이고 기술이다.
(Dental hygiene is the science and practice of the recognition, treatment, and prevention of oral diseases.)

1) 학자들의 개념정의

- Esther M. Wilkins(1964): 치과위생이란 개개인과 집단이 최적의 구강보건을 달성하고 유지할 수 있도록 도와주는 것이 목표이다.
- Dr. Fones(1934): 공중에게 구강위생에 대한 치과지식의 통로가 되는 것이다.
- Woodall(1993): 환자의 구강보건을 회복하고 유지하기 위해 필요한 조건이다.
- Darby(1990): 환자가 총체적인 자기관리에 도달하도록 촉진하는 것이다.
- Walsh(1985): 구강보건을 증진시키고 유지하는 것과 전문적, 기술적인 구강위생조절을 통해 질병을 억제하는 것이다.

2) 협회의 개념정의

- **한국치과위생사협회**(KDHA; Korean Dental Hygienist's Association)

치아 및 구강질환의 예방을 위한 구강보건교육과 처치 그리고 국민구강보건향상을 위한 공중구강보건학 및 예방치과학에 관한 연구발전을 도모하는 것이다.

- **미국치과위생사협회**(ADHA; American Dental Hygienist's Association)

공중의 건강을 향상시키기 위해 질적인 면과 비용-효과적인 면에 있어서 구강건강보호에 대한 학문을 발전시키는 것이다.

이러한 주장은 환자중심의 치과위생업무가 강조되고 치과위생사의 교양이 필요한 시점에서 치과위생개념을 정립하는데 매우 중요하고 이러한 학문적 개념은 주로 치과위생교육, 자격, 실습, 연구에 있어서의 최상의 기준을 조성하는 것으로 강조된다. 따라서 치과위생에 대한 개념은 현상에 대한 정신적 표상으로 이론(학)을 구성하는 가장 기본적인 단위로서 체계적이고 논리적인 명제들의 집합이다.

2. 치과위생사의 정의(Dental Hygiene Career)

치과위생사의 개념은 한 마디로 치과위생사가 누구냐? 어떤 일을 하는 사람이냐? 에 대해 알아보는 주요 개념으로 다음과 같이 정의할 수 있다.

Part 01

- **국제치과위생사연맹**(IFDH.1989)

캐나다 오타와에서 치과위생사에 대한 정의를 토론하고 공통된 정의를 "치과위생사는 임상봉사, 교육, 상담계획 및 평가노력 등을 통해 구강질환을 예방하고 현존하는 질병의 치료를 제공하려고 노력하며 국민의 구강보건이 최적의 수준을 유지할 수 있도록 도와주는 정규치과위생사교육을 받은 보건전문가이다"고 하였다.

- Esther M. Wilkins **박사**(2005)

세계적인 치과위생사 교재 'Clinical practice of the Dental hygienist(11th Edition)'의 저자로서 "치과위생사란 주요 건강을 돌보는 면허가 있는 전문인으로 구강보건교육자이고 구강질환 관리와 구강건강 촉진을 위해 총체적인 건강을 지원하는 예방, 교육, 치료에 관한 서비스를 제공하는 임상 술식가이다"라고 하였다.

Esther M. Wilkins는 '치과위생의 어머니'라 불리는 치과위생의 아이콘이다. 현재 Tufts 대학 대학원에서 임상교수로 활동하며 매사추세츠대학에서 명예박사학위를 받았다.

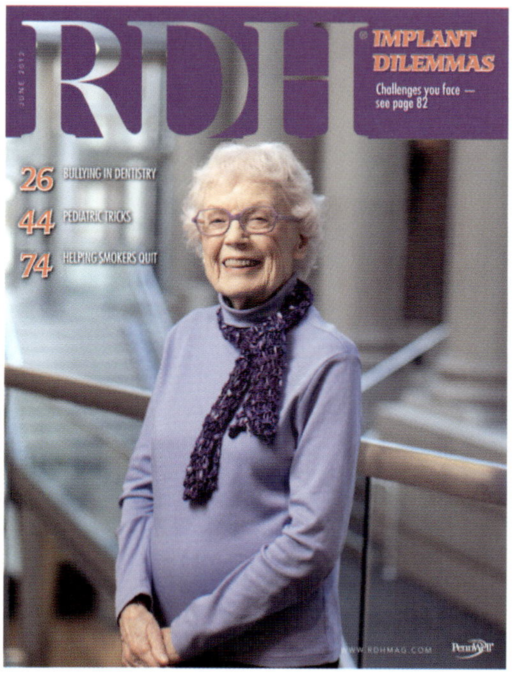

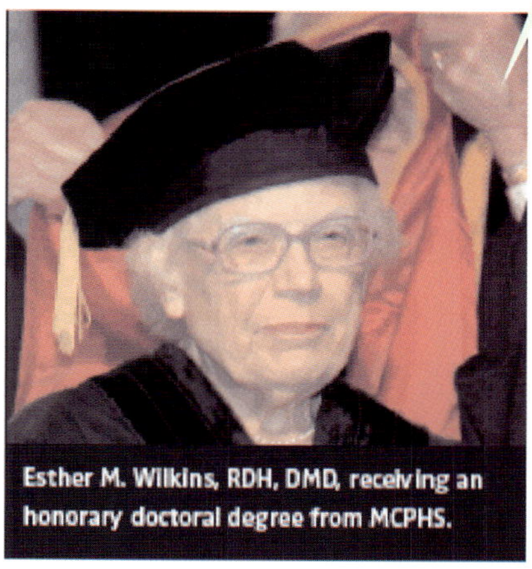

Esther M. Wilkins, RDH, DMD, receiving an honorary doctoral degree from MCPHS.

◆ 그림 1-1 Esther M. Wilkins 박사

이와 같이 차과위생사에 대한 정의들을 축약해보면 "치과위생사(Dental Hygienist)란 면허를 가진 1차 건강관리 전문가로 구강보건교육자이며 구강질병관리 및 구강건강증진을 위해 예방과 교육 및 치료서비스를 제공하는 총괄적인 역할을 담당하는 임상가이다." 또는 "치과위생사는 국민의 구강보건향상과 증진을 위해 치과의사와 함께 협업하는 구강진료 팀의 중요한 일원으로 주로 예방치과 분야에서 활동하는 구강건강관리인력(Dental Health Care Worker, DHCW)이다" 라고 정의할 수 있다.

Don't forget !

1980년 이전과 이후의 치과위생사의 정의에 대한 개념의 변화

이러한 정의들을 살펴보면 1980년 대 이전의 치과위생사에 대한 정의와 달라진 부분을 알 수 있는데 이것은 1980년대 이전에 치과위생사의 정의에서 사용되었던 '치과의사의 보조(auxiliary to the dentist)'라는 말은 더 이상 사용되지 않게 되었고 대신 '건강관리전문가(healthcare professional)'로 대치되어진 것을 알 수 있다.

우리나라에서는 치과진료보조가 주 업무인 것처럼 되어있어서 여러 가지 혼란을 가져오고 있다. 하지만 향후에는 국제치과위생사연맹에서 협의되고 채택된 치과위생사에 대한 정의를 그대로 받아들이는 것이 치과위생사의 인격, 교육, 직업, 사회적 위상 등을 제고할 수 있을 것이다. 사실 Dr. Fones가 치과위생사 제도를 만들 때로 보조원과는 다른 개념을 사용하였다. 즉 협력, 조력이라는 의미인 auxiliary가 치과보조원(assistant)를 뜻하는 것은 아니다.

(1) 치과위생사(Dental Hygienist)란 명칭의 어원

Dr. Alfred Civilion Fones는 치과위생사제도를 처음으로 만든 창시자로 그가 '치과위생사'라는 말을 처음으로 사용한 것이 효시이다. 이 새로운 직종은 초기에 오랜 동안 많은 이들에게 '치과간호사'로 불리워졌었다. 하지만 처음 치과위생사교육을 시작하고 배출한 Dr. Alfred C. Fones는 그 새로운 역할의 명칭으로 치과간호사란 칭호가 함축적 의미를 갖고 있지 않다고 생각했다. 따라서 그는 이 일을 하고 있는 젊은 여성들을 치과간호사라고 부르는 것은 그들이 하고 있는 일을 적절하게 표현할 수 없다고 생각하고 새로운 이름을 원했다. 궁리한 끝에 치과위생사(dental hygienist)란 명칭이 보건학과 질병 예방에 정통한 사람들에 대한 의미로서 이 표현이 적합하다고 생각하고 이에 덧붙여 시적인 표현으로 의미할 수 있는 Hygienist라는 개념을 담아서 "치과위생사(Dental Hygienist)" 라고 명명하게 되었다. 이후 이 명칭이 지금까지 계속 사용되고 있다. 이렇듯 치과간호에서 치과위생으로의 명칭 변경의 이유는 사실 과학적으로 증명된 치과 예방 서비스의 중요성에 초점을 두고 있었기 때문이다.

Dental Hygienist라는 어원은 Hygiene(위생)이라는 단어가 질병을 예방하고 건강을 유지·증진시킨다는 의미로 희랍신화에서 유래한 것인데 희랍의 신 Apollo의 아들 에스클리피오스(Aesculapius)는 의학의 신으로, 그의 딸 Hygiea가 건강의 신으로 숭배되었는데 그녀의 이름을 따서 기원전 2세기경에 Galenus가 인간의 건강을 유지하고 증진시키는데 관련된 학문을 Hygiene라고 부르게 된 것이 시초이다. 또한 이 단어를 위생(衛生)이라고 한 것은 고대 '莊子'에 있는 衛生이라는 단어의 개념이 Hygiene의 개념과 부합되는 데서 비롯되었다. 그리고 대부분의 사전에서 Dent, Dental의 뜻을 '치아', 치과의'로 적고 있으므로 'Dental Hygienist' 를 치과위생사로 사용하게 되었다. 현재 대부분의 국가에서 치과위생사(Dental Hygienist)라는 명칭을 가장 많이 사용하고 선호하고 있다. 치과위생사라는 직업이 만일 치아에 관한 교육과 임상 예방 서비스에 대한 요구가 없었더라면 치과위생사라는 직업 자체가 존재할 수 없었을 것이다.

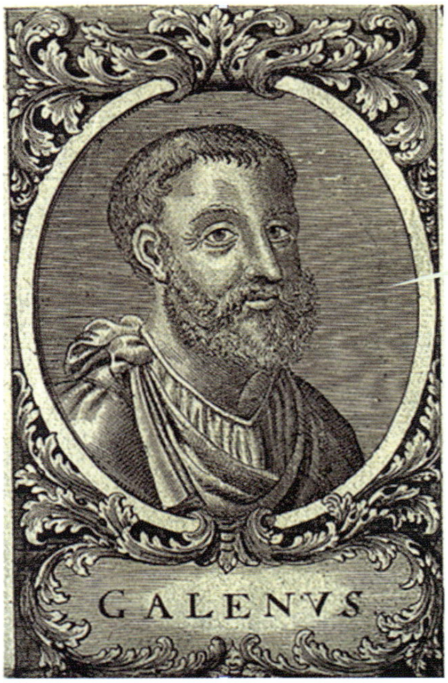

Claudius Galenus는 보통 Galen이라고 불리우며 AD130년경 소아시아 Pergamum에서 태어났고 철학 및 언어학자로 1000년 동안 약(medicine)의 전문가로 불리었다.

◆ 그림 1-2 Claudius Galenus

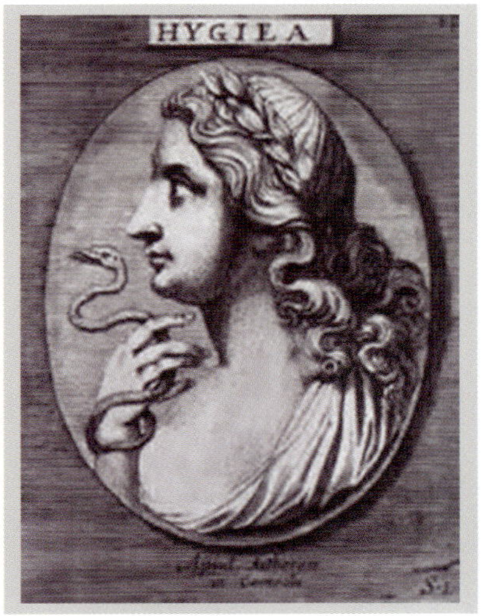

◆그림 1-3 건강의 신 Hygiea

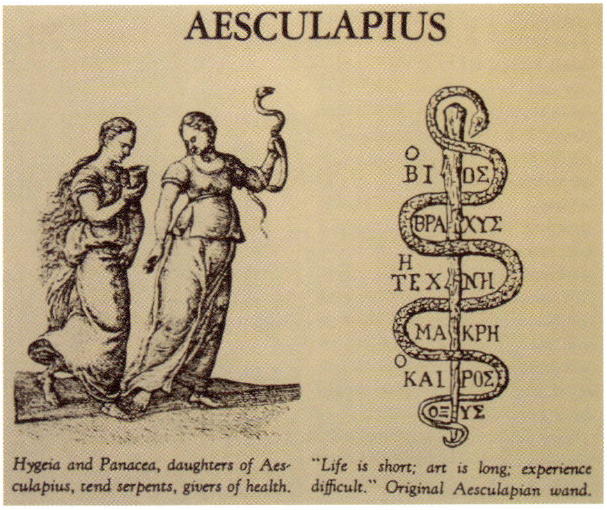

◆ 그림 1-4 의학의 신 에스큐레이피우스 (Aesculapius)

(2) 치과위생사의 자격기준과 법률적 성격

- 자격기준

우리나라에서 치과위생사가 되기 위해서는 먼저 교육인적자원부에서 인가된 교육기관에서 최소 3년 또는 4년간 소정의 교육과정을 이수하고 국가에서 시행하는 의료기사 직종 중 '치과위생사' 면허(licence)를 취득해야 그 자격을 가질 수 있다. 치과위생사 면허 취득 시험은 년1회 실시되고 있고 필기시험과 실기시험으로 나뉘어져 있으며 이 두 가지 시험을 모두 통과하여야 한다.

- 업무범위에 대한 법률적 성격

치과위생사는 직접적으로 환자를 처치하고 교육할 수 있는데 우리나라의 치과위생사 업무는 법적으로 정해져 있다. 그 법적인 범위는 「의료기사 등에 관한 법률」 제 3조의 규정에 의해 그 업무의 범위와 한계는 시행령 2조 6항에 "치석 등 침착물제거, 불소 도포, 임시충전, 임시부착물 장착, 부착물제거, 치아본뜨기, 교정용 호선의 장착 및 제거, 그 밖에 치아 및 구강질환의 예방과 위생에 관한 업무" 이 경우 「의료법」제37조 제1항에 따른 안전관리기준에 맞게 진단용 방사선 발생장치를 설치한 보건기관 또는 의료기관에서 구내 진단용 방사선촬영업무를 할 수 있다〈시행 2013.5.17〉. 로 법률적으로 그 업무범위를 인정을 하고 있다.

면허를 취득한 치과위생사는 의료기사 직종 '치과위생사'로 보건복지부에 등록된다. 이 치과위생사는 "RDH"(Registered Dental Hygienist)로 명명되어지며, 이 면허는 구강건강 전문가 면허이다. 면허를 취득한 치과위생사의 업무서비스는 국가에 따라 약간의 차이가 있을 수 있으나 구강건강에 대한 예방과 교육의 전문가라는 의미는 동일하다.

Don't forget !

RDH(Licence of Dental Hygienist)란?

* **RDH(Licence of Dental Hygienist) is a licensed dental professional who specializes in preventive oral health, typically focusing on techiques in oral hygiene.**
Dental hygienists provide three types of services to their patients.

1. The first of these is preventive services to promote and maintain good oral health.
2. The second is educational services to help patients develop behaviours that promote better oral health and help them understand the importance of practicing these behaviours.
3. The third type of service provided is therapeutic services which are treatments meant to stop disease and maintain healthy tissues in the mouth.

http://www.dhed.net/ADHA.html

3. 치과위생사의 역할(Role of Dental Hygienist)과 미래의 치과위생

(1) 치과위생사(Dental Hygienist)의 역할

고령인구의 현저한 증가와 평균 수명의 연장으로 건강문제는 가장 중요한 관심사 중의 하나가 되었다. 건강은 삶의 질 향상을 위한 기본적인 수칙이며 구강건강은 전체 건강의 일부로서 구강건강을 제외한 건강은 완전한 건강이라고 볼 수 없으므로 국민들의 건강에 대한 높은 관심은 생활수준의 향상과 함께 질적인 구강건강도 요구되고 있다. 아울러 급격한 치과위생사의 양적, 질적 성장은 사회적인 또는 경제적인 배경 하에 치과의료서비스의 질적 향상을 가져오고 이에 대한 결과로 구강건강상태가 삶의 질 향상이라는 의미로 표출 될 수 있다.

현재 우리나라에서 치과위생사는 치과계에 없어서는 안 될 구성원으로 치과의사의 협력자, 치과예방처치 및 구강보건지도와 치과진료협업 등의 중요한 활동을 하고 있다. 치과위생사의 업무는 일반 또는 특수치과업무, 연구 프로그램, 전문교육, 공중보건 및 장애인을 위한 정부 프로그램뿐만 아니라 병원, 시설관리, 군 기관 및 치과재료 판촉업무를 하기도 한다. 이렇게 치과위생사들은 다양한 능력을 갖추고 폭넓은 치과위생영역에서 과학적인 연구와 건강관리 시스템의 변화 속에서 성장하면서 그 업무범위는 점점 넓어지고 있다.

본래 치과위생사가 행하는 업무의 기본적인 성격은 치아 및 치주조직을 건강하게 유지관리 할 수 있도록 치아 및 구강위생관리를 실행하는 방법을 환자에게 제공하는 일이지만 이외에도 치과위생사가 행하는 일은 매우 다양하다. 미국치과위생사협회의 치과위생사의 역할을 보다 폭넓게 정의해보면 다음과 같다.

1. 치과위생사는 구강질환의 예방과 관리를 위한 사정, 치위생진단, 계획, 수행, 평가를 행하는 **임상가**(Clinician)이다.
2. 건강의 필요성을 분석하고 건강증진정책을 개발하는 교육적 이론과 방법을 사용하며, 개인 또는 단체의 구강건강을 유지하고 달성하도록 하는 교육을 수행하는 **교육자**(Educator)이다.
3. 법률제정과 건강문제를 다루는 기관이나 문제해결을 할 수 있도록 자원을 제공하고 영향을 주는 **소비자 옹호자**(Advocate)이다.
4. 조직적인 기술적용이나 건강관리프로그램을 평가하고 수정하는 **관리자**(Manager)이다.

5. 개인, 가족 또는 공동체를 위한 생활양식의 변화를 제안하거나 변화에 영향을 주는 메커니즘을 개발하기도 하는 **변화주도자**(Administrator)이며, 그리고 적절한 치료와 교육적 방법과 내용에 대한 소견을 선택할 때 과학적 방법을 적용하여 문제를 해결하는 **연구자**(Researcher)이다.

즉, 치과위생사의 전문적 역할(Professional Roles)을 정의해보면 임상가, 교육자, 소비자 옹호자, 관리자, 변화주도자 그리고 연구자로 정리된다. 이 모든 역할의 기본 배경은 지역사회 공동체에 적용되어진다. 따라서 미래의 치과위생은 21세기의 건강문제를 다루는 구강건강전문요원으로 건강에 관한 새로운 패러다임으로 바꾸어야 한다.

새로운 건강관리체계는 사회적 변화와 인구 구조의 변화, 건강에 대한 가치관의 변화에 따라 건강관리체계에 변화가 일어날 수밖에 없으며 건강에 대한 가치관의 변화는 의료에 대해 건강에 대한 기본권으로 모든 사람이 평등하게 혜택을 받기를 바라고 양질의 서비스를 요구하여 삶의 질 향상이 중요한 위치를 차지하게 되었으므로 위에 명기된 치과위생사의 전문적인 역할의 비중과 중요도를 더 높이게 될 것이다.

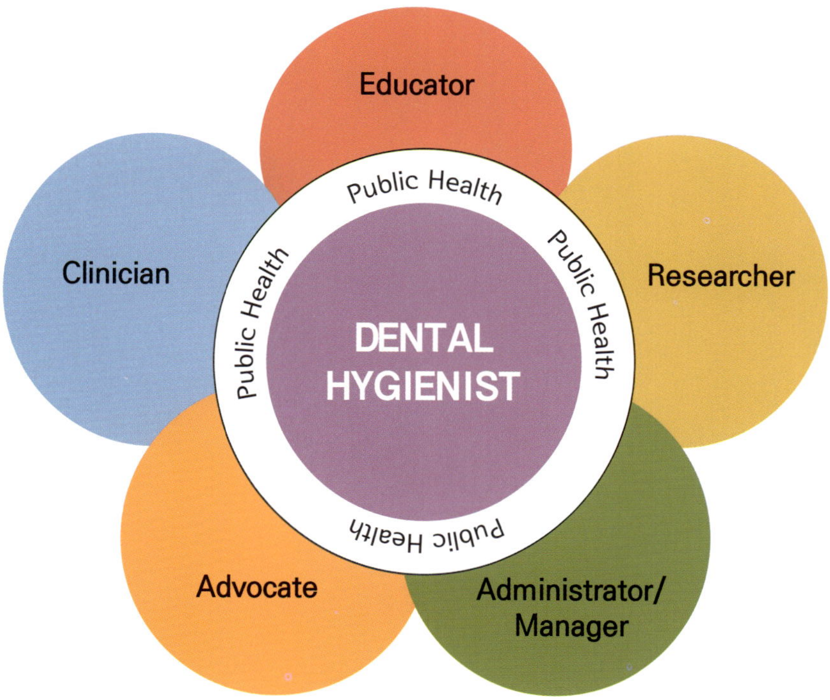

◆ 그림 1-5 치과위생사의 전문적 역할(Professional Roles of the Dental Hygienist)
source:'Standard for Clinical Dental Hygiene Practice'ADHA

Chapter 02
치과위생과 전문직

전문직(professionalism)이란 무엇인가? 전문직(專門職)이란 국어사전에서는 '전문적인 지식이나 기술이 필요한 직업'이라고 명시되어 있다. 이 용어는 주로 19세기 후반부터 많이 사용되기 시작하였는데 그 어원은 고대 프랑스어인 'professe'에서 유래되어 동사 'profess'로 공표하다 등을 의미하는 명사형으로 사용되었고 16세기 중엽에 전문직업이라는 의미로 옥스퍼드사전에 최초로 기록되었다고 한다.

전문직이라는 용어는 오늘날에도 많이 쓰여지고 있는데 그 개념에 대해서는 아직 여러 가지 의견이 많이 제시되고 있다. 치과위생사가 전문직의 특징을 가지고 있는 전문직업인지 살펴보기 위해서 먼저 전문직이 무엇인지에 대해서 알아보는 것이 필요하다.

1. 전문직의 개념

전문직에 대한 개념정리를 해보기 위해서는 여러 학자들의 견해를 종합해보고 그것들의 공통적인 요구조건을 살펴보면 어느 정도 윤곽을 그릴 수 있다. 먼저 Abraham Flexner는 '전문직활동은 근본적으로 지성적이고 책임감있게 수행되는 업무로서 일상적이 아닌 고유의 지식에 기초를 둔 활동으로, 그 내용은 학술적이거나 이론적인 것이기 보다는 실제적이되 장기간의 교육을 통하여 습득되는 기술이다'라고 하였고, Tyler는 전문직의 두 가지 특성은 관련전문직에서 지지하는 윤리강령이 있어야 한다는 점과 기술적 실무가 일반화된 원리에 근거해야함을 중요시 하였다.

Jacox는 전문직은 봉사중심의 업무이어야 하고 장기간의 교육이 필요하며 업무의 자율성이 보장된 활동이어야 함을 중시하였고, Darley는 높은 수준의 윤리의식을 가지고 지적인 판단에 따라 업무를 수행하는 능력이 있어야 한다고도 하였다.

또한 Coplow는 전문직화 과정은 단계적으로 이루어진다고 보고 첫째 단계는 고유한 전문직 구성원의 기준을 갖고 있는 전문직 단체를 구성하는 것이고, 둘째 단계는 전문직 구성원의 명칭을 변경하여 이제까지 범속직과의 구분이 어려웠던 점을 개선하는 것이며, 셋째 단계는 윤리강령을 설정하는 단계이며, 그 다음 단계가 전문직 단체의 직·간접적 통제 하에 구성원의 자격제도를 도입하여 법률제정을 통한 정책적 홍보를 시도하고 동시에 교육제도 준비를 하는 것이라고 하였다.

이렇게 전문직의 특성에 대해 많은 의견들이 분분하지만 대체적으로 공통적인 개념정리를 하면 **'전문직이란 전문성, 자율성, 권한, 책임감을 갖되 인류와 사회에 봉사하며, 고도의 지식과 기술적 차원의 능력을 갖는 높은 수준의 교육이 필요하고, 이들은 합리성에 근거한 업무를 수행하며 사회적 공헌을 하는 직업이다.'** 로 정리할 수 있을 것이다. 또한 그 역할에는 개인의 감정이 개입되지 않은 공정성과 일반성(보편성)을 가져야 한다. 하지만 21세기는 지식 정보화 사회로 직업과 직종의 성격이 다양화되고 있으므로 전문직의 범주와 기준, 정의 등도 다양화되고 있다.

Don't forget !

What is professionalism?

특정직업에 속하는 사람들의 자질, 기술, 능력, 태도 등에 대해 설명하는 것으로 전문성, 자율성, 권한, 책임감의 특징을 갖추고 인류와 사회에 봉사하는 직업으로 높은 수준의 교육을 받고 고도의 지식과 기술적 차원의 능력을 갖춘 사람들이 합리성에 근거하여 업무를 수행하면서 사회적 공헌을 하는 직업이다.

(1) 치위생 전문직의 특성

치과위생이 미국에서 시작되고 있을 때 그 일이 직업으로써 인정될 수 있으며 그 성격이 전문직업적인 것이라고 할 수 있을지에 대해 아무도 확실한 대답을 하지 못했다. 물론 아직까지 치과위생사란 직업이 전문직의 일반적인 요건을 충족하고 있는지, 즉 이 직업이 전문직인가? 하는 물음에 전문직의 요건을 갖추지 못하였다는 부정적인 견해를 주장하는 사람도 있다. 이런 학자들의 견해를 종합해보면 아직은 준 전문직 수준으로 규정하거나 전문직으로 나아가는 과정에 있는 것으로 보고 있다. 하지만 지금 우리 치과위생사들이 활동하고 있는 임상 현장이나 지역사회 치과위생활동현장에서는 의사, 치과의사, 간호사,

영양사, 물리치료사, 방사선사 등 여러 의료서비스 전문가들이 모여서 활동하고 있고 이들은 종합적인 행동계획, 즉 의사(치과의사)의 처방에 따라 환자의 예방과 치료라는 공동의 목적을 위해 협력한다.

의료서비스 전문가들은 각자 자신의 고도로 전문화된 지식이 제공되는 관점에 따라 일하고 있으므로 그들 각자는 전문가(professional)로서 일한다. 또한 개별 환자에게서 발생되는 특수상황이나 요구사항, 환자상태에 대해 알아야할 위치에 있는 다른 모든 전문가들과 정보를 제공하고 공유한다. 따라서 의료기관에 종사하는 여러 전문 직종은 각자 맡은 분야에서 전문가로서 자신의 전문지식을 활용하여 개별적으로 그리고 협력적으로 일하면서 전문적인 의사결정과 이에 대한 책임을 지게 된다.

오늘날의 치과위생사도 보건의료체계 내에서 전문적 판단에 의해 치과위생제공자로서의 역할자, 상담자, 관리자, 교육자, 변화촉진자 등의 다양한 역할을 수행할 것이 요구된다.

전문직으로서의 치과위생사는 치위생 이론과 지식에 근거한 행위와 체계적인 접근을 통해 대상자의 건강요구를 충족시킬 수 있는 치위생 수행능력을 갖추어야한다. 특히 치위생전문직은 사회에 대한 봉사가 중요하므로 국민과 대상자에게 봉사하면서 전문직업인으로서 치과위생직을 평생직으로 유지, 발전시켜야 할 책임이 있으며 전문 직업인으로서의 치위생직을 평생직으로 하기 위해 직업과 개인 생활을 균형있게 유지하고 동시에 직업 만족을 도모할 책임이 있다. 따라서 치과위생사는 치위생직을 스스로 전문직으로 인식하고 이에 상응하는 치과위생사의 전문성을 확보하기 위해 업무와 기술의 발전 전략을 제시하는 노력을 해야 한다. 어떤 직종의 전문화는 자신의 고유한 지식체계에 따라 사회적 기여를 한 집단에게 주어지는 보상같은 것이기 때문이다.

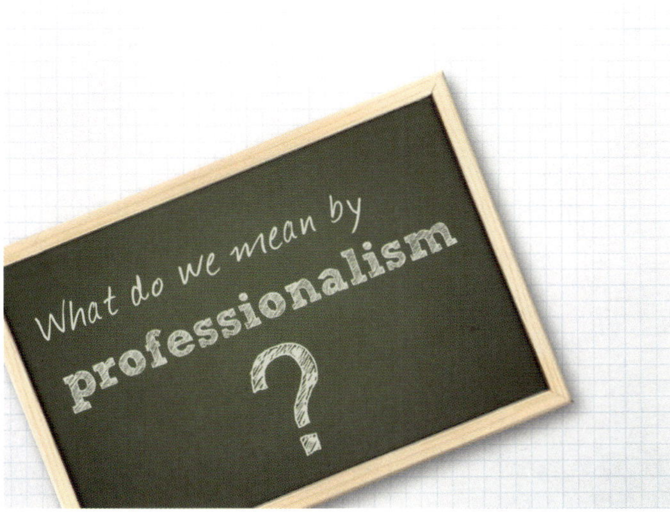

(2) 치과위생사가 갖추어야 할 전문직의 기준

1) 전문지식과 기술

업무수행을 위한 체계적 이론 및 기술의 개발과 적용을 의미하는 것으로 대부분의 학자들이 중요하게 제시하고 있는 준거이다. 현대사회가 과학의 권위를 절대시하므로 과학적인 것을 요구하기도 하지만 실제로 전문직의 배경과 기능은 다양하기 때문에 꼭 과학적인 것만을 의미하지는 않고 장기적 정규교육을 통해서만 획득되는 체계적 지식과 원리에 기초한 기술이어야 함을 강조하기도 한다.

전문지식은 실무수행의 기초가 되는 이론적 전문지식이며, 고객에게 서비스의 형태로 제공되는 응용지식이다. 이러한 전문지식은 연구를 통해 지속적으로 확장되어야 하고 숙련기능인과 전문가의 판별기준이 바로 직무 수행의 기초가 되는 확고한 이론적 전문 지식체의 유무로 판단될 수 있다. 아울러 자연적 성장이므로 의도적으로 규정한다고 전문직이 되는 것은 아니며 특별한 훈련에 의해서 얻어지는 지적 기능이 발생되면 전문직으로 인정된다. 따라서 치과위생 학문이 전문지식이 되고 치과위생사가 전문직으로 발전하기 위해서는 치과위생업무와 활동의 근거가 되는 치위생 이론의 지속적인 발전이 있어야 하며 연구와 임상현장에 적용시키기 위한 협력적인 노력이 필요하다.

2) 전문인으로서의 소명의식

직업 활동 및 대상자에 대한 소명감을 의미하는 것으로 전문직의 어원에서도 암시하는 바와 같이 소명의식은 **봉사정신**에서 비롯됐다. 이는 **이타(利他)주의**로도 표현되며, 이기적인 이해관계, 또는 이윤을 추구하는 목적으로 가게 되면 전문직이 될 수 없음을 의미한다. 전문직은 전문직 단체의 구성원보다도 남에게 유용하여야 하므로 타인 또는 사회에 봉사할 수 있는 이타주의에서 기인한다고 할 수 있으므로 상업과 구별된다. 따라서 소명의식이란 이타주의를 실천하기 위한 규정준수, 동료애, 직업에 대한 동일시, 봉사정신, 양심적인 업무수행, 직업에 대한 사명감 등의 의미가 모두 함축되어 있다. 또한 전문직의 직무수행자로서의 권위는 고객(환자)에 의하여 설정될 수 있으므로 고객(환자)의 존재여부도 대단히 중요한 조건이다.

3) 전문단체의 조직과 활동

산업혁명 이후 종교적 권위가 무너지고 교회대신 조직이 형성되면서 전문성의 준거로서 조직이 중요하게 되었다. 즉, 인정된 전문직 특징이나 전문직을 갈망하는 목표로 공통적 특징을 갖는 전문직 공동체(Community of profession)를 형성한다. 전문직은 사회로부터 인정을 받기 위해 전문직 단체를 조직하고 적극적인 활동을 하며 그들 고유의 문화를 발전시켜 나간다. 전문직은 높은 실무 표준을 지지하고 발전시키는 전문직 단체를 둔다. 국제 치과위생전문직 단체로는 국제치과위생사연맹(IFTH)이 조직되어 있으며, 각 나라마다 치과위생사협회가 조직되어 있다. 국내에서는 대한치과위생사협회와 학술발전을 위한 한국치위생학회, 한국치위생과학회, 대한치위생학회 등이 설립되어 적극적인 활동을 하고 있다.

Part 01

4) 윤리강령의 설정과 내면화

전문직은 사회에서 부여한 책임과 신뢰를 받아들인다는 것을 명백하게 하기 위하여 윤리강령 및 제규정 설정을 통해 윤리의식의 내면화, 도덕적 룰 공유 등 전문직의 사회적 역할을 새로운 도덕적 질서의 원천으로 보고 윤리강령의 설정과 내면화를 중요한 준거로 삼는다. 전문직 개개인으로서 책임과 신뢰를 계승하고 이에 따른 의무를 다할 것을 사회적으로 천명하게 된다. 윤리강령의 설정과 내면화는 전문직의 공통적인 기본 특성이다.

또한 윤리강령의 설정과 내면화는 소명의식과도 밀접한 관계가 있다. 즉 소명의식이 윤리적 차원이라면 윤리강령의 설정과 내면화는 행동적 차원이라고 할 수 있다. 따라서 국제치과위생사연맹(IFTH)에서 'IFDH 윤리강령'을 제정 공표하였고 대한치과위생사협회에서도 치과위생사 윤리강령과 치과위생사 윤리지침이 제정되어 있다.

5) 직무보상체제

수입이나 직무에 대한 명예와 권위가 인정되어야 하고 전문지식 및 기술, 소명의식이 중요한 만큼 이에 따른 직무보상체제는 전문화의 정도를 반영할 수 있다. 직무보상체제는 공공대중의 인정을 반영하는 중요한 척도이기도 하다.

6) 자격규제 및 독점

면허시험 등 자격규제제도와 이에 따른 업무의 독점이 있어야 한다. 권위의 인정과 업무 정상화를 위하여 고객(환자)의 중요한 문제해결이 전문인에게 달려 있으므로 엄격한 자격규제가 필요하다. 결과적으로 업무가 독점될 수 밖에 없다. 독점은 전문기술의 소유에 근거하고 자격규제에 의해 인정된다. 따라서 자격규제 및 독점의 정도는 전문성 향상의 척도가 된다.

7) 자율성과 책임

업무수행 시 자율성과 이에 수반되는 책임이 있어야 한다. 자율성이란 업무수행 시 기능조절이나 고객(환자)에 대한 통제를 할 수 있음을 의미한다. 이러한 자율성을 행사할 경우 반드시 책임이 수반된다. 즉, 의사결정이 다른 권위에 의하여 다시 검토되어야 한다면 업무가 효율적으로 수행될 수 없으며 자율성도 없는 것이다.

미국치과위생사협회나 대한치과위생사협회 등과 같은 치과위생사 전문직 단체도 치과위생의 업무범위를 정의하고 특정 역할과 기능을 기술하며, 목적과 책임을 결정함으로써 치과위생사의 활동을 자율적으로 통제하고 조절하는 기능을 갖고 치과위생사의 법적 권한을 인정받기 위한 노력을 기울이고 있다.

8) 사회봉사

전문인은 사회에 대한 봉사와 지적 가치창조에 높은 의미를 두므로 상대적으로 높은 사회적 지위와 신망을 받게 된다. 치과위생사는 소명의식을 가지고 인간과 사회에 헌신하고자 하는 이타적 동기에 따라 선택된다. 치과위생은 개인, 집단, 그리고 지역사회의 건강유지 및 회복을 증진시키는데 목적을 두며, 특히 대상자의 구강건강상태가 높은 수준에 도달할 수 있도록 돕는 것이 치과위생의 목표이다. 따라서 치과위생관리를 통해 타인을 위해 봉사하고자 하는 의식을 가져야 한다.

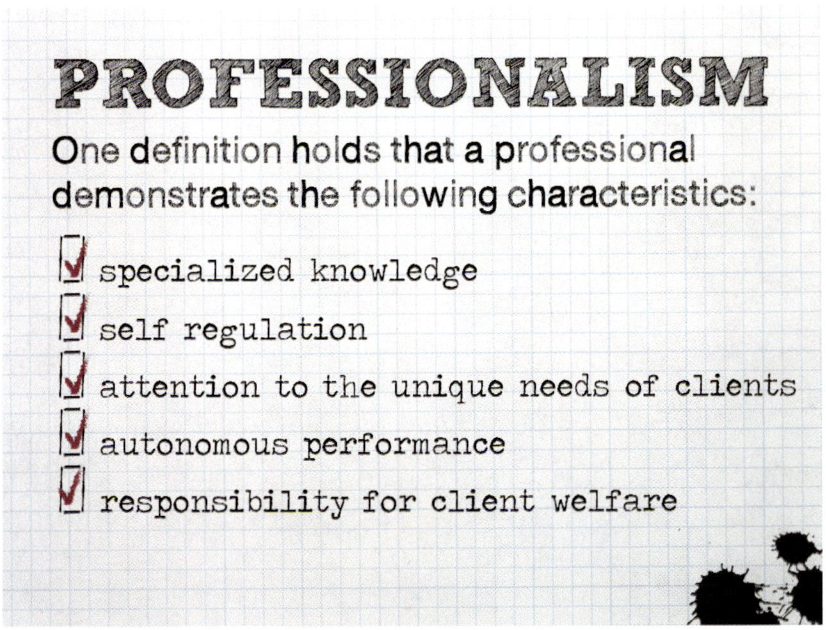

Chapter 03
치과위생학(Dental Hygiene)의 탄생과 발달

1. 치과위생학의 탄생

(1) 초창기 예방 노력

다른 보건 관련 직업에 비해 치과위생은 비교적 새로운 분야이다. 1800년대 중반부터 후반까지 미국의 치과 분야 개척자들은 규칙적인 칫솔, 치약 및 치실 사용으로 치아 질환 및 치주염을 예방할 수 있는 가능성에 관해 많은 저술들을 발표해왔다. 한번 망가진 치아 건강을 회복시키는데 소요되는 시간에 대한 우려와 함께 치료보다는 예방교육에 관심을 가진 일단의 예지력있는 치과의사들은 구강질환 예방작업이 진정으로 효과를 얻기 위해서는 규칙적인 치아 청결과 환자교육 활동에 종사할 수 있는 전문적인 새로운 또 다른 구강 보건 전문가들이 필요하다는 사실을 인식했다.

치과위생학이 탄생되기까지는 치과간호사라는 말이 생겨나기 전에도 치과의사들은 치아우식증과치주질환을 예방할 수 있다는 것을 알고 있었다. 과학적 조사없이도 그들은 환자를 자세히 관찰하고, 원인, 효과, 예방 그리고 이러한 상황에서의 몇몇 치료법을 경험적으로 추리해 내었다. 이러한 배경 속에서 1845년에 *The American Journal of Dental Science* 는 저자가 명시되지 않은 구강 위생에 대한 사설을 실었는데, 이 사설의 내용은 치과치료와 수술에 대한 관심에 치우쳐 있는 동안 사람들이 구강위생관리에 대해 소홀히 하는 사실에 유감을 표하고 구강질환을 예방하는데 효과적이고 흥미로운 방법들을 이용하도록 설명하고 있다. 이 사설을 쓴 사람은 아마도 3명의 편집자인 Drs. Chapin Harris, Edward Maynard, Amo Westcott 중 한 명이었을 것으로 추정된다.

또한 Dr. L. S. Parmly는 하루에 4-5회씩 치실을 사용하여 자신의 치아를 깨끗하게 지키라고 하였고 팜플렛 등을 만들어 올바른 지식을 알려주도록 하였다.

치과 시술로서의 치과위생 분야는 1871년에 창시되었으나, 1880년대 후반 까지는 선호되지 않았다. 그 당시에 치과위생은 일반 사람들이 구강을 청결하게 하기 위한 노력쯤으로 인식 되어 있었다.

뉴올리언즈 치과 대학의 Andrew McLain 교수가 "예방(prophylaxis)"이라는 단어를 처음 쓰고 치과의사들이 이미 생겨난 질병에 대항하기보다 질병을 예방해야 한다고 믿었는데 그는 치아의 완벽한 청결, 위생과 예방 그리고 식이요법을 장려하였으나 다른 사람들은 치아의 청결을 중요시 하지 않고 식이요법만을 강조했다.

1879년 브루클린의 George Mills 박사는 치아를 청결하게 하기 위한 요소들을 설명했다. 그는 윗니는 칫솔질을 아래 방향으로 하고, 아랫니는 윗 방향으로 해야 하는 것, 곡선이 있는 칫솔, 치실과 이쑤시개를 사용할 것을 권했다. Mills 박사는 Clowes 박사가 만든 dental explorer 에 대해 처음으로 언급하며 만약 그 기구로 감지되는 모든 충치가 치료되고 침적물들이 사라졌다고 느껴졌다면 치과수술이 완전한 길로 가고 있는 것이라고 말했다.

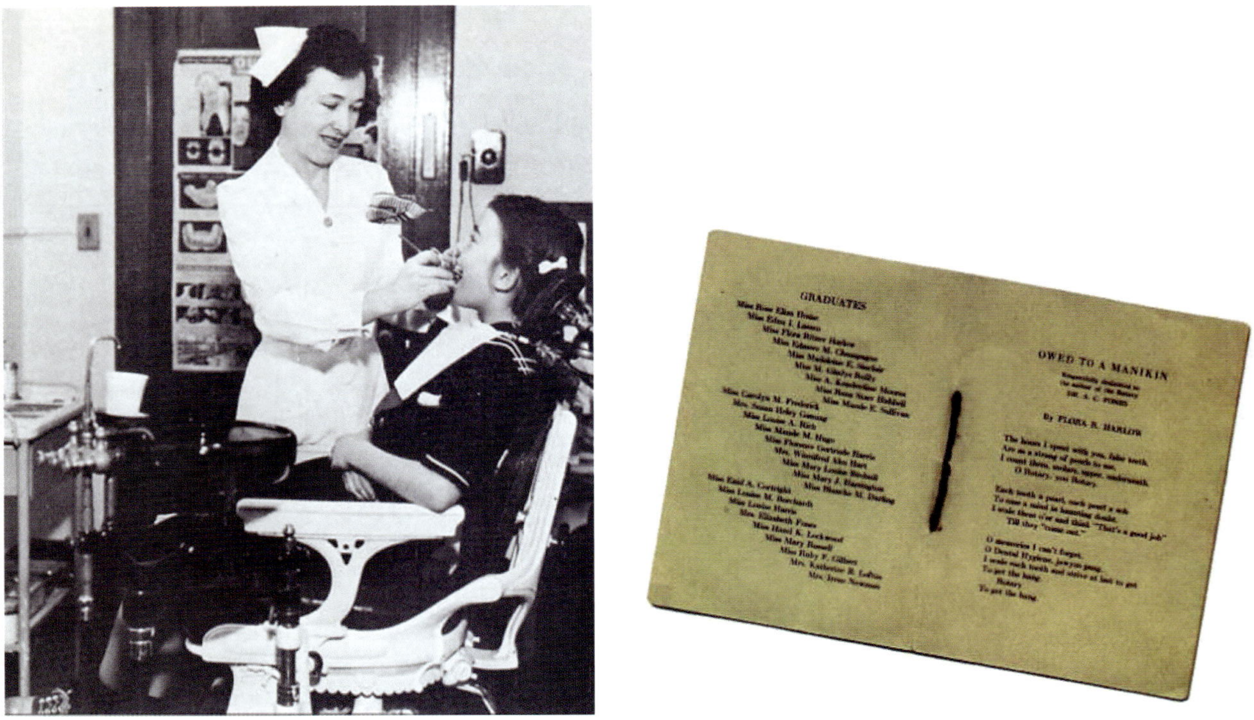

◆ 그림 3-1 1940년대의 치과위생사

Part 01

(2) 치과위생사의 탄생배경

1884년 5월 뉴욕의 첫 번 째 District Dental Society 가 생기기 전 Dr. Myer L. Rhein 은 예방의 중요성을 강조하였다. 그는 "청결" 이라는 말로 모든 것을 요약했는데 "모든 사람들이 제대로 칫솔질을 하는 것은 잘 알지 못하고 오히려 잘못된 방법으로 하는 것을 더 잘 알고 있다" 라고 말하고 예방에서 칫솔질방법에 대한 중요성을 인식시키고 치실 사용을 강조하며 학교의 어린이들이 구강 청결 프로그램에 대한 교육을 받아야 한다고 교육 위원회에 제안하였다.

한편 Dr. Andrews는 공립학교 어린이들이 구강 검사를 받아야 한다는 것을 요구하는 법안 통과를 위해 노력했으며, Dr. Atkinson는 1890년 치과 예방법에 대한 윤곽을 정확히 그려냈다.

이러한 여러 가지 노력들이 있던 가운데 특히 Dr. David D. Smith 는 치아를 청결하게 하는 많은 아이디어를 처음으로 직접 실행에 옮겼는데 그는 "이를 닦는 법"과 "치아 예방법"의 차이를 확실히 했으며, 조심스럽고 좋은 기술의 스케일링은 받아야 하지만 강한 연마(polishing)는 절대 사용되어서는 안된다고 했다. 특히 스케일링에 필요한 많은 도구들을 디자인해서 개발했다. 이러한 업적들로 인해 "치과 예방법의 아버지" 또는 " Dental prophylaxis의 아버지"라고 알려지게 되었다.

이외에도 뉴욕시에서 1903년경에 종종 치과예방법의 아버지라고 불리웠던 또 한 사람이 있었는데 그는 동부에서 초창기 구강 위생 운동으로 신망을 받았으며 특히 치과의사들이 어머니들과 학교 선생님들에게 건강증진을 위한 구강 위생의 중요성을 가르쳐야 한다고 적극적으로 권했던 Dr. Thaddeus P. Hyatte였다.

한편 여성들이 치아 관리를 위해 전문적인 훈련받아야 한다고 생각했던 첫 번 째 사람은 오하이오 주의 Dr. Cyrus Mansfield Wright 였는데 Wright는 치과의사들이 스케일링을 통해 치아를 청결히 관리하는 일을 방치했다고 생각하고 현재의 치과위생과 관련된 분야를 만들어야 한다는 필요성에 대해 재차 확인 시켰다.

이후 Rhein 은 이러한 전문성을 가진 역할자들에 대해 적극 지지하고 특히 이러한 기능을 가진 여성들이 그 기능을 환자들에게 수행하고 모든 환자들이 이러한 편의를 제공받아야 한다고 믿고 이러한 전문성을 키우는 과정이 간호사가 되는 과정과 비슷해야 한다고도 생각하면서 이러한 교육을 지속적으로 주장하여 이후 미국 의사회의 구강의학협회가 이러한 Rhein 의 제안을 받아들였다.

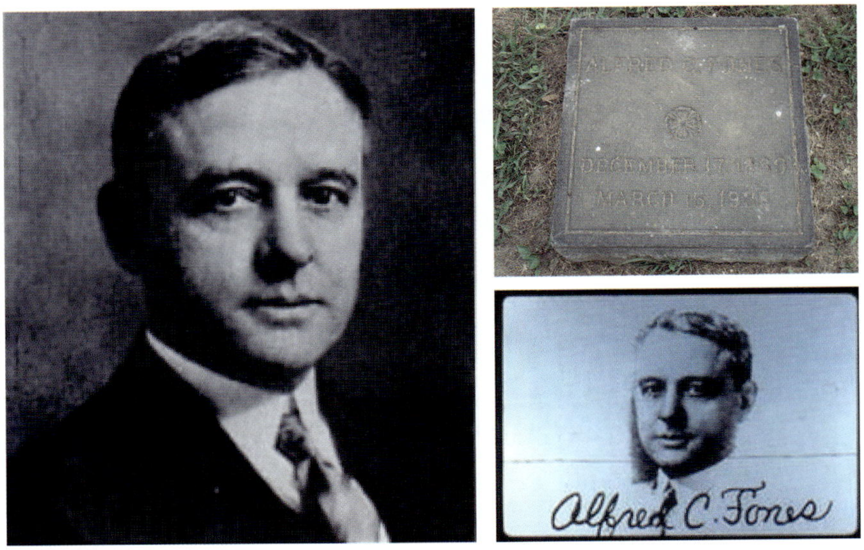

◆ 그림 3-2 창시자 닥터폰즈/Dr. Alfred Civilion Fones(Founder of Dental Hygiene)

한편 Dr. Fones는 1896년에 Dr. D. Smith 를 처음 알게 되었는데 그는 그의 치과예방 치료에 대한 이야기를 듣고 감명을 받아 Dr. D. Smith가 치료하고 있는 환자들의 구강상태를 관찰하기 위해 Smith의 치과를 방문하는 허가를 받고 직접 방문하여 살펴보았다. 그 효과를 확실히 느낀 Dr. Fones는 코네티컷 브리지포트의 그의 진료실에서 Dr. D. Smith가 행했던 치과예방에 대한 여러 가지 원칙들을 자신이 실행하고 있는 치료법에 이 방법을 더하여 실행해 보았다. 그는 아버지와 함께 진료실을 썼기 때문에 아버지가 치료하는 환자와 자신이 치료하고 있는 환자들을 비교해 보게 되었는데 어느 순간 자신의 환자들의 구강상태가 더 건강하다는 것을 알게 되었다.

하지만 예방과 교육에 대해 많은 시간을 할당하다보니 환자에게 너무 많은 시간이 소요되므로 Dr. Fones는 이러한 방법에 대해서 효과는 있으나 너무 많이 소요되는 진료시간이 큰 문제라는 것도 인식하게 되었다. 따라서 그는 자신이 배워왔던 예방을 위한 진료에 대한 부분을 대신 할 수 있도록 그 누군가가 전문적인 훈련을 받아야 한다는 결론에 이르렀고 그러한 일들은 여성들에게 적합하다고 판단했다.

결국 이러한 일을 협조할 인력들을 훈련시키는 일에 주목하여 먼저 그의 진료실에서 assist로 일했던 Irene Newman에게 이 새로운 분야의 기능들을 먼저 수행할 수 있도록 해야 한다고 생각했다. 그리고 그는 Mrs. Newman을 위해 기초 치의학과 과학 분야는 물론 scaling(치석제거술)과 polishing(치면연마술)의 기술 등을 공부 할 수 있도록 신중히 이론적인 개요를 작성해 가르치고 이에 근거해 발거 치아를 모형으로 만들어 polishing 과 스케일링의 기술을 습득할 수 있게 하였다.

물론 Fones 는 Mrs. Newman을 통해 이러한 일들을 환자에게 하는 것이 실패할 수도 있음을 잘 알고 있었지만 그의 환자들은 몇 년 간의 걸쳐서 이러한 예방적 치료에 대해 준비가 잘 되어있었고 따라서 큰 무리없이 이 새로운 서비스(예방, 교육)를 잘 받아들였다. 이러한 것을 직접 체험한 그때부터 그는 치과 질병에 대해서 승리를 자신할 수 있게 되었다.

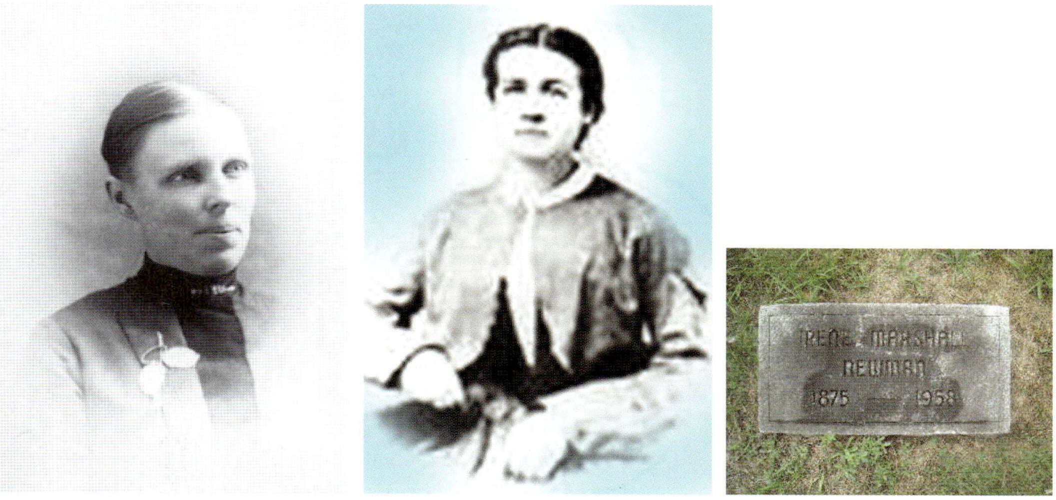

◆ 그림 3-3 최초의 치과위생사/Irene E. Newman (1875-1958)(RDH, First Dental Hygienist)

요점 !!

1896년 Dr. Fones는 Dr. Smith 에게서 구강위생 & 예방치료에 대한 동기부여를 받음

↳ 아버지, 본인 모두 치과의사

아버지의 환자와 자신의 환자를 비교

진료시간의 문제

자신의 환자상태가 good

어시스트 Irene Newman에게 기능훈련 후 ➡ 환자에 대한 예방과 교육서비스시작

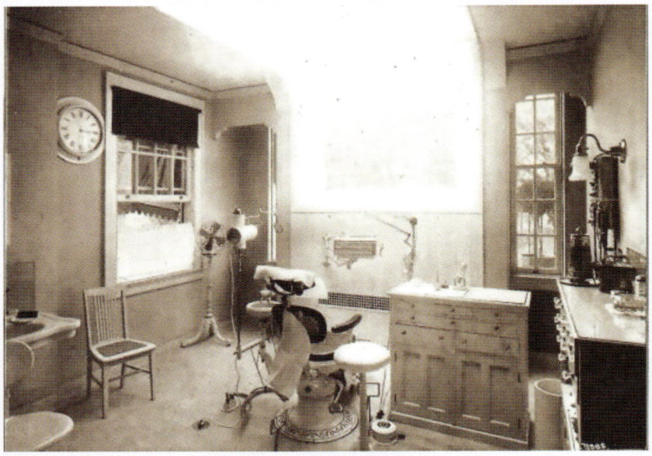

◆ 그림 3-4 Fones Dental Clinic

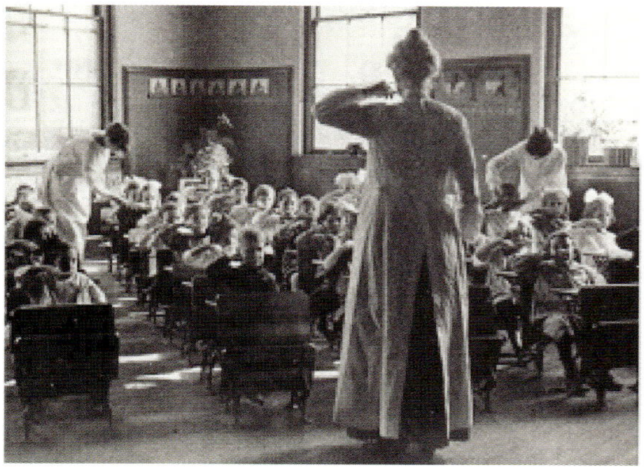

◆ 그림 3-5 치과위생사의 잇솔질 시범(Irene Newman)
(Hygienist Demonstrating Tooth brushing)

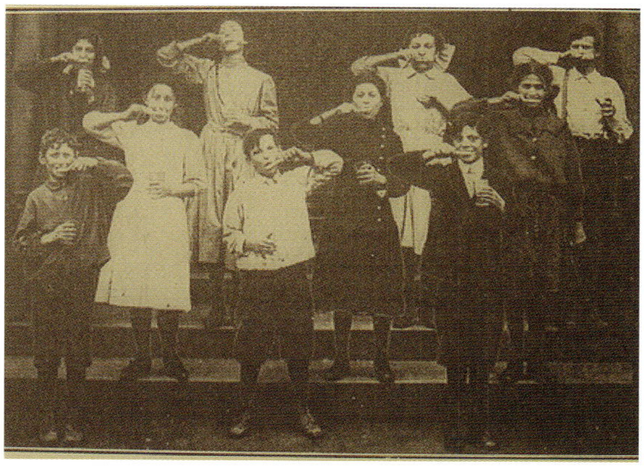

◆ 그림 3-6 학생들의 잇솔질 시범
(Childrens Demonstrating Tooth brushing)

FROM: Mouth hygiene, a course of instruction for dental hygienists; a text-book containing the fundamentals for prophylactic operators, comp. by Alfred C. Fones / 1916

1) Dr. Fones의 치과위생사 탄생 목적

앞서 이야기한 것과 같이 치과위생사의 탄생배경은 Dr. Fones가 처음 미국에서 치과위생사라는 직업을 탄생시키게 된 목적이 분명하고 이 목적이 바로 '예방과 교육' 이다. 치과위생사의 교육목표로 지향했던 의도는 첫째, 초등학교 아동들의 구강보건 향상을 위해서 구강보건교육과 예방처치가 얼마나 중요한 것인가를 알려주기 위해서이고, 둘째, 치과질환을 치료하는데 소요되는 시간과 경비가 예방하는데 드는 시간과 경비보다 더 많다는 것을 인식하고 예방처치에 관한 교육이 매우 중요하다는 인식하에 이러한 교육을 시작했던 것이다.

Dr. Fones는 초등학교 어린이들의 충치 예방에 관심을 갖고 구강위생상태가 환자진료에 끼치는 영향이 얼마나 큰가에 대한 관심으로 그가 치료하는 대부분의 환자에게 첫 번째 술식으로 oral prophylaxis가 필요하다는 소신을 분명히 갖고 그들에게 이것부터 시작했다. 특히 대부분의 치과의사는 치료에 급급해 예방에는 소홀하므로 이에 필요한 전문적인 인력의 양성의 필요성을 강력히 주장하고 진료보조원과는 다른 개념의 인력으로 구상한데서 치과위생사가 탄생하게 되었다.

따라서 우리는 치과위생사라는 직업이 탄생하게 된 배경을 잘 이해하고 우리의 역할이 무엇인지 혼동해서는 안 될 것이다. 무엇보다도 중요한 치과위생사 본연의 업무가 바로 국민의 구강보건을 유지, 증진시킬 수 있는 "예방 과 교육"임을 우리 모두 명심해야 할 것이다.

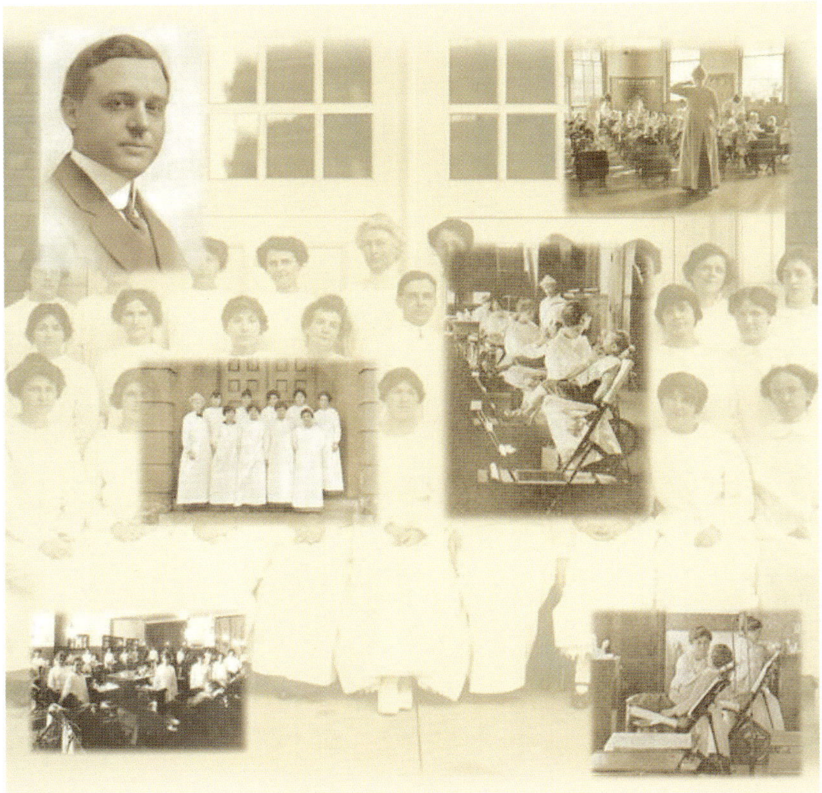

◆ 그림 3-7 Dr. Fones와 교육생

(3) 정규 치과위생교육의 시작

Dr. Fones는 어린 시절부터 치과위생에 더 신경을 쓰면 이후에 발생되는 많은 치과질환을 피할 수 있을 것이라고 생각하고 치료보다는 예방 교육이 우선이라고 확신하게 되었다. 따라서 이러한 예방 프로그램을 수행할 수 있도록 교육하는 것에 대해서 건강협회보다는 먼저 교육협회에서 지원을 해야 한다고 생각하고 교육협회의 지원을 받을 수 있도록 노력한 결과 몇 년 후에 5년 동안 예방과 교육을 전문적으로 수행할 수 있는 인력에 대한 교육 프로그램이 승인되었다.

이 전문인력 양성 프로그램은 직업을 갖고 있는 사람들을 위해서 저녁에 운영되었고 그의 사무실의 접대실을 교실로 사용하였기 때문에 그는 학생들이 필기를 할 수 있도록 새로운 의자를 구입하고 그림들을 보여주기 위해 프로젝터와 스크린을 구입하였고 수업이 끝나고 실험이 끝나면 실제적인 연습을 위한 임상실습까지도 실시하였다.

예방 전문인력 양성을 위한 이 시범프로그램은 1년 과정으로 1913년 11월에 33명의 학생으로 시작하여 1914년 11월에 처음으로 27명의 졸업자를 배출하였다. 이후에도 치과위생에 대한 전문적인 훈련과정을 교육시키는 학교들이 만들어지기 전까지 Dr, Fones는 계속 이 과정을 진행해서 이 곳을 통해 모두 97명의 졸업자들을 배출하였다.

이 시기에 오하이오 치과 대학에서도 1910년에 치과간호사들을 위한 별도의 교과목을 교육과정에 삽입했고 추후 관련된 새로운 과목을 더 만들어 실시했는데 이러한 교육프로그램은 이 대학의 여성치과의사인 Dr. Flora N. Haag가 관리하였다.

이 프로그램에서는 개인 치과의원에서 직접 임상실습도 할 수 있도록 하였는데 이러한 인력훈련에 대해 일부 오하이오의 치과의사들은 이 실습 과정을 격렬히 반대하기도 하는 우여곡절이 있었다. 하지만 그럼에도 불구하고 시대적 요구에 따라서 치과위생에 대한 정규교육이 시작되었고 아울러 치과위생사들의 전문적인 업무도 시작되었다.

이렇게 역사적으로 보면 치과위생사라는 직업은 처음 탄생부터 예방서비스를 갖춘 준비된 전문인력으로 탄생되었기에 치과위생활동이란 예방활동에 초점을 두고 사회적인 건강포럼에 맞춘 건강관리과학이라고 할 수 있다.

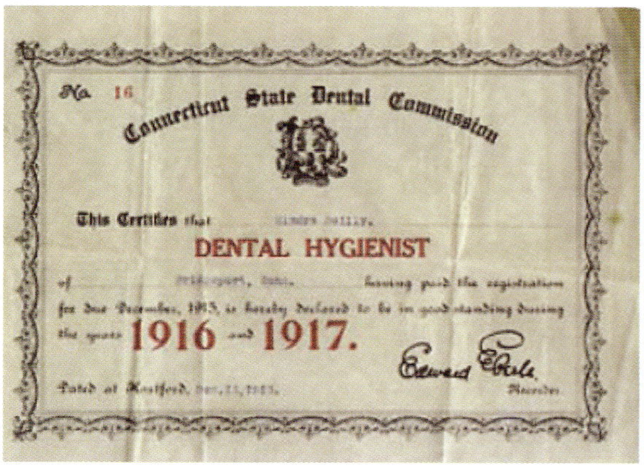

◆ 그림 3-8 Wilma E. Motley, RDH, (미국치과위생사 초기 면허증)

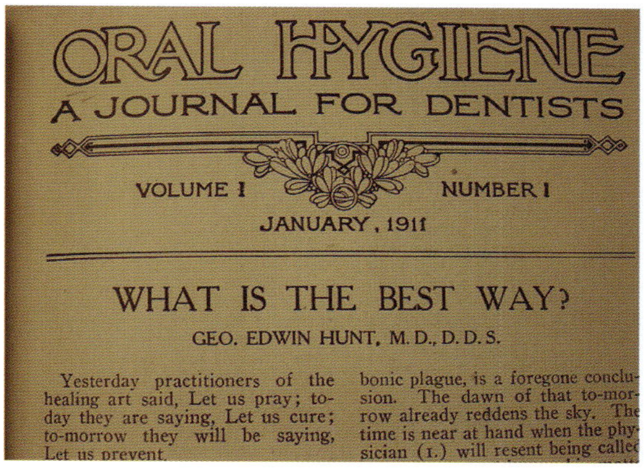

◆ 그림 3-9 This is the first issue of the first journal devoted to oral hygiene.

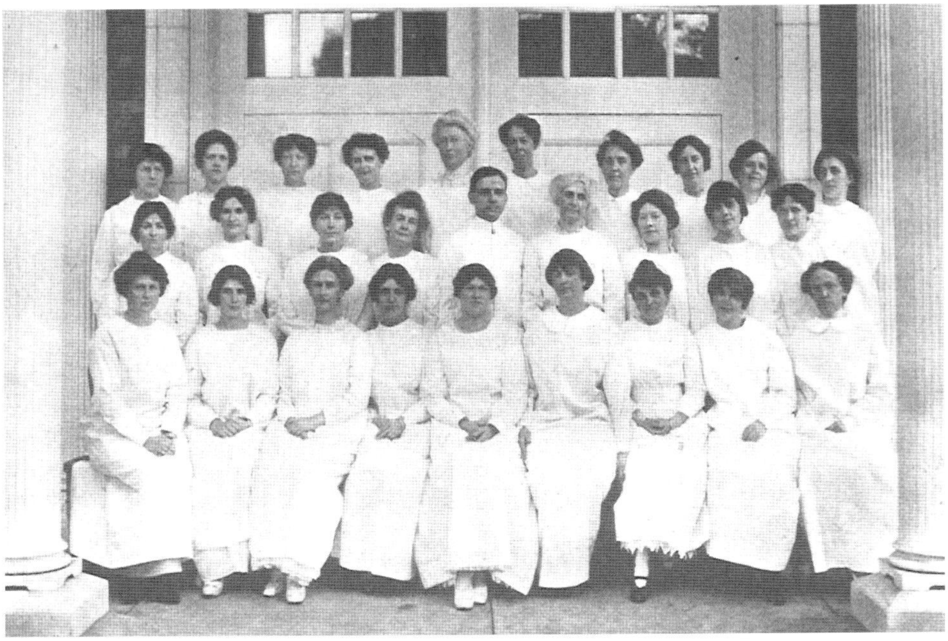

◆ 그림 3-10 Dr. Fones 와 최초 27명의 졸업생 (1914)
Dr. Fones & First Dental Hygienist Graduating Class
http://bridgeport.ct.schoolwebpages.com/education/components/scrapbook/

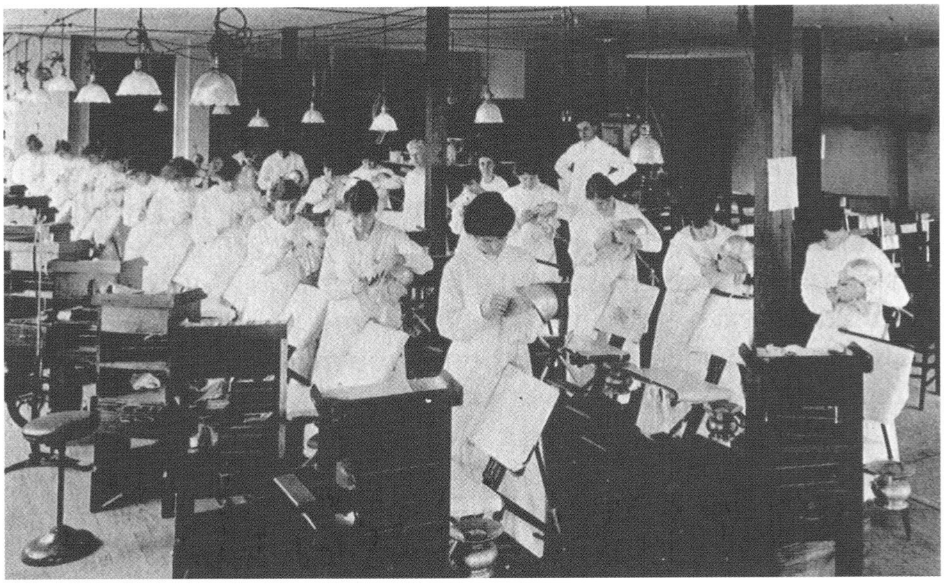

◆ 그림 3-11 초창기 치과위생실습 광경(1913)
Fones School of Dental Hygiene students at work 100 years ago

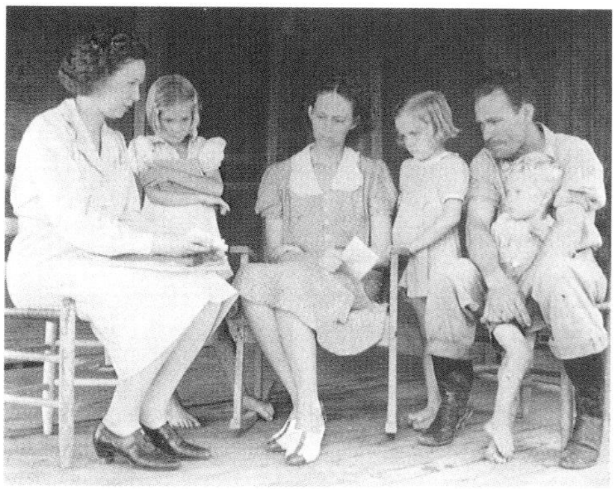

◆ 그림 3-12 치과위생 가정방문교육

In 1933, hygienists visit homes to teach families proper dental hygiene.

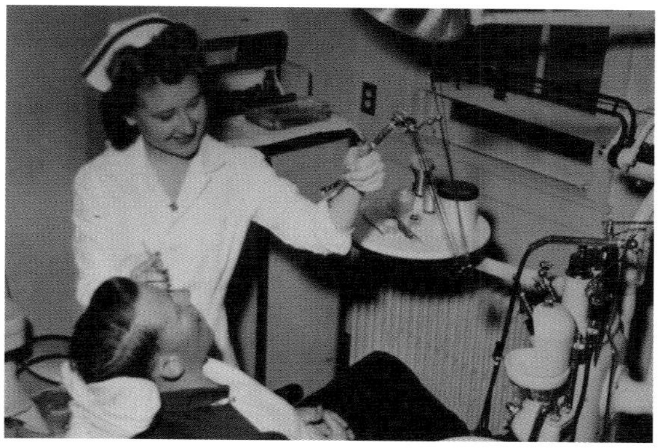

◆ 그림 3-13 초기 치과진료실에서의 치과위생사

A dental hygienist at work in 1920

http://blogs.ultradent.com/2013/06/celebrating-100-years-of-dental-hygiene/

(4) 치과위생교육의 확장

정규 치과위생교육이 실시되면서 Dr. Fones가 살고 있던 코네티컷 주에서는 이렇게 치과위생에 대해서 특별한 교육과 훈련을 받은 사람들은 치과의사나 치과대학생이 아니더라도 예방 진료를 실행할 수 있도록 하는 치과 관련법이 만들어졌고 코네티컷 주는 미국에서 이러한 법률을 인정한 첫 번째 주였다.

하지만 이 시기에 많은 치과의사들은 새롭게 만들어진 이 법이 설사 예방을 위한 것이라 할지라도 향후에 치과의 여러 분야에 많은 영향을 미칠 것으로 생각하고 치과의사만이 할 수 있는 이러한 진료를 그들에게 할 수 있도록 하는 것이 치과경영에도 영향을 미칠 것으로 해석하고 반대를 했다. 이에 코네티컷 주는 1915년에 이들의 활동범위를 제한하기 위해서 법을 개정하였고 결국 치위생사들의 활동범위가 처음 법적으로 규정되게 되었다. 이는 이러한 교육을 받은 사람들이 업무한계를 지키지 않고 치과의사만이 수행할 수 있는 진료를 할 수도 있다는 우려 때문이었다. 이러한 의미에서 Dr. Fones는 이 교육에 참여한 여성들은 이 전문분야에만 충실해야 하고 또한 자신이 하는 일에 대해 양심적이고 세세하게 공을 들여야 하므로 정직하고 신뢰할 만한 사람이어야 한다고 말했다.

이렇게 제정된 코네티컷 주의 관련법은 다른 주에 표본이 되었지만 이 법에는 정작 관련 교육이나 시험에 관한 조항은 들어있지 않았다. 이러한 분위기에서도 메사추세츠 주에서도 1915년에 치과위생사들의 활동을 승인하였고 이어서 1916년에 뉴욕시에서도 승인하였고 1917년 보스톤에 치과위생교육을 위한 Forsyth School이 설립되었다.

이러한 추세는 계속되어 여러 주로 확산되어져 관련 학교가 세워졌는데 이중 치과위생사에게 필요한 교육적 요구조건을 갖추고 세워진 첫 번째 학교가 바로 Columbia College이다. 이후 1919년 미네소타 주에서도 2년제 치위생프로그램이 만들어지는 등 지속적인 성장을 통해 1926년에는 무려 30개 주에서 치과위생사 면허를 발급하게 되었다.

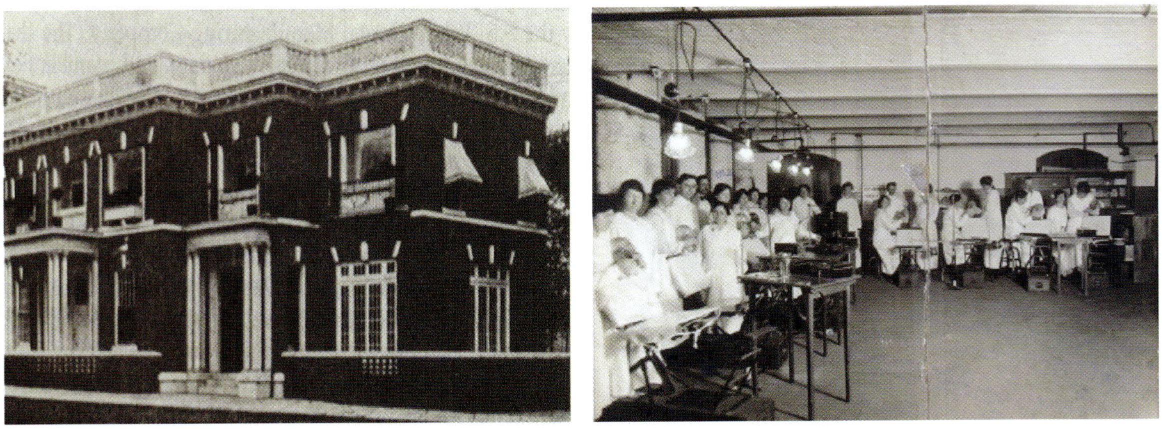

◆ 그림 3-14 초기 Dr. Fones의 치과위생사학교 및 실습실

(Carriage house Dr. Fones first taught in.)

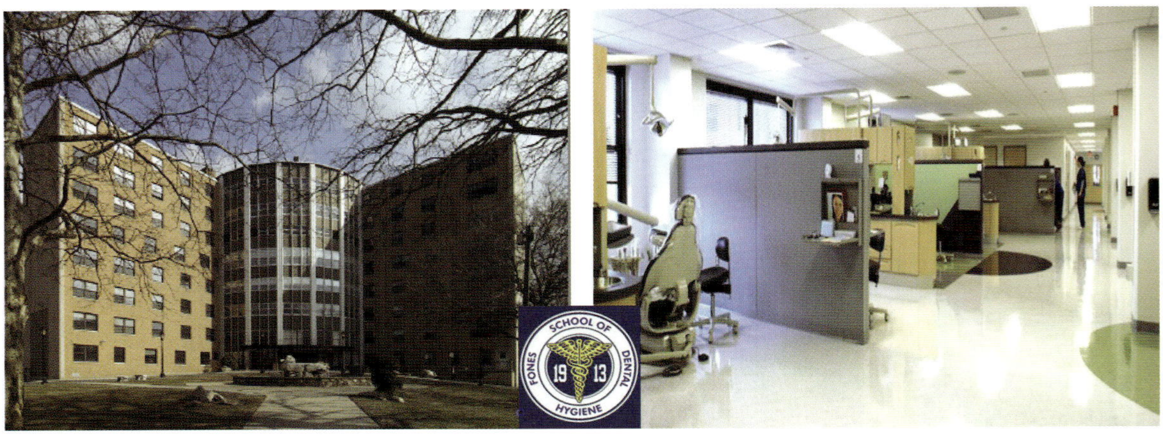

◆ 그림 3-15 현재 Bridge Fort의 Fones school(health center) 및 실습실

2. 치과위생학(Dental Hygiene)의 성장

(1) 주(State) 치과위생사회의 조직

전 세계에서 27명의 젊은 여성들이 첫 번째로 치과위생사가 되는 기쁨을 맛볼 수가 있었다. 치과위생사라는 명칭과 정식 치위생교육을 받고 기능적 임상 기술을 선보일 수 있는 인력으로서 처음으로 새로운 위치의 역할자로 위임되었다. Dr. Fones는 학생들에게 수많은 확신과 열정을 확실하게 전해주었는데 Fones School의 졸업생들에게 제공된 위치는 초기에는 주로 개인 치과에서 활동하는 역할이었으나 이후에는 산업 현장이나 종합병원에서 학교를 홍보하기위한 프로그램에도 참여하였다.

이 시기의 치과위생사들은 아직 이 직업에 대한 사회적 인식이 없었던 때이므로 지역사회에서 그들의 역할을 수립해야만 하고 치과위생사들의 존재를 반대하는 숨은 세력들을 극복해야만 하는 어려움에에 직면하게 되었는데 Bridgeport 시를 떠난 외부에서는 아직 치과위생사라는 존재가 잘 알려지지 않은 사회적 배경 때문에 공중의 확신과 인정을 얻어야만 하는 것도 필요했다.

하지만 이렇게 치과위생사의 초기적 환경은 이 직업에 대해 인지되기 이전이므로 치과위생사들끼리의 상호 우호적인 관계와 서로의 후원에 대한 필요성이 높았으므로 서로서로의 협력적 관계는 오히려 강해졌고 필요해졌다. 이런 분위기에 힘입어 1914년 6월 5일 Connecticut주에서 먼저 치과위생사의 조직의 필요성에 따라 19명의 정규회원과 9명의 협력회원들이 모여 Connecticut주 치과위생사회라는 단체를 발족시켰는데 이것이 바로 치위생사들의 미래를 위한 선구자로써 강한 초석을 놓는 계기가 되었다.

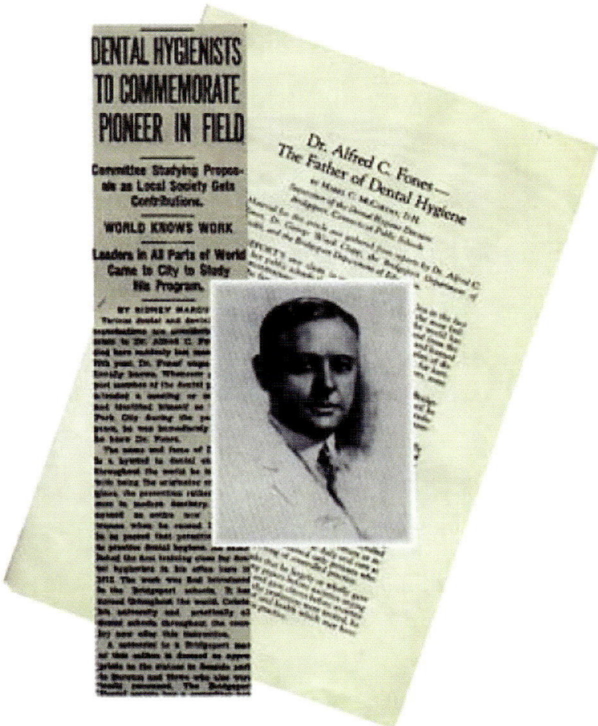

이 회의 목적은 '대중(집단)을 교육하는 것', '멤버들 상호간의 친목향상을 위한 것', '구강건강을 위한 치위생

학의 발전을 위한 초석을 다지는 것'으로 궁극적으로는 질병 예방을 돕는 것이었다. 이러한 초기 치과위생사회의 목적은 첫 번 째 치과위생사헌장에 선언되었고 이러한 치과위생사 조직의 목적은 현재도 유효하다.

한편 Connecticut주 치과위생사회는 Dr. Fones의 사촌이며 보조자였던 Mrs. Irene Newman을 초대 회장으로 선출하였는데 Irene Newman은 1917년 7월 1일에 미국에서 치과위생사 면허증을 부여받음으로써 전 세계에서 첫 번 째로 정식 치과위생사가 되었다. 이어서 매사추세츠, 뉴욕 그리고 다른 주들도 치위생사라는 직업을 인정함에 따라서 Connecticut의 좋은 본을 따라서 그들 역시 주 회를 조직하였다.

(2) 미국치과위생사협회 설립 (ADHA/America Dental Hygienists Association)

각 주 협회에서 당면 문제들을 해결하고 있을 때 캘리포니아의 치위생사들은 한발 더 나아가 미국 전역을 대표하는 연방 중앙협회를 창설하는데 앞장서게 되었다. 즉 주정부가 아닌 연방정부차원의 전국적 규모의 협회를 창설하고자 하는 결정은 캘리포니아 치과위생사들이 주축이 되어 미국 치과협회에 공식서류를 제출 하였고 즉시 승인을 받았다.

이렇게 조직된 미국치과위생사협회의 첫 번째 회의가 1923년 9월 오하이오 클리블랜드에서 개최되었고 이날 46명의 주를 대표하는 치과위생사들이 Hollenden Hotel에서 만났고 Connecticut, Bridgeport 의 Mrs. Winifred Hart를 임시 의장으로 선출하여 회의를 진행하였는데 결국 임시의장을 맡았던 Mrs. Hart가 연방정부의 미국치과위생사협회 초대 회장으로 확정되었다.

이어서 미국치과위생사협회의 두 번째 회의가 1925년에 켄터키 루이스빌에서 열렸고 각 대표들은 그 해에 각 주에서 행해졌던 치과위생사들의 활동에 대한 보고서를 제출하였고 이 회의에서 Mrs. Hart 회장의 제안으로 명예 회원 제도를 수립하였다. 이 제도에 의해서 치과위생사의 교육을 처음 시작했던 Dr. Fones의 부인인 Mrs. Fones를 미국치과위생사협회(ADHA)의 첫 번 째 명예 회원으로 선택하였다.

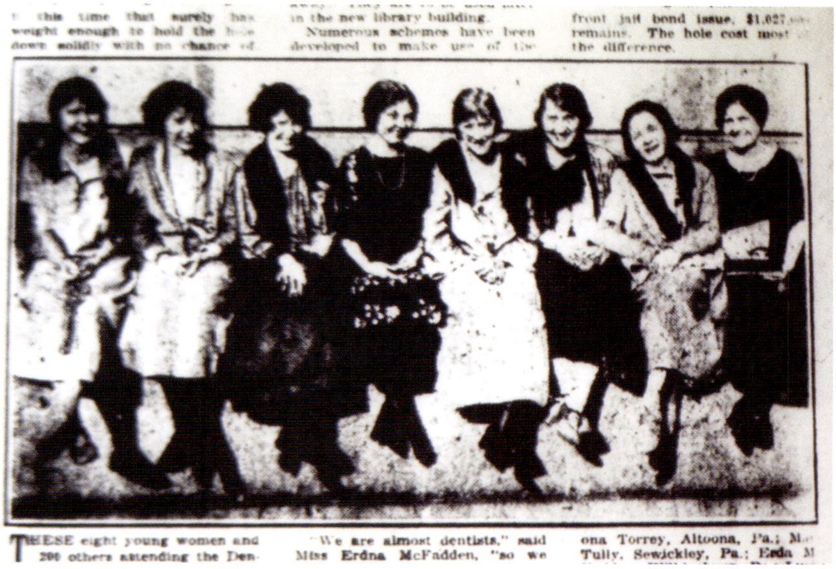
in the new library building.
Numerous schemes have been
front jail bond issue,
remains. The hole cost most
the difference.
THESE eight young women and
200 others attending the Den-
"We are almost dentists," said
Miss Erdna McFadden, "so we
ona Torrey, Altoona, Pa.;
Tully, Sewickley, Pa.; Erda

◆ 그림 3-16 미연방 치과위생사협회창립(ADHA IS ORGANIZED)

The American Dental Hygienists' Association is organized(1923)

www.adha.org

1) 치과위생 전문잡지 발간(ADHA)

미국 치과위생사협회는 현재 비중있고 전문적인 2개의 치과위생사 관련 잡지를 발행하고 있다. 초기 미국 치과실험협회가 발행하는 저널에서 치과위생사관련 내용을 게재할 수 있도록 기회를 제공하였음에도 어떠한 잡지와의 제휴도 거절하는 대신 치과위생사협회의 저널을 직접 발간하기로 결정하여 1927년에 처음으로 "Journal of the American Dental Hygienists" 란 명칭으로 출간하였다. 이 치과위생사의 전문잡지는 지속적으로 발간되다가 1972년에 'Dental Hygiene' 으로 명칭을 바꾸어 발간되었고 다시 1988년에 "Journal of the Dental Hygiene" 으로 다시 바꾼 후 현재까지도 미국 치과 위생사 협회(American Dental Hygienists' Association)에서 계속 발간하고 있다.

이 저널은 70년 동안의 치과위생사 분야의 성장과 발전을 전문적으로 기록한 중요한 자료로서 명칭도 바뀌고 때론 그것의 목적도 갱신되었으나 오늘날의 치과위생사들에게 공급되는 가장 믿을 수 있으며 최신의 전문적인 치과위생사 관련정보를 공급한다는 것은 변하지 않았다. 따라서 이 저널은 미국치과위생사협회에서 치과위생사들에게 제공되는 치과위생과 관련된 많은 과학적인 내용들이 탑재된 출판물로서 전 세계의 치과위생교육과 훈련 등과 관련된 연구를 촉진시키는 중요한 역할을 하고 있으며 세계 치과위생사 교육의 방향을 제시하고 있는 전문잡지로 주로 치과위생학의 기초, 응용, 임상연구를 통한 과학적 의문을 통해 치과위생지식의 형성을 지원하는 대표적인 전문잡지가 되었다.

이렇게 지난 치과위생학 그리고 치과위생사의 역사를 되돌아보면 앞으로도 더 많은 것들이 변할 것이고 더 많은 변화를 요구받게 될 것이다. 이에 대한 필요를 채우고 노력하는 것만이 향후 치과위생학과 치과위생사의 발전을 가져올 수 있을 것이다. 이후 1988년에 또 다른 잡지를 발간하게 되는데 바로 'ACCESS'이다.

이 잡지의 특징은 4가지, 즉 Health, Practice에 관련 정보 및 최신의 전문적 이슈(professional issues), 그리고 벌률 발전(legislative developments)에 관심있는 치과위생사들에게 유익한 잡지로서 치과위생사에 있어서 중요한 이슈에 관한 최신의 뉴스를 제공하고 고민거리나, 다양한 훈련에 대한 내용 설정, 감염 통제, 유전자 공학, 여성 건강, 제품 뉴스, 신기술과 periodontal 경향에 대해서도 다루고 있다. 특히 바쁜 스케줄을 위해 디자인되어 재빨리 읽히는 형식으로 출간되는 것이 특징이다. 이 잡지는 2007년 새로운 브랜드와 로고를 변경하여 이전보다 치과위생사라는 직업의 가치와 포괄적 교육과정 등과 같은 혜택을 제공하고 있다.

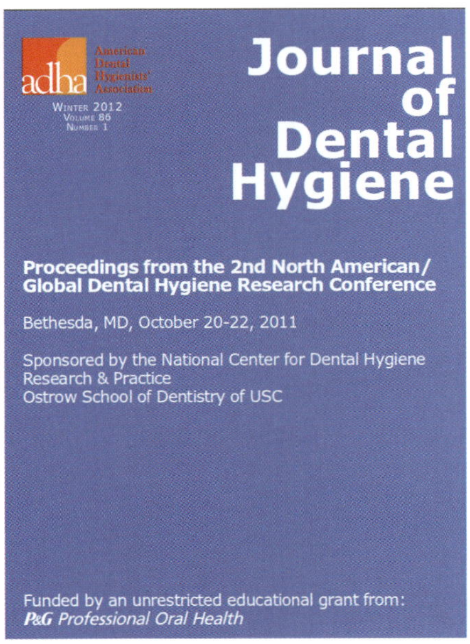

◆ 그림 3-17 Jorunal of Dental hygiene(2008)

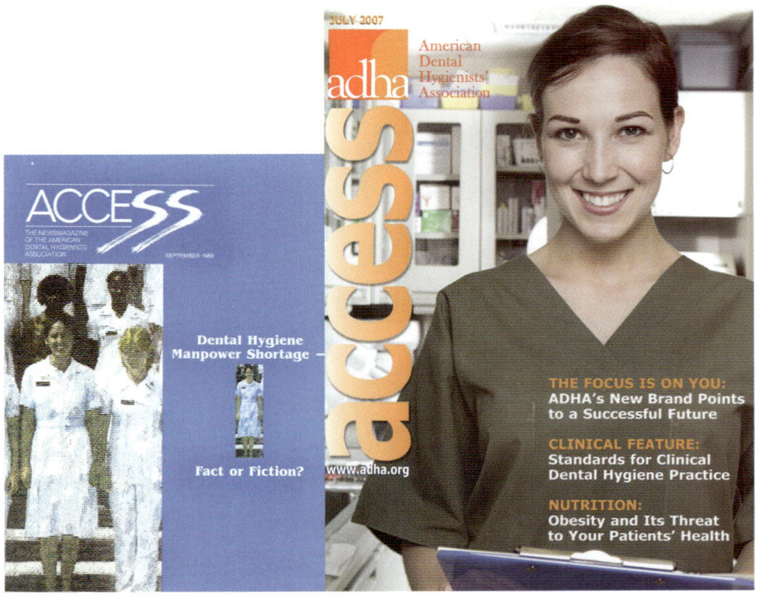

◆ 그림 3-18 ACCESS magazine(1988창간호/2007 new Logo)

2) 교육과 법률제정 수립(ADHA)

미국치과위생사협회는 그 역할을 분명히 하고 추후 지속적으로 치과위생학의 발달을 위해 조직관리와 새로운 계획수립에 많은 노력을 기울였다. 그 중에서도 협회의 리-더들은 치과위생사와 관련된 법률 제정과 교육이 가장 중요하다고 생각했다. 그들이 갖고 있었던 초기 목표는 모든 주에서 치과위생사라는 직종을 전문직으로 설정하고 법적인 업무범위를 갖도록 하는 것이었다. 따라서 그렇게 하기 위한 필요사항과 성과의 표준화에 많은 심혈을 기울였는데 그와 관련해서 첫 번째 치위생 훈련 프로그램을 9개월 내지는 1년 동안 진행 하고 이 프로그램이 곧 정식 교육에서 더 많은 시간을 수행할 수 있도록 하는 것이 교육자나 전문가로서의 분명한 성격을 띤다고 생각하고 이에 많은 투자를 했다.

교육자들은 표준화된 코스와 원리 그리고 최고 진료라는 측면에서 고찰하게 하는 치위생사 교육을 생각하고 참고자료와 교육적인 목적을 위한 통계를 모으기 위해 설문조사를 수행하였다. 또한 다양하게 실시되고 있는 대학의 치과위생사 교육과정을 비교한 후 교육표준을 제안하였고 적극 이 표준안의 교육과정을 적극 지지하였다.

이러한 노력의 일환으로 협회의 회원은 늘어났고 그들의 활동과 관심은 확장되었다. 1933년경의 치과위생사란 직업은 희소성이 있었기 때문에 치위생사들의 서비스에 대한 수요는 있었지만 재정의 문제 때문에 많은 치과의사들이 치과위생사들을 곁에 두지는 못하였다. 하지만 협회는 희망과 꿈을 갖고 노력을 계속하였고 비로서 치과위생학은 전문성에 근거하여 실질적인 변화를 가져왔다.

치과위생사교육의 입문은 고교졸업자만이 가능하고 2년의 치과위생학 공부를 마쳐야 미국 면허증을 취득할 수 있도록 하였다. 아울러 치과위생학 커리큘럼(교육과정)의 연구 방향을 결정하는 설문조사를 첫 번 째 계획단계로 정하고 치위생사들의 임무, 급여 그리고 감지할 수 있는 여러 필요들에 대한 정보들을 기록하는 조사를 오랫동안 진행하여 1941년에는 4년제와 2년제 대학생들이 학위를 얻기 위해서는 각각 어떠한 치과위생학 관련과목들을 들어야 하는지도 결정하였다.

1938년에는 University of Michigan에서 학사학위과정을 처음으로 개설하였고 1947년에는 치과위생사를 교육하기 위한 최소한의 표준기준을 마련하고 1949년 직업의 공식자격 명칭용어로 'registered dental hygienist(RDH)', 즉 '등록된 치과위생사'로 채택했다. 1960년에는 Columbia University에서 최초로 석사학위를 제공하게 되었고 1964년 여성이라는 명칭을 ADHA정관 및 세칙에서 삭제시킴으로써 치과위생사는 여성만이 아닌 남성도 할 수 있도록 하여 그 다음해인 1965년 최초의 남자치과위생사가 탄생했다.

1970년 치과위생에 대한 최초의 국제 심포지엄이 이탈리아에서 개최되었고 1996년에는 치과위생사가 환자중심의 치과위생에 관한 훈련을 할 수 있도록 하는 정책을 마련했다. 2011년에는 치과위생사가 그들이 제공하는 서비스에 윤리적 법적 책임과 품질의 서비스에 대한 직접적인 책임이 있다는 윤리정책을 지지하였다.

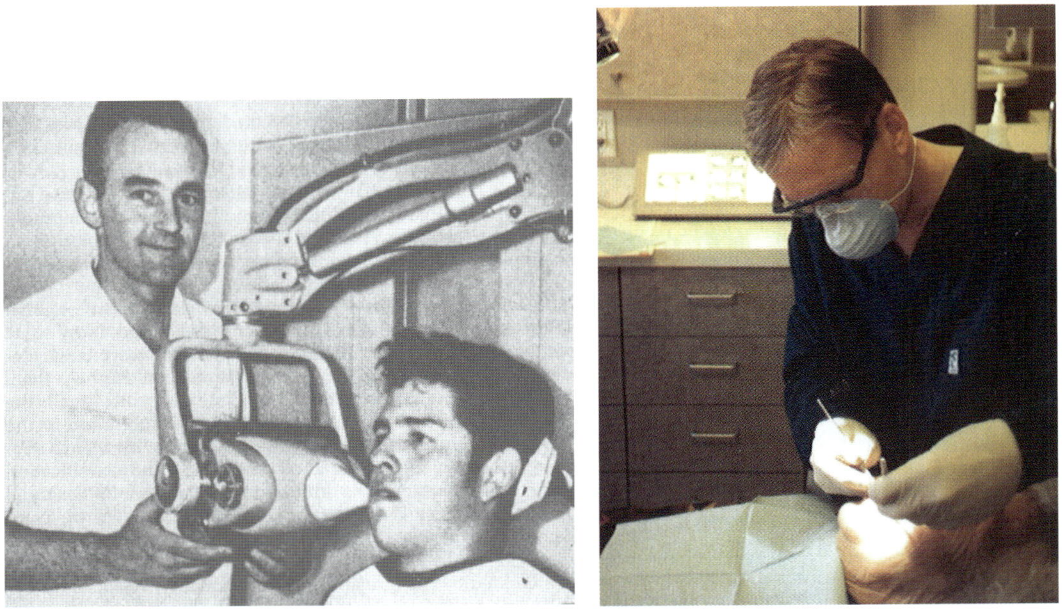

◆ 그림 3-19 남자치과위생사(1965년, 2000년)

3) 미국 학생 치과위생사회 (SADHA/Students of America Dental Hygienists Association)

한편 미국 학생 치과위생사들의 모임(SADHA, Students of America Dental Hygienists Association)은 ADHA에 소속 되어진 단체로서 학생들을 위한 단체이다. 이곳에 가입하면 ADHA의 학생멤버가 되며 이들은 ADHA에서 제공하는 많은 서비스를 받을 수 있다.

4) 치과위생의 달 (National Dental Hygiene Month) 제정

ADHA는 매년 10월을 국가적인 치과위생의 달로 정하고 치과위생의 달에 회원들이 치과위생학을 전파하기위해 행하는 활동들을 하고 있다. 활동은 주로 치과위생사의 지역사회 서비스와 매일 매일의 노력에 대해 조명하며, 구강질병의 예방에 관한 정보를 소비자에게 제공하기 위한 것이다. 아울러 구강청결을 유지하는 것에 대한 예방의 중요성에 관한 공공인식을 확산시키고 매일매일 건강한 구강을 유지하기위한 수칙을 개발하고 계속할 수 있도록 하기 위한 여러 가지 활동을 하고 있다.

NDHM에 행해지고 있는 치과위생활동은 10월 달에 태어난 아기들을 위해 칫솔을 나누어주고 유아의 구강건강관리 등의 정보를 제공하거나 구강건강관리법에 대한 교육을 실시하는 등 구강건강에 대한 중요성을 인식할 수 있도록 홍보하는 다양한 행사를 개최하고 있다.

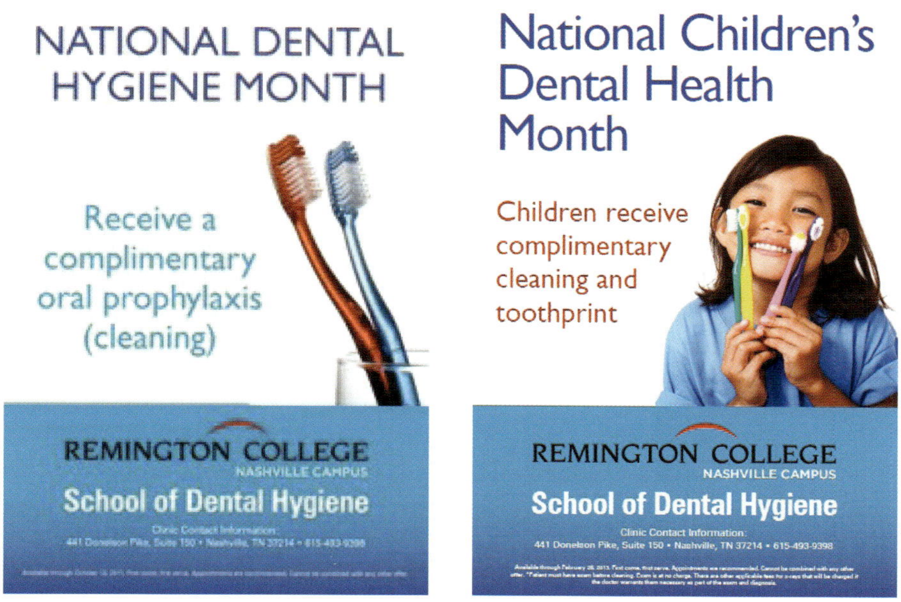

◆ 그림 3-20 관련포스터(치과위생의 달)

(3) Fones 박사 이후 치과위생학

1938년 3월 15일에 치과위생사의 아버지로 알려진 Dr. Alfred Civilion Fones가 사망하였다. 하지만 그는 이 직업의 창시자로서 현재까지 치과위생사의 열렬한 지지자로 남아 있고 그에 대한 추모 열기도 아직까지 계속되고 있다. 추모사업의 일환으로 현재 코네티컷 주의 치과위생사회에서 치위생과 학생들을 대상으로 Fones 에세이 대회'를 열고 있는데 이 대회에서 학생들의 프로그램이 채택되면 25불의 상금을 받을 수 있어 학생들의 관심을 집중시키고 있다.

이외에도 ADHA(미국치과위생사협회), 코네티컷 치위생사회, 브리지포트 치위생사회가 공동 스폰서로 Fones 박사의 청동 명판을 만들었는데 현재 이 명판은 Fones 치위생 학교에 걸려있다. 이렇듯 Fones 박사 사후에도 현재까지 치과위생학과 치과위생사의 발달은 계속 이어지고 있다.

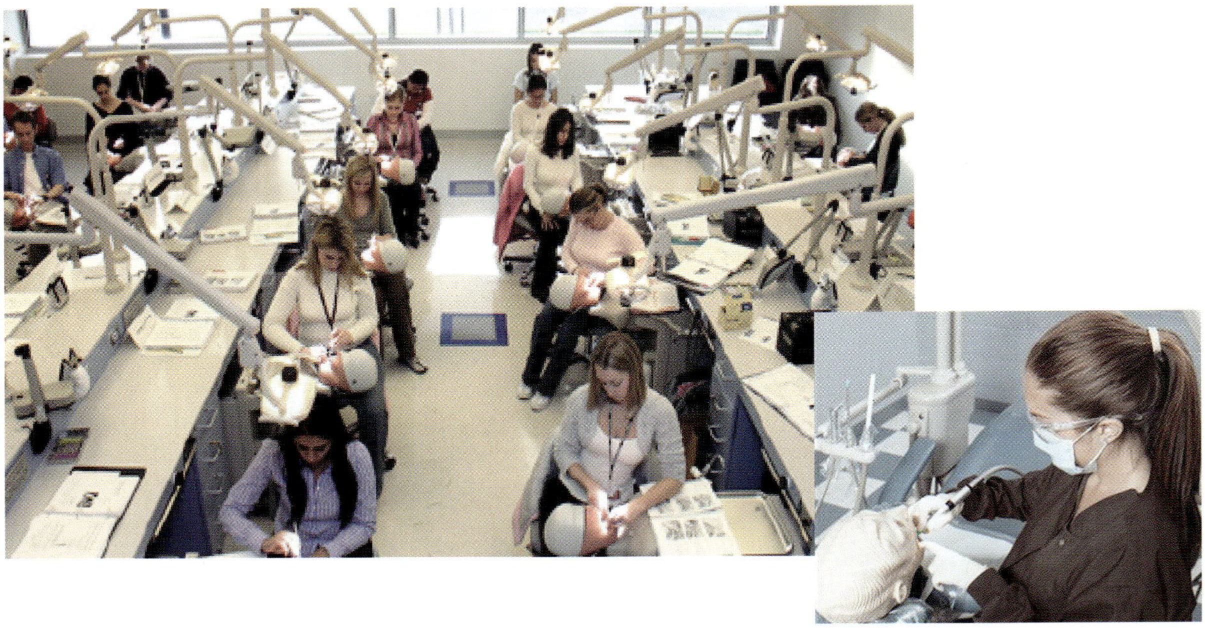

◆ 그림 3-21 현재의 치과위생과 학생 실습모습

http://dental.pacific.edu/Other_Locations_Tour.html?Page=2
http://www.buzzle.com/articles/dental-hygienist-education-requirements.html

(4) 국제 치과 위생사 연맹 (IFDH; International Federation of Dental Hygienists)

INTERNATIONAL FEDERATION OF DENTAL HYGIENISTS

IFDH(International Federation of Dental Hygienists)는 25개국의 치과위생사들을 대표하는 전문단체이다. 공식적으로 노르웨이 오슬로에서 1986년 6월28일 설립되었다. 하지만 공식으로 설립되기 전 1973년에 미국, 캐나다, 일본, 네델란드, 노르웨이, 스웨덴 영국 등 일부 유럽국가가 참여한 단체인 '치과위생에 관한 국제연락위원회'가 그 전신이었다.

IFDH는 정치, 인종, 종교와는 관계없는 비정부, 비영리단체로서 구강건강증진이라는 공통목적으로 전세계 치과위생사협회들이 주축이 되어 치과위생 서비스를 국제적으로 공유해 나가는 것을 염두에 두고 FDI나 WHO와 제휴해 구강건강관리에 대응하고 있는 조직이다. 관련회원국이 참여하는 국제심포지엄을 매 3년마다 개최한다.

(http://www.ifdh.org/)

1) IFDH 목적

- 치과위생사의 직업적 이익추구 및 보호
- 회원 및 목적이 유사한 조직과의 전문적 제휴
- 홍보, 지식, 직업, 교육과 실천에 대한 정보교환
- 예방적 구강건강서비스의 질 향상에 대한 홍보
- 구강질환예방에 대한 대중의 인식수준 향상노력
- 치과위생에 관한 이해와 문제에 대한 포럼

IFDH 2013-2016 Goals:

Improve oral health worldwide.
Strengthen the professional profile of dental hygienists.
Link dental hygienists worldwide.
Strengthen the leadership and infrastructure of the IFDH.

2) IFDH 회원국가(IFDH Member Countries)

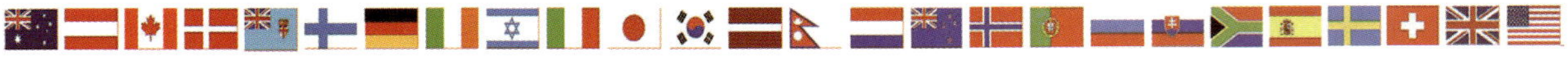

현재 국제치과위생사연맹에 가입되어 있는 국가는 모두 26개국이며 우리나라는 1989년 캐나다 오타와에서 열린 제11차 국제 심포지엄 및 총회에서 정식회원국으로 인준을 받았다.

◆ 정식회원국가(26개국)

Australia	Japan	Austria	Korea	Spain
Canada	Latvia	Denmark	Nepal	Swizerland
Fiji	Netherlands	Finland	New Zealand	USA
Germany	Norway	Ireland	Portugal	South Africa
Israel	Slovakia	Italy	Russia	Sweden
				United Kingdom

3) 발행 저널

IFDH는 치과위생에 관한 국제적인 저널로서 'International Journal of Dental Hygiene'을 발행한다. 이 잡지는 치과위생사들의 공식적인 과학적 발행물로 분기별로 발행되며 미국치과위생사 협회에서 발행하는 'Journal of Dental Hygiene', 'ACCESS'와 더불어 치과위생사들과 직접적으로 관계가 있는 대표적인 저널이다. 내용은 최신의 과학적 뉴스를 제공하고 리뷰, 직업전문교육, 입법 등에 관한 내용으로 구강건강증진을 목적으로 직업과 관련된 정보교환을 통한 포럼역할을 한다.

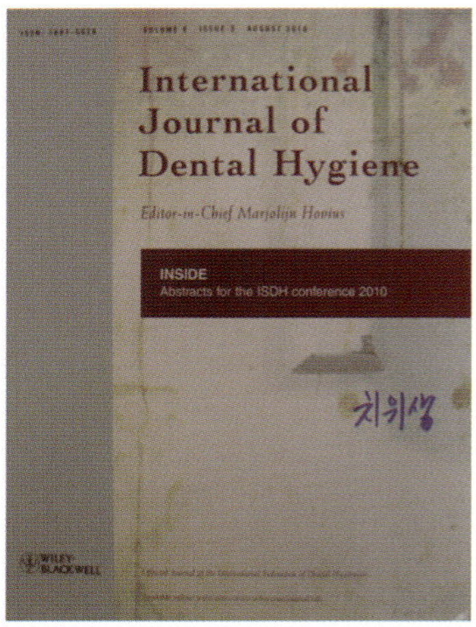

◆ 그림 3-22 International Journal of Dental Hygiene

(5) 기타 관련 저널

ADHA나 IFDH에서 발행하는 저널 외에도 치과위생사들과 직접적으로 관계가 있는 몇 몇 다른 발행물들이 있다. 먼저 Pennwell에서 발간하는 월간지 'RDH'(Registerd Dental Hygienists)가 있는데 이는 모든 치과위생사들에게 전문적으로 치료하는데 있어서 교육적인 참고 자료와 같은 것이고 이외에 치과위생학 교육자들을 위한 뉴스페이퍼 형태인 'Education Update' 와 치과위생사들에게 필요한 기술(훈련)정보에 관한 기사가 있는 'Journal of practical Hygiene' 이 발행되고 있고, 미국 공중구강보건협회에서 발행하는 'Journal of the public health dentistry' 도 치과위생에 관한 많은 주제들을 담고 있다.

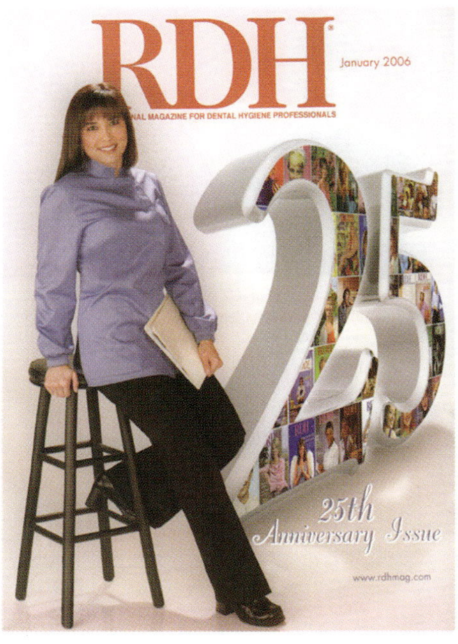

◆ 그림 3-23 치과위생사 전문저널 RDH

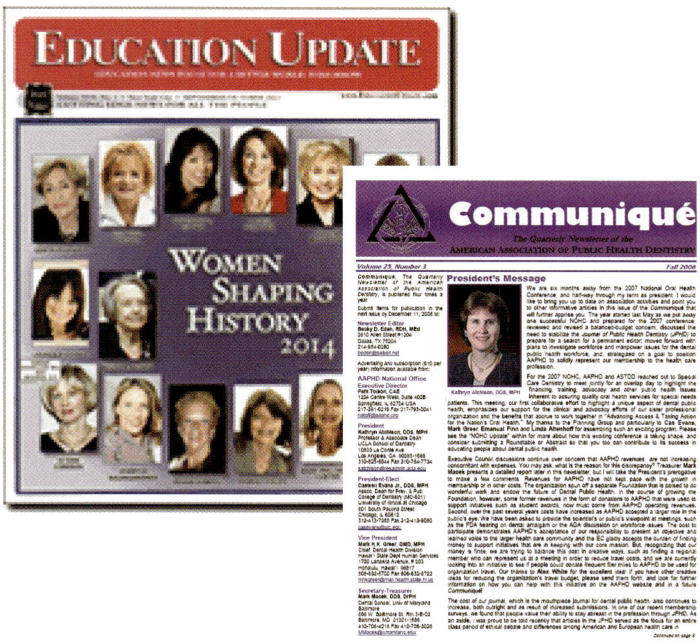

◆ 그림 3-24 Journal of practical Hygiene

Chapter 04
한국의 치과위생사

1. 한국 치과위생사의 탄생

한국 치과위생사 양성의 역사는 1961년 당시 세브란스 병원 제7대 치과과장이었던 지헌택 박사가 미국의 미시간 대학 치과대학에서 치과위생사들이 교육받고 있는 현장을 처음 접한 후 한국에도 이러한 인력이 필요하다는 인식하에 관심을 갖고 귀국하면서 태동하기 시작하였다. 그러나 이때의 시대적 배경과 제도, 그리고 사회적 인식은 이 새로운 인력에 대한 긍정적인 생각을 갖기에는 힘든 여건이었기에 병원 내에서도 지헌택 박사의 이러한 생각이 쉽게 받아들여지기 힘든 상황이었다.

그럼에도 불구하고 일부 교수와 치과의사들의 반대가 있었지만 당시 치과진료과장인 지헌택 박사의 끈질긴 설득과 노력으로 1965년 3월에 연세대학교 의과대학 부속 의학기술수련원에 치과위생사 과정의 수련이 시작된 것이 우리나라 치과위생사교육의 효시가 되었다.

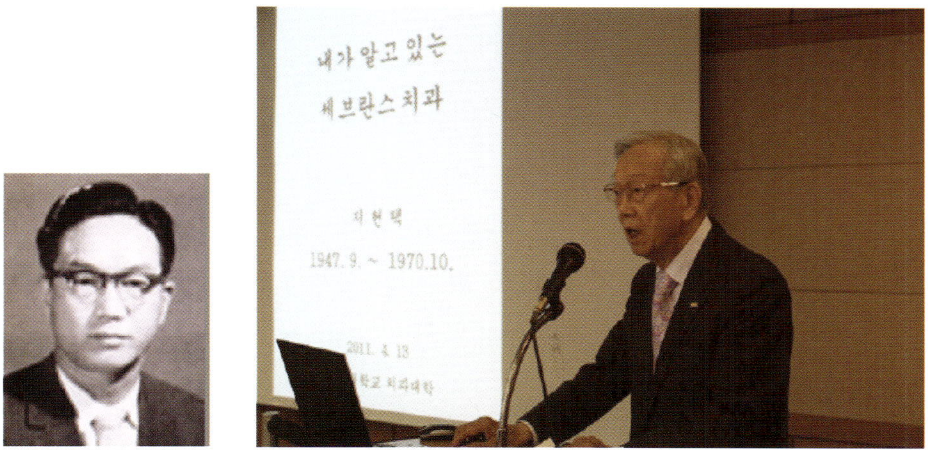

◆ 그림 4-1 한국치위생교육의 창시자 지헌택 박사(초기/현재)

3월 첫 수습생으로 4명의 학생을 받아 수련하기 시작하였으나 설립당시 우리나라의 치과의료환경은 열악하였고, 치과위생사라는 직업의 목적이 정확히 무엇인지 몰라 교육과정도 제대로 만들어지지 못한 체 시작되었기에 치과위생과 수습학생도 혼란을 겪었다. 하지만 무엇보다도 현실적인 문제는 치과위생사 면허자격시험이 없었으므로 수련생들은 2년간의 수련과정을 마치고 졸업을 했지만 면허증을 취득을 할 수 없었다. 따라서 1965년부터 1970년까지의 졸업생들은 무면허 의료행위를 하는 행위자가 되어 어려움을 겪었는데 개업치과의들도 치과위생사를 진료보조원격으로 활용하였으므로 치과위생사의 한국에서의 첫 태동 시기는 매우 아픈 시련과정을 겪어야 했다.

이렇게 교육은 시작되었지만 새로운 전문인력 양성을 위한 체제도 필요성의 인식도 부족한 상태로 출발되었기에 치과위생사의 역할에 대한 뚜렷한 목적이나 취지도 갖지 못했다. 이는 미국의 치과위생사 탄생이 구강보건향상을 위한 교육과 예방 관리 차원의 인력양성이라는 뚜렷한 목적을 갖고 시작한데 반해 한국의 치과위생사 탄생배경은 그렇게 시작되지는 못했던 것이다.

더구나 이때의 우리나라의 시대적인 배경이 예방이라는 개념이 약하고 치료를 받는 일도 여의치 않은 시기였으므로 치과위생사 교육은 시작되었지만 그들의 졸업 후의 진로나 담당업무를 명확한 관점으로 설정되기가 어려웠던 것이다.

체계적인 교육과정이나 업무에 대한 활용, 직업에 대한 비전이 불투명했고 배출인력에 대한 활용방안도 없는 상태였지만 무사히 2년의 수련과정을 마친 4명의 수련생들이 1967년 최초로 배출되었다.

이후 꾸준한 관계자들의 노력으로 드디어 1971년 의료 보조원법 제4조의 규정에 따라 처음 관련 국가시험이 실시되었고 치과위생사 면허증이 수여되어 법적으로 인정된 최초의 한국치과위생사가 탄생하게 되었다. 이렇게 탄생된 한국의 치과위생사 면허 1호자는 한경옥님이다. 하지만 이때까지의 시험의 근거는 의료보조원법에 근간을 두고 실시되었고 의료기사 법에 의한 제1회 치과위생사 국가시험은 1974년에 실시되어 오늘에 이르고 있다.

한국에서 치과위생사의 탄생은 힘들었지만 경제발전에 힘입어 국민들의 생활과 의료수준이 향상되어짐에 따라 치과진료 또한 양질의 분업치과진료를 할 수 있는 치과진료 보조인력의 필요성이 대두되었고 치과위생사라는 직종이 뿌리를 내릴 수 있게 되었다. 그러나 오랜 동안의 치과위생사의 역할이 치과진료보조라는 업무한계를 벗어나지 못했고 아직도 치과위생사의 업무에서 진료보조는 주 업무 중의 하나로 남아 있다.

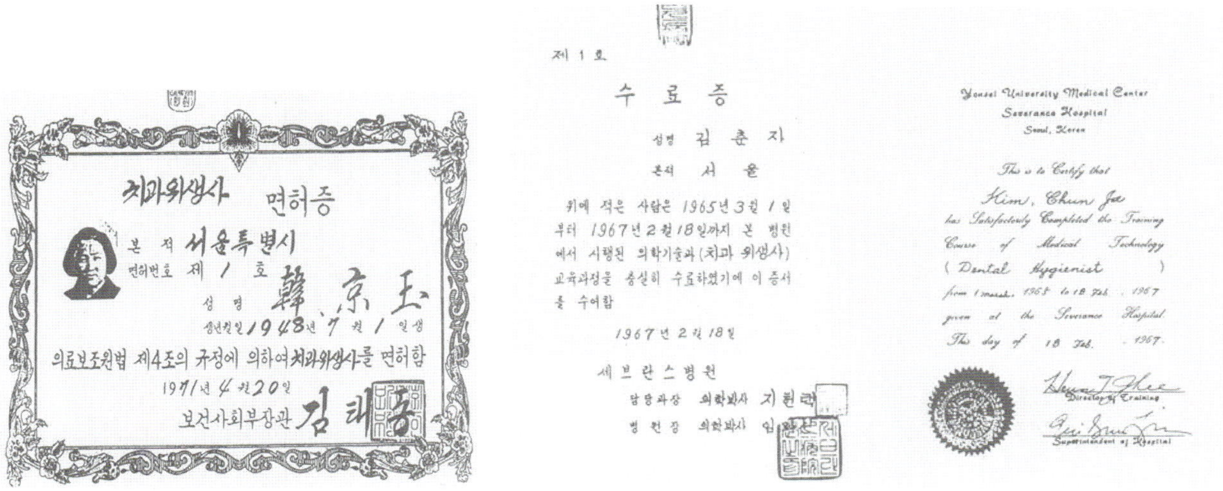

치과위생사 면허증

본 적 서울특별시

면허번호 제 1 호

성 명 韓京玉

생년월일 1948년 7월 1일생

의료보조원법 제4조의 규정에 의하여 치과위생사를 면허함

1971년 4월 20일

보건사회부장관 김 태

제 1 호

수 료 증

성명 김 춘 지

본적 서 울

위에 적은 사람은 1965년 3월 1일부터 1967년 2월 18일까지 본 병원에서 시행된 의학기술과(치과 위생사) 교육과정을 충실히 수료하였기에 이 증서를 수여함

1967년 2월 18일

세브란스병원

담당과장 의학박사 지 헌

병 원 장 의학박사 임

Yonsei University Medical Center
Severance Hospital
Seoul, Korea

This is to Certify that
Kim, Chun Ja
has Satisfactorily Completed the Training Course of Medical Technology (Dental Hygienist) from 1 march. 1965 to 18 Feb. 1967 given at the Severance Hospital This day of 18 Feb. 1967.

Director of Training

Superintendent of Hospital

◆ 그림 4-2 치과위생사 면허증 1호 와 제1회 교육과정 수료증

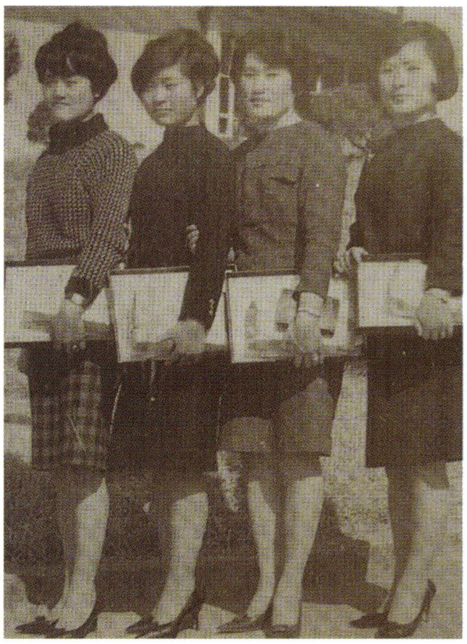

◆ 그림 4-3 1967년 1회 수료식

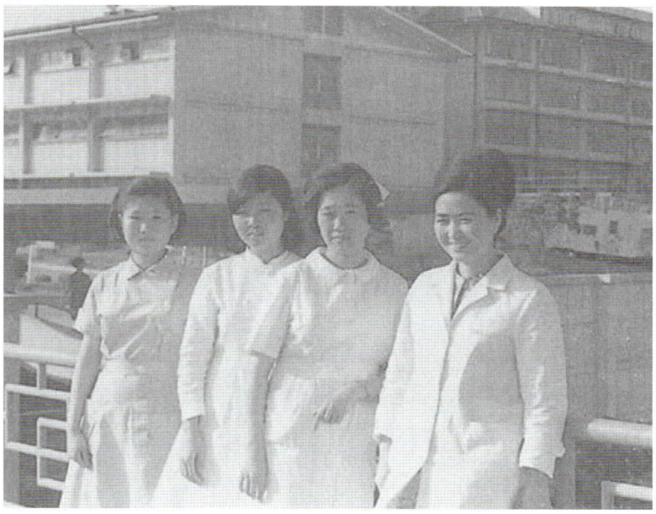

◆ 그림 4-4 초창기 치과위생사(오른쪽은 교수)

sauce: http://dh.yonsei.ac.kr/

2. 한국 치과위생사의 교육의 확장

1965년 연세대학교 의과대학 의학기술수련원에서 치과위생사 교육이 시작된 이후 1976년까지 이곳에서 소수의 인원을 교육시켜오다가 치과계의 급격한 발전과 국민 의식의 향상으로 치과 고급 인력인 치과위생사의 수요가 많아지게 되었다. 그 후 뜻있는 인사들의 적극적인 관심과 노력으로 1977년 전문교육기관인 광주보건, 대구보건, 신구보건, 원광보건전문학교에서 2년 과정의 정규 치위생과 교육과정을 교육부로부터 인가 받아 정식으로 설치되었다.

따라서 이 4개의 학교는 사실상 우리나라 교육부에서 수습기관이 아닌 정식 학력을 인정한 최초의 교육기관이다. 이후 1978년 대전보건 전문학교가 신설되어 1970년대에 총 5개교가 개설되었고, 1980년대에 5개교, 1990년대 14개교, 2000년대에는 무려 43개 대학에 신규 설치되고 2010년에서 2014년까지 15개교가 신설되어 2014년 현재 총 82개의 대학교에 치위생(학)과가 개설되어 있다. 이러한 현황을 보면 2000년대에 이르러 치위생(학)과의 개설이 폭발적으로 증가하고 있음을 알 수 있다.

한편 전문학교로 시작된 치위생과는 단기고등교육기관의 본격적인 제도개선과 내실화의 계기를 마련하기 위한 정책의 변화로 전문대학으로 개편하는 방침을 수립하여 전문대학으로 바뀌었고 1994년부터는 2년제 치과위생과가 3년제로 연장되어 보다 심도있는 치과위생사 교육을 실시할 수 있게 됨으로써 보다 폭넓은 지식과 기술을 습득시키고 부족했던 임상실습의 기회를 늘려 더욱 내실있는 전문인력을 양성하는데 도움이 되었다.

또한 1998년 5월 1일 교육부의 교명 자율화 조치에 따라 전문대학은 각 대학의 특성을 살린 교명으로 변경하게 되어 대부분의 대학에서 전문이라는 용어가 빠졌으며 2010년부터는 전문대학의 영어개념인 College를 종합대학 개념인 University로 바뀌게 됨에 따라 치위생과 또한 대학의 특성과 학과의 특성이 결합된 특성화된 교육으로 거듭나는 계기가 마련되었다. 또한 오랜 숙원과제 중의 하나였던 4년제 치위생학과 학부과정이 2002년 연세대학교 원주의과대학에 개설됨으로써 치위생사 교육의 새로운 장이 열리게 되었고 이것을 필두로 학부과정의 신설 역시 전문대학과 마찬가지로 지속적으로 늘어나 현재 24개에 이르고 있다.

따라서 우리나라에 개설된 총 대학 수는 82개 대학이며 이중 24개 대학이 4년제 학부과정으로 학부과정의 신설의 의미는 이제 한국 치과위생사가 국제적으로 세계화에 발맞춘 선진국과의 활기찬 교류의 장에 그 수준을 향상시킬 수 있고, 국내적으로는 치과위생사들의 학문에 대한 갈증을 해소시키는 긍정적 계기가 마련되었다.

이렇게 한국 치과위생사 교육기관의 지속적인 확장으로 인해 2014년 현재 전국의 치과위생(학)과가 개설되어 있는 대학은 4년제 24개 대학, 전문대학 58개 대학 등 총 82개 대학교에서 졸업정원만 4,842여 명의 학생이 교육을 받고 있으며, 정원외를 합치면 그 수는 6,000여명을 넘어서고 있다. 개설대학과 입학정원은 향후에도 계속 늘어날 것으로 전망되나 앞으로는 양적성장보다는 수준 높은 치과위생전문가를 배출할 수 있도록 교육의 질적 성장을 위한 노력도 병행해야 할 것이다(교육기관현황 참조).

◆ 표 4-1 교육기관 현황(2014년 현재)

연번	교육기관	학제	정원	설립년도	주소
1	광주보건대학교	3년제	120	1977	광주광역시 광산구 북문대로 419번길 73
2	대구보건대학교	3년제	200	1977	대구광역시 북구 영송로15
3	신구대학교	3년제	80	1977	경기도 성남시 중원구 광명로 377
4	원광보건대학교	3년제	120	1977	전라북도 익산시 익산대로 514
5	대전보건대학교	3년제	120	1978	대전광역시 동구 충정로 21
6	진주보건대학교	3년제	120	1981	경상남도 진주시 의병로 51
7	동남보건대학교	3년제	80	1982	경기도 수원시 장안구 천천로 74번길 50
8	김천대학교	4년제	40	1983	경상북도 김천시 대학로 214
9	마산대학교	3년제	160	1984	경상남도 창원시 마산회원구 내서읍 함마대로 2640
10	경동대학교	4년제	160	1985	강원도 속초시 도리원길 5
11	광양보건대학교	3년제	120	1994	전라남도 광양시 광양읍 한려대길 111
12	수원여자대학교	3년제	160	1994	경기도 수원시 권선구 수원여대길 62
13	경복대학교	3년제	160	1995	대구광역시 북구 대학로 80
14	전남과학대학교	3년제	120	1995	전라남도 곡성군 옥과면 대학로 113
15	제주관광대학교	3년제	80	1995	제주특별자치도 제주시 애월읍 평화로 2715
16	* 강동대학교(극동정보대학)	3년제	80	1995	충청북도 음성군 감곡면 대학길 278
17	목포과학대학교	3년제	80	1996	전라남도 목포시 영산로 413-1
18	삼육보건대학교	3년제	80	1996	서울특별시 동대문구 망우로 82
19	을지대학교	4년제	80	1996	경기도 성남시 수정구 양지동 212
20	수원과학대학교	3년제	80	1996	경기도 화성시 정남면 세자로 288
21	여주대학교	3년제	80	1996	경기도 여주시 여주읍 세종로 338
22	가천의과학대학교	4년제	40	1997	인천광역시 연수구 함박뫼로 191
23	안동과학대학교	3년제	60	1997	경상북도 안동시 서후면 서선길 189
24	신성대학교	3년제	80	1999	충청남도 당진시 정미면 대학로 1
25	* 포항대학교(포항1대학)	3년제	40	2001	경상북도 포항시 북구 흥해읍 신덕로 60
26	동주대학교	3년제	40	2002	부산광역시 사하구 사리로55번길 16
27	영남외국어대학	3년제	40	2002	경상북도 경산시 남천면 남천로 780-9
28	연세대학교	4년제	40	2002	강원도 원주시 연세대길 1
29	동부산대학교	3년제	40	2003	부산광역시 해운대구 운봉길 60
30	경남정보대학교	3년제	65	2003	부산광역시 사상구 주례로 45
31	* 구미대학교(구미1대학)	3년제	45	2003	경상북도 구미시 야은로 37
32	벽성대학	3년제	40	2003	전라북도 김제시 공덕면 유강 3길 133
33	전주기전대학	3년제	40	2003	전라북도 전주시 완산구 전주천서로 267
34	한서대학교	4년제	40	2003	충청남도 서산시 해미면 한서1로 46
35	남서울대학교	4년제	30	2003	충청남도 천안시 서북구 성환읍 대학로 91
36	한양여자대학교	3년제	70	2004	서울특별시 성동구 살곶이길 200
37	* 서영대학교(서강정보대학)	3년제	40	2004	광주광역시 북구 서강로 1
38	울산과학대학교	3년제	80	2004	울산광역시 동구 봉수로 101
39	강릉영동대학교	3년제	100	2004	강원도 강릉시 공제로 357
40	충청대학교	3년제	75	2004	충청북도 청원군 강내면 월곡길 38
41	혜전대학교	3년제	50	2004	충청남도 홍성군 홍성읍 대학길 25

연번	교육기관	학제	정원	설립년도	주소
42	* 고구려대학교(나주대학)	3년제	40	2004	전라남도 나주시 다시면 백호로 125
43	서라벌대학	3년제	40	2004	경상북도 경주시 태종로 516
44	춘해보건대학교	3년제	100	2005	울산광역시 울주군 웅촌면 대학길 9
45	대구과학대학교	3년제	70	2005	대구광역시 북구 영송로 47
46	전북과학대학교	3년제	30	2005	전라북도 정읍시 정읍사로 509
47	* 청암대학교(순천청암대학)	3년제	40	2005	전라남도 순천시 녹색로 1641
48	신한대학교(신흥대학)	4년제	60	2005	경기도 의정부시 호암로 95
49	*부산과학기술대학교(부산정보대학)	3년제	30	2006	부산광역시 북구 시랑로 132번길 88
50	한영대학	3년제	30	2006	전라남도 여수시 장군산길 18-43
51	영동대학교	4년제	30	2006	충청북도 영동군 영동읍 대학로 310
52	건양대학교	4년제	50	2006	대전광역시 서구 관저동로 158
53	초당대학교	4년제	30	2006	전라남도 무안군 무안읍 무안로 380
54	부산여자대학교	3년제	45	2008	부산광역시 부산진구 진남로 506
55	* 수성대학교(대구산업정보대학)	3년제	31	2008	대구광역시 수성구 달구벌대로 528길 15
56	송원대학교	3년제	32	2008	광주광역시 남구 송암로 73
57	동아인재대학교	3년제	30	2008	전라남도 영암군 학산면 영산로 76-57
58	대원대학교	3년제	55	2008	충청북도 제천시 대학로 316
59	전주비전대학교	3년제	40	2008	전라북도 전주시 완산구 천잠로 235
60	경운대학교	4년제	40	2008	경상북도 구미시 산동면 강동로 730
61	한림성심대학교	3년제	30	2009	강원도 춘천시 동면 장학길 48
62	백석문화대학교	3년제	20	2009	충청남도 천안시 동남구 문암로 58
63	동의대학교	4년제	30	2009	부산광역시 부산진구 엄광로 176
64	청주대학교	4년제	30	2009	충청북도 청주시 상당구 대성로 298
65	서남대학교	4년제	30	2009	충청남도 아산시 송악면 평촌길 7-111
66	선문대학교	4년제	30	2009	충청남도 아산시 탕정면 선문로 221번길 70
67	강원대학교	4년제	40	2009	강원도 삼척시 중앙로 346
68	혜천대학교	3년제	30	2010	대전광역시 서구 혜천로 100
69	송호대학교	3년제	30	2010	강원도 횡성군 횡성읍 남산로 210
70	*충북보건과학대학교(주성대학)	3년제	30	2010	충청북도 청원군 내수읍 덕암길 10
71	카톨릭상지대학교	3년제	30	2010	경상북도 안동시 상지길 45
72	동서대학교	4년제	25	2010	부산광역시 사상구 주례로 47
73	신라대학교	4년제	25	2010	부산광역시 사상구 백양대로 700번길 140
74	광주여자대학교	4년제	30	2010	광주광역시 광산구 여대길 201
75	백석대학교	4년제	30	2010	충청남도 천안시 동남구 문암로76
76	호원대학교	4년제	30	2010	전라북도 군산시 임피면 호원대3길 64
77	영산대학교	4년제	30	2010	경상남도 양산시 주남로 288
78	강릉원주대학교	4년제	30	2010	강원도 강릉시 죽헌길 7
79	경북전문대학교	3년제	30	2012	경상북도 영주시 대학로 77
80	경북대학교	4년제	22	2013	경상북도 상주시 경상대로 2559
81	단국대학교	4년제	22	2013	충청남도 천안시 동남구 단대로 119
82	호남대학교	4년제	40	2013	광주광역시 광산구 어등대로 417

* 명칭 변경 대학교(　)은 기존 대학의 명칭

3. 한국 치과위생사의 성장 발달

(1) 대한치과위생사협회 설립 (KDHA/Korea Dental Hygienists Association)

우리나라에서 치과위생사 교육제도가 처음 실시된 것이 1965년 연세대학교 의과대학 부속 의학기술수련원에서 2년 과정으로 시작된 것을 효시로 1977년 교육부에서 인정된 교육기관으로서 광주, 대구, 신구, 원광전문학교에 치위생과가 만들어져 치과위생사가 배출되기 이전에는 치과위생사의 수가 극히 미미해서 공식적인 단체가 없었다. 하지만 면허 소지자의 수가 늘어나고 그들의 권익과 공유되는 의견을 개진할 수 있는 치과위생사들을 대표할 대내외적인 창구가 필요하다는 인식이 생기게 되었다.

따라서 1977년 12월 당시 김숙향 선생님이 주축이 되어 국민 보건 향상을 위한 교육과 계몽 활동 회원들의 권익 옹호 및 자질 향상과 복지에 기여할 것을 목적으로 100여명의 회원을 시작으로 창립의 초석을 마련하여 1977년 12월 17일 서울 영등포구 영등포동에 사무국을 둔 (가칭)대한치과위생사협회가 발족되었다. 창립 발기인이었던 김숙향 교수(현 한서대학교 교수)가 초대회장을 맡았고 그 이듬해인 1978년 제 1회 종합학술대회를 신라 호텔에서 개최하였다. 이때 치과위생사협회의 심볼(symbol) 마크와 치과위생사협회기가 만들어졌고 1982년에는 정부로부터 사단법인체로 인정을 받아 보건복지부 산하단체로 공식 가입되었다.

현재는 전국 13개 시도회를 비롯하여 3개의 산하단체와 4개의 학회 등으로 구성된 전국 조직망을 통해 국민구강건강증진과 치과위생사의 진보적인 학술연마 및 윤리확립, 권익향상, 복리증진 등의 사업을 추진하고 있으며, 1989년에는 전 세계 치과위생사간의 지식과 정보교류를 통한 치과위생사의 발전을 목적으로 설립된 세계치과위생사연맹(IFDH)에 가입하여 전 세계 치과위생사들 간의 지식과 정보교류를 통한 발전도 도모하고 있다. (http://www.kdha.or.kr)

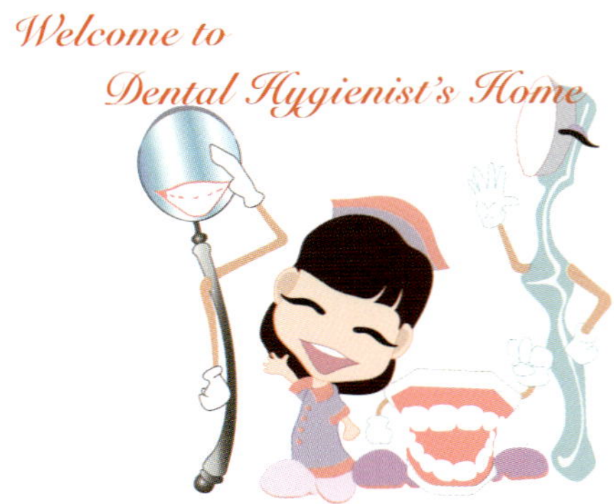

◆ 그림 4-5 치과위생사협회 로고

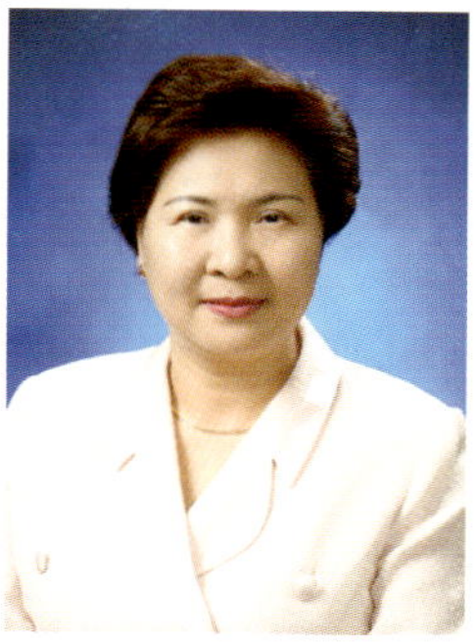

◆ 그림 4-6 김숙향 초대회장

1) 설립목적

국민의 구강건강증진과 치과위생사의 진보적인 학술연마 및 윤리확립, 권익향상, 복리증진 등의 사업을 추진하기위한 목적으로 설립되었다.

2) 주요정책사업

① 권익증진 및 처우개선

의료기사 등에 관한 법률, 의료법, 지역보건법, 학교보건법, 국민건강증진법 등 관련법률 연구 및 개정 추진, 치과위생사 고용조건 및 근무환경 처우개선, 의료기관별 직제 및 호칭 통일안 마련, 치과위생사 정원규정 법적보장 및 의료사고대책 방안 연구, 보건기관 근무회원의 처우개선, 인력수급 조사연구, 치과위생사 업무표준화 및 업무 확대 추진, 전문치과위생사제도 연구 등을 통하여 치과위생사 권익증진에 주력하고 있다.

② 능력개발 및 교육향상

교육실태 조사, 교육제도 개편을 위한 교육과정 표준(안)마련, 업무영역 확장을 위한 교육과목 신설, 편입학 제도 개선, 치과위생사 학습목표 개발, 현장 임상실습 프로그램개발 및 통일안 개발, 국가시험 제도개선, 다양한 교육프로그램개발운영 및 보수교육의 효과적 시행 등을 추진하고 있다

③ 학술연구

종합학술대회 개최, 연구보고서 및 전문서적 발간, 산하학회 지원, 학술활동 장려 및 시상, 구강보건교육용 매체 개발, IFDH국제총회 대표단을 파견 등 학술활동 장려 및 정보교환을 하고 있다.

④ 국제교류

1989년 9월 29일 세계치과위생사연맹(International Federation of Dental Hygienists')의 정 회원국으로 가입 신청하여 1989년 캐나다 오타와에서 개최된 제11차 총회에서 회원국으로 인정을 받았다. IFDH 회원국은 2명의 대표가 IFDH이사로 활동하고 있으며, 3년을 주기로 네덜란드 헤이그(제12차), 일본 동경(제13차), 이태리 프로렌스(제14차), 호주 시드니(제15차), 스페인 마드리드(제16차) 총회에 대표단(IFDH 이사 및 회원)을 파견하였고, IFDH회장 등 외국연자를 초빙하여 회원들에게 국제적인 학술정보 습득의 기회 제공 및 국제예방치과학회, 미국치과위생사협회총회 및 학술대회 등 국제대회에 대표단을 파견하였다. 또한 치위생분야에 대하여 알려지지 않은 우주베키스탄에 회장단이 파견되어 치위생과 대학을 개설하는 등 활발한 국제교류를 펼치고 있다.

⑤ 국민구강보건 향상

매년 6월 9일 구강보건의 날 행사를 통한 국민 구강보건 활동, 장애자들을 위한 유관단체와의 협조, 봉사 위원회를 조직 전국적인 규모의 봉사활동을 펼치고 공중구강보건분야 활동자들을 위한 다양한 프로그램 개발 및 시각장애자들을 위한 점자구강보건매체개발과 유아들을 위한 자석판 구강보건교육자료개발 등의 국민구강보건향상을 위한 다양한 사업을 펼치고 있다.

3) 주요행사

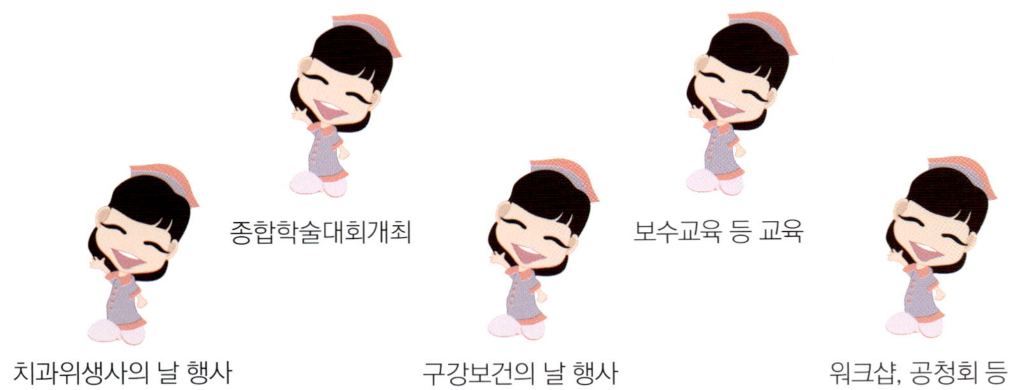
종합학술대회개최
보수교육 등 교육
치과위생사의 날 행사
구강보건의 날 행사
워크샵, 공청회 등

4) 시 도회

대한치과위생사협회 산하에는 서울특별시회, 인천광역시회, 경기도회, 강원도회, 대전·충남회, 충청북도회, 전라북도회, 광주·전남회, 대구·경북회, 부산광역시회, 경상남도회, 울산광역시회, 제주도회의 13개 시도회로 구성되었다.

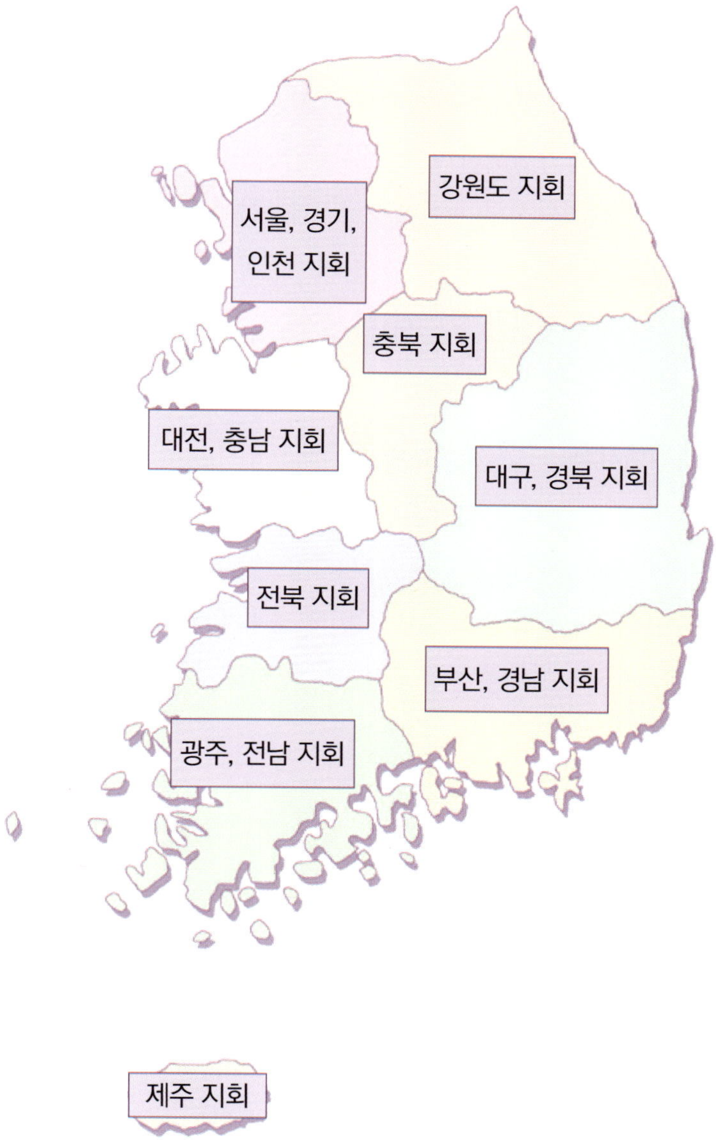

◆ 그림 4-7 전국 시도회 현황

5) 산하단체

① 보건치과위생사회(http://www.kdphs.org)

대한치과위생사협회의 산하단체로서 협회의 목적 및 사업을 원할이 진행하기 위해 근무처별, 업무별 단체를 설치 운영할 수 잇도록 1995년 각 시도별 보건(지)소에 근무하는 치과위생사들로 조직되었다. 현재 1,200여명의 회원을 보유하고 있으며 주로 공중구강보건사업을 실시하고 있다.

② 남자치과위생사회(http://cafe.daum.net/dhman2004)

구강보건전달체계가 사회적 변화에 적응하게 되면서 이제 치위생의 얼굴도 진화되고 있다. 이 분야에 종사하는 치과위생사의 대부분은 여성이지만 치과위생사라는 직업군에도 다른 모든 직업에서와 마찬가지로 남성들도 관심을 갖게 되고 그 수는 점차 늘어나고 있다. 우리나라에서도 아직 그 수는 적지만 남자치과위생사가 1,000명 정도 활동하고 있으며 그들을 대변할 수 있는 남자치과위생사가 만들어졌으나 아직 조직체계가 미흡한 단계이다.

③ 임상치과위생사회

주로 치과병(의)원에 근무하는 치과위생사로 구성되어 있으며 현재 한국치과위생사의 대부분이 치과병(의)원에 근무하고 있으므로 가장 많은 수의 회원을 가지고 있다. 하지만 아직 임상현장에서의 근무환경의 특성으로 인해 조직체계는 미흡하다고 할 수 있으나 향후 좀 더 발전할 수 있도록 많은 관심이 필요하다고 하겠다.

6) 산하학회

① 대한치위생학회(http://www.kadh.or.kr)

1994년 발족했으며 현재 5개의 분과학회를 만들어 치과병(의)원에서 요구하는 우수한 구강진료분담인력의 전문인으로서의 질적 향상에 노력하고 있고 전문치과위생사제도를 도입하여 전문성을 높이는데 앞장서고 있다.

② 한국치위생학회(http://www.oralhealth.or.kr)

1999년 구강보건법의 제정으로 치과위생사의 역할이 다양해지고 전문화되어짐에 따라 사회적, 학술적으로 지식과 정보를 공유할 수 있도록 하고자 하는 취지로 2000년 발족했으며 구강보건교육, 예방치과, 치과임상, 구강보건, 치면세마의 5개 분과위원회가 산하에 있으며 2008년 발행학술지가 학술진흥재단에 등재후보학회지로 선정되었고 보다 전문적이고 치위생사적인 학술연구를 위해 2010년 한국치위생학회로 그 명칭을 개정하였다.

③ 한국치위생과학회(http://www.kdhs.or.kr)

1998년 구강생물학연구회로 발족되어 주로 기초분야에 관련된 학술활동을 전개하다가 2001년 한국치위생과학회로 연구회에서 학회로 명칭을 변경하면서 학술분야도 넓혀 활동하고 있다. 2007년 발행학술지가 학술진흥재단에 등재후보학회지로 선정되었고 치위생(학)과 재학생을 대상으로 포스터 경시대회 등을 하고 있는 것이 특징이다.

④ 대한치위생감염관리학회

2007년 발족되었으며 사회적으로 관심을 가지고 있고 임상에서 치과위생사에게 필수적인 감염관리 등에 관한 방향으로 학회활동을 하고 있으며, 치과위생사들의 많은 관심과 연구가 필요한 학회이다.

(2) 대한치과위생사협회 문장공표

한국치과위생사협회는 2007년 1월 27일 제26차 정기대의원총회에서 국민의 구강건강을 담당하는 전문인력으로서의 고결한 직업적 사명과 헌신을 상징적으로 표현한 '치과위생사 문장' 공표식을 갖고 문장(紋章)사용을 공식화 하였다. 문장은 2가지 디자인으로 면허소지자용과 치위생과 학생용으로 제작되었다.

Don't forget !

치과위생사 문장

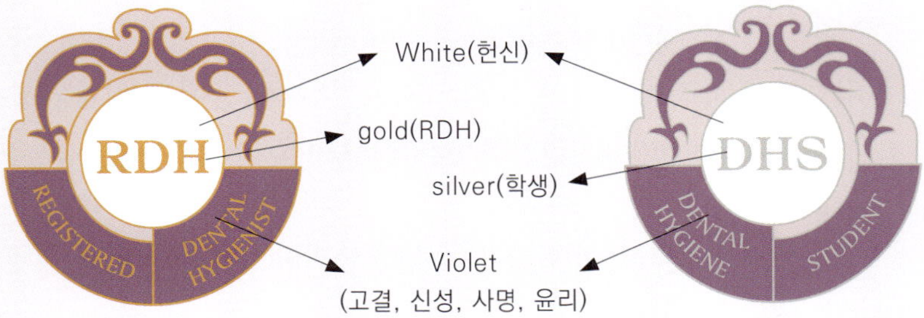

면허자 문장 / 치위생(학)과 학생문장

디자인의 의미

- 중앙의 ○ : mirror를 형상화한 것으로 치과계를 상징
- 상부외곽: 사명, 헌신, 존귀의 의미

(3) 공중구강보건현장에 치과위생사 배치

1984년에는 농어촌지역의 보건의료를 위한 특별조치법에 근거를 두고 1986년 전국 각 지역의 보건소와 보건지소에 치과위생사가 일제히 배치되어 지역사회의 구강건강증진을 위한 다양한 사업을 전개할 수 있게 되었는데 이는 치과위생사의 업무가 종전의 환자 개개인을 대상으로 해오던 치과진료보조 위주에서 건강한 사람까지도 포함하는 예방사업 위주의 업무로 전환되는 계기가 되었고 치과위생사 교육에도 큰 변화와 발전을 가져올 수 있게 되었다. 무엇보다도 치과위생사들의 공중구강보건활동의 기틀이 마련된 중요한 계기가 되었다.

이에 따라 지역사회 치과위생사들이 예방사업위주의 구강보건사업에 관한 업무가 확장되었고, 1992년에는 보건(지)소 치과위생사들이 지방 보건직 8급의 정규직 공무원이 되었다. 1996. 04 .19 에는 대통령령 제 14983호로 치과위생사의 업무 범위가 개정 (의료기사 등에 관한 법률 시행령 제 2조 6항) 되어 위상이 높아지게 되었다.

특히 1999년부터는 국가적 차원에서 전국 각도와 광역시 보건소에서 시범학교 구강보건실을 설치, 운영한 이래 매년 증가하고 있으며 이에 따라 공중구강보건현장에서의 치과위생사의 역할이 활성화되고 있다. 현재 이들은 일선 보건(지)소에서 공중구강보건사업을 수행하는 정규공무원들로 정부의 구강보건정책을 수행하는데 중추적인 역할을 담당하고 있으며 약 1,200여명이 현업에 근무하고 있다. 이들은 1995년 한국보건치과위생사회를 조직하여 협회 산하단체로 참여하고 있으며 구강보건향상에 그 역할을 다하고 있다.

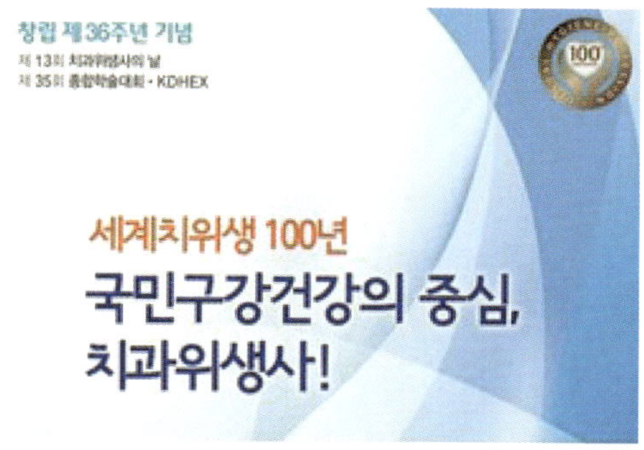

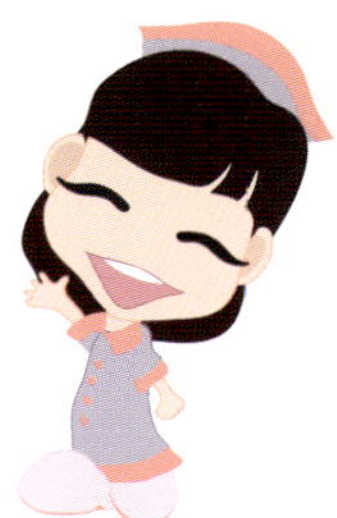

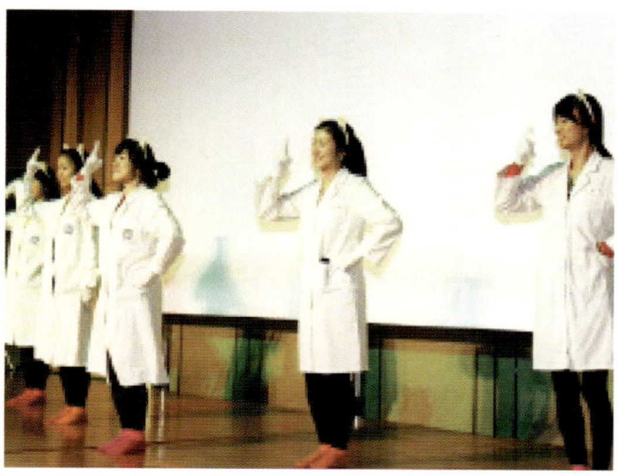

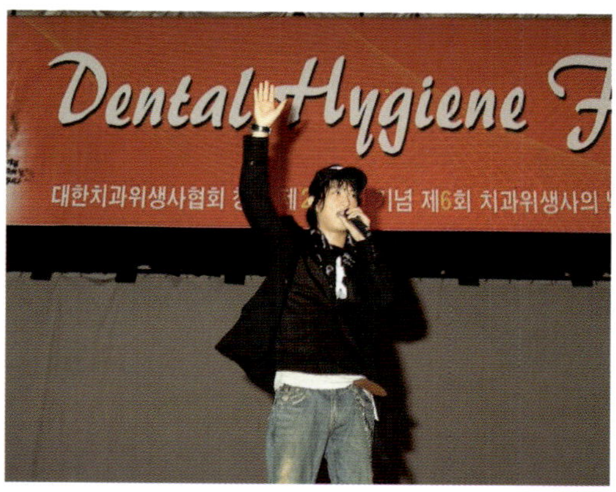

◆ 그림 4-7 종합학술대회 포스터와 치과위생사의 날 행사

사진제공: 대한치과위생사협회

Part 02

구강위생과 치과의학의 역사

치과위생사가 되기 위해서는 현대 치의학이나 치과위생학에 대한 지식과 기술습득이 필수적이다. 따라서 고대로부터 현대에 이르기까지 치의학의 발전에 관한 역사적 고찰을 통해 그 발전사를 이해한다면 좀 더 심도있고 전문적인 구강보건전문가로서 구강질병의 예방과 치료에 공헌할 수 있는 치과위생사상을 확립할 수 있을 것이다.

Chapter 01
구강위생과 치과의학의 개요

인류에게 가장 흔한 질병 중의 하나는 치아우식증(충치)이다. 영국 브리태니커 사전에 따르면 구석기 시대엔 충치가 없었지만 신석기 시대(Neolithic)에 사람에게서 치아를 발치한 기록이 처음 나타났으며 이후 점점 늘어났는데 이는 음식 문화의 변화에 따른 것이다. 예부터 '명모호치(明眸皓齒)'라고 맑고 희고 아름다운 건강한 치아는 "미의 상징" 이었다.

인류는 옛날부터 충치를 막기 위해 안간힘을 써왔지만 당시 치료는 대부분 자연적인 도움에 의존하였다. 원시시대의 사람들은 치아가 선과 악을 함께 하는 힘을 가지고 있다고 믿었으므로 치아가루를 약으로 사용하기도 했고, 서양이나 중국에서는 충치균을 죽이는 치료법이 여러 가지 형태로 행해지고 있었다.

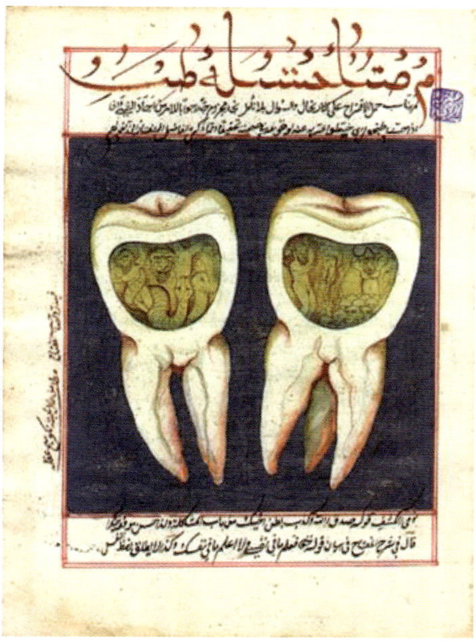

◆ 그림 1-1 충치가 치아충(벌레)에 의해 생긴다는 기록

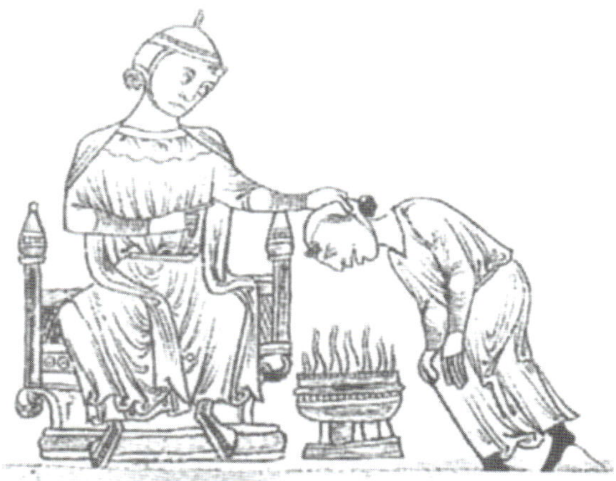

◆ 그림 1-2 충치균을 연기로 그슬려 죽이는 훈증법

치아를 청결하게 하는 행위는 최소 3,500년 전까지 거슬러 올라간다. 기원전 1,500년경 고대 이집트에선 열매가루와 돌가루 등을 꿀에 섞어서 이를 닦았고, 300년 뒤 메소포타미아에선 백반과 박하를 손가락에 발라 이를 닦았다는 기록이 전해진다. 특히 충치는 치아의 충에 의해서 발생된다고 보고 치아의 벌레를 연기로 그슬려 죽이는 행위를 했다.

이후 1883년 밀러(Miller)가 치아에 붙은 여러 가지 찌꺼기에 의한 충치균의 작용으로 발효를 통해 산이 형성되어 치아의 표면을 녹이므로 충치가 발생된다고 하는, 이른바 화학 세균설을 발표했고 블랙(G.V. Black)은 충치 발생의 주요원인이 치태(Plaque)라고 발표했다.

이렇게 충치나 치주병을 예방하기 위해 음식을 섭취한 후에 여러 가지 도구를 이용하여 치아나 잇몸을 청결하게 하는 것이 매우 중요하게 생각되어 옛날부터 여러가지 이론과 행위가 이어져오고 있으므로 이러한 구강위생의 역사에 대해서 알고 있는 것이 치과위생사가 되기 위해 교육받는 치과위생학도들에게 매우 중요하다.

Chapter 02
치과의학의 발전사

1. 고대부터 중세까지

대략 기원전 12,000년부터 기원전 6,000년 사이를 기원전 시대라 한다. 이 시대에는 치아를 뽑거나 깎거나 하는 습관이 있었다. B.C. 5000년경 파피로니아의 왕가 도서관에서 발견된 점토판에는 충치의 원인이 '치아의 벌레이다'라고 기술되어있으며, B.C. 3000년 이집트의 미이라에서 치조농루와 금충전 치아가 메소포타미아 고분에서 이쑤시개가 발견되었고, B.C. 1700년경에 이집트의 파피루스에 치아질환과 치료법에 대해 쓰여 있었다.

기원전 450년 경 고대 이집트에서는 치과의료가 의사에 의해 행해졌는데 B.C. 460~450년 무렵 태어난 Hippocrates는 건강과 병을 자연현상으로 보고 의술을 그때까지 마술사들이 치료방법으로 사용했던 마법으로부터 갈라놓았다.

그는 「병의 원인은 4종의 체액(혈액, 점액, 노랑 담즙, 흑담즙)의 밸런스가 흐트러지는 것에 있다」라고 했으며 「병을 고치는 것은 병과 자연의 힘과의 싸움이다」라고도 말했다.

따라서 치료법으로는 적당한 식사, 수면, 운동 등 정양을 주체로 하였고, 약으로는 완하제, 이뇨제 등을 이용했다. 그가 저술한 Hippocrates 전집에는 치아와 구강에 관한 질환과 그 치료법도 기술되어 있었는데 의사가 사용한 외과 기구에 대해서도 상세하게 쓰여 있었고 그 중에 겸자류나 치근을 뽑기 위한 특수한 기구도 포함하고 있었다(그림 2-2).

A.D. 47년경, 충치의 치료법으로서 치아벌레를 죽이고자 하는 의도의 훈증법이 나왔고(그림 5-1), A.D. 130년경 로마인은 치과치료나 발치 외에 충치에 금관을 씌워 고정 브릿지를 하였으며 치아가 없어진 부분을 보충해주는 총의치나 국부의치도 제작하고 있었다. 그러나 고대 그리스 시대 이후에도 치과의료는 대부분 외과의에 의해서 행해지는 것이 원칙이었다.

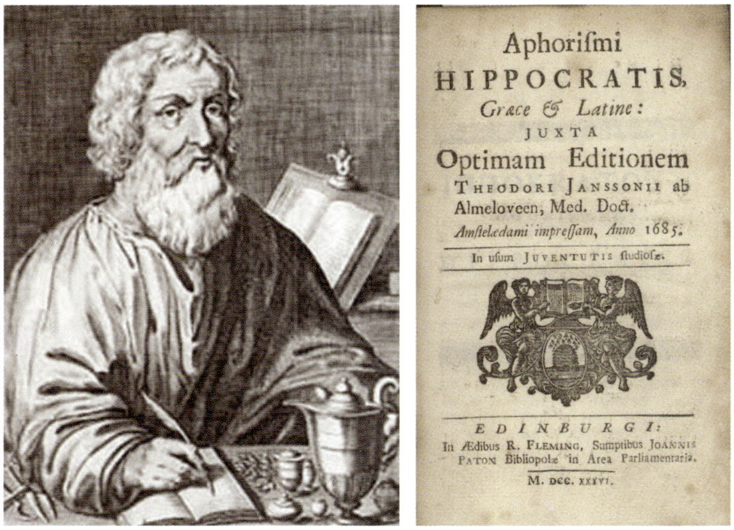

◆ 그림 2-1 Hippocrates와 그의 저서

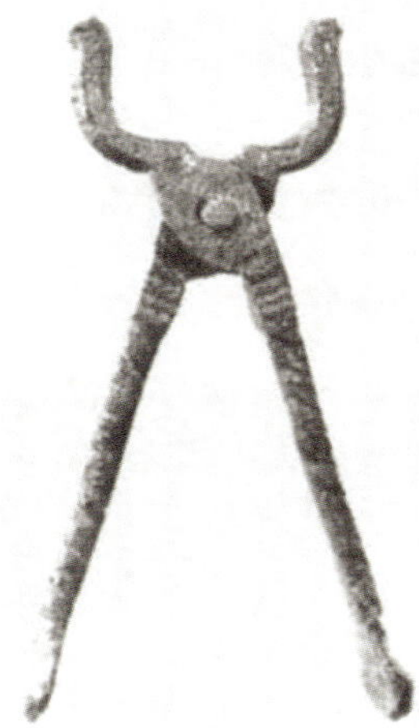

◆ 그림 2-2 odontagra라 불리는 철제용 감자(겸자)

A.D. 131년 갈레누스(Galenes)는 치아의 해부나 병리에 대해 기술했고, 중국 육조시대의 의학서인 갈홍(317~420)의 「포박자」의 내용에는 아침 일찍 300회 이상 윗니와 아랫니를 부딪치면 이빨이 튼튼하게 된다고 기술되어있다.

아라비아의 대표적인 의학자의 한 사람인 라제스(850~926)는 저서 「알·만스르의 책」에서 치아의 해부나 아랫턱의 운동, 치과 요법에 대해 상세하게 논술했다. 또 다른 아라비아 의사의 한사람인 Albucasis는(1050~1123) 「외과학」 3권을 써서 치과 치료에 대해서 저술했는데, 내용 속에 치석제거를 처음으로 실시했고, 이를 위해 자신이 창안한 도구도 내놓았다. 이렇듯 19세기까지 치과의사들은 각자가 개발한 기구들을 사용하고 있었다.

1163년 교황청의 칙령으로 수도승의 수술이 모두 금지되었고 수도승 아래서 수술을 돕던 이발사는 이발소 외과의로 불려지면서 사혈이나 접골, 발치도 실시하게 되었다. 하지만 이 시대에는 이러한 손재주를 주로 하는 직업의 평가가 낮았던 것 같다. 의료행위를 하는 사람들 가운데, 학문을 수행한 의사 쪽이 더 높게 평가되고 있었는데 그들은 손을 별로 사용하지 않았다는 것을 나타내 보이기 위해서 긴소매와 땅까지 닿는 길이의 긴옷을 몸에 걸치고 이발소 외과의(Barber Surgeon)는 짧은 옷을 착용하고 있는 것을 볼 수 있다(그림 2-4).

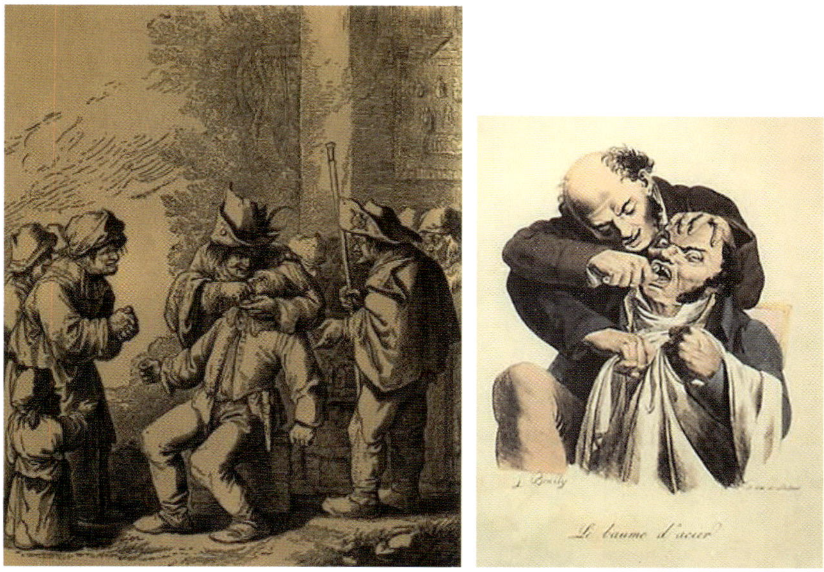

◆ 그림 2-3 광장에서의 발치모습

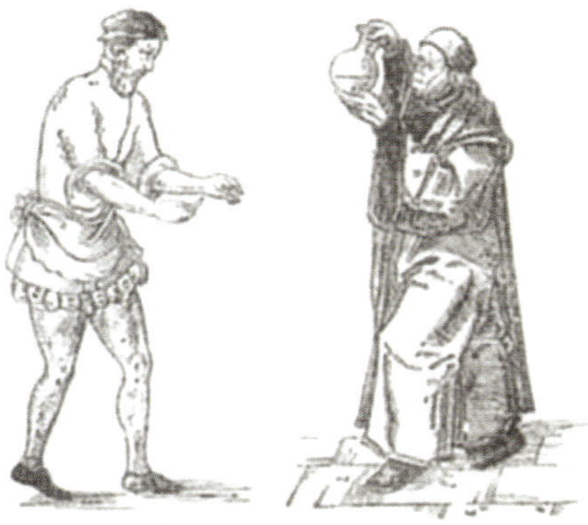

◆ 그림 2-4 이발소 외과의복장(좌)와 의사(우)의 복장

그러나 그들은 학식에는 뛰어나지 않았지만 실천 경험을 통해 학문이 높은 의사보다 많은 것을 배우고 있었다. 아울러 이발소 외과의들은 길드(동업자 조합)를 조직해 운영했고 이것이 오늘의 외과의나 치과의로 계승되어졌다.

1343년 프랑스의 외과의 선조라고 하는 의사 de Chauliac(1300~1368)는 「외과학 총론」을 저술했다(그림 2-5). 치과 시술자(이발사, 이빨 기사)와 외과의의 관계나 치과치료에 대해 서술했으며, 치과시술에 필요한 도구도 만들었다.

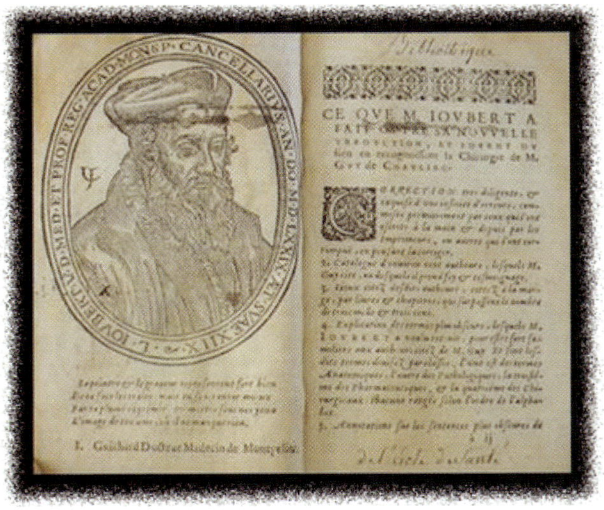

◆ 그림 2-5 Guido de Chauliac(1300~1370)

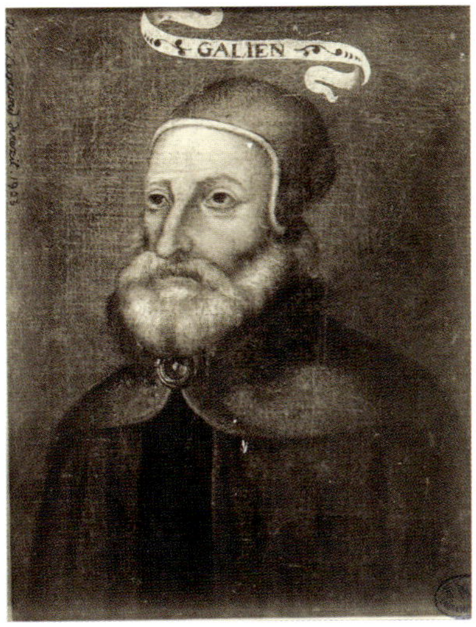

◆ 그림 2-6 Galenus(A.D. 131~201)

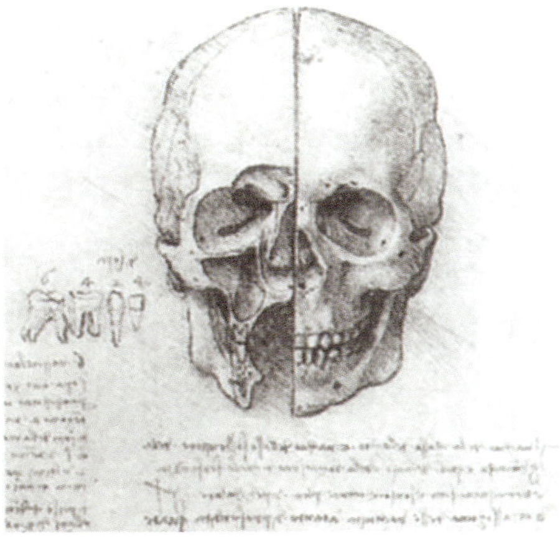

◆ 그림 2-7 Leonardo da Vinci의 인체해부도

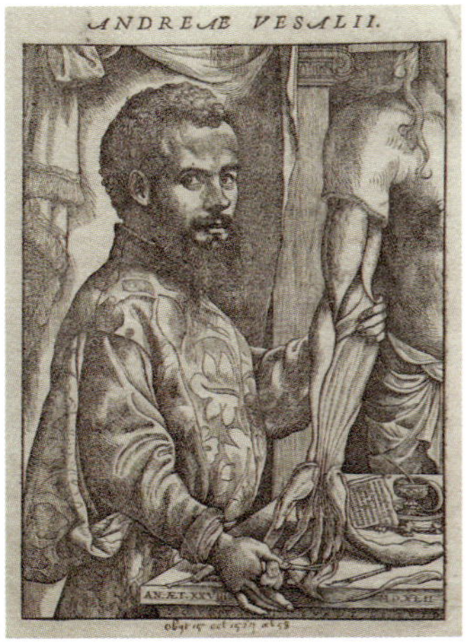

◆ 그림 2-8 Vesalius의 해부도

한편 이탈리아의 유명한 과학자인 레오나르도 다빈치(1452~1519)는 스스로 30구의 인체 해부를 실시해, 상세한 인체해부도를 남겼고 두개골에 대해서도 많은 연구업적을 남겼다. 그는치아에 대한 기술도 정확하게 악안면근육, 치아신경 및 교합 등을 연구하여 도형으로 그렸으므로 치과시술에 많은 영향을 미쳤다(그림 2-7).

1498년에는 중국에서 처음 잇솔이 만들어졌으며 해부학의 Vesalius(1514~1564)는 24세의 젊은 나이로 해부학과 외과의 교수가 되었고 저술서에 치아나 턱에 대해 서술했다(그림 2-8).

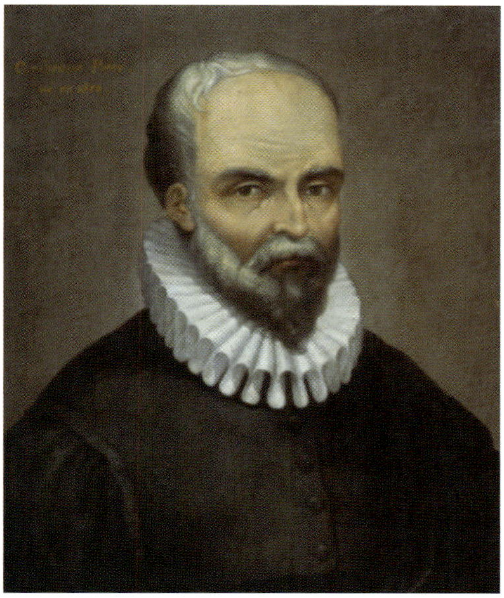

◆ 그림 2-9 Ambroise Pare(1517~90)

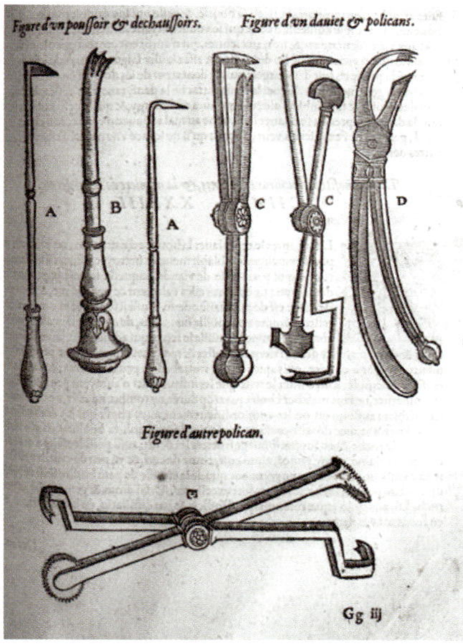

◆ 그림 2-10 Ambroise Pare의 기구

Vesalius의 해부학은 자신의 눈으로 본 것을 적었는데 이것은 지금까지의 주류였던 Galenus의 학설을 근본적으로 흔드는 것이어서 지금까지의 Galenus의 권위를 부정하는 새로운 학설로 다른 학자의 비난을 받기도 하였다.

또한 이발소 외과의 출신의 Ambroise Pare(1517~1590)에 의해서 이때까지 내과에 비해 상대적으로 지위가 낮았던 외과는 내과와 나란히 하는 지위에까지 끌어 올려졌고 치과기술에 대해서는 언청이의 수술이나 치아의 재식술이 실시되었고, 보철분야에서도 인접한 자연치에 철사를 묶어 사용되었고 뼈나 치아로 생각되는 것으로 만들어진 인공치아를 이용한 브릿지(Bridge)가 시도되었다.

이러한 업적들을 보면 사실 Ambroise Pare는 외과의 선조라고 말하지만 치과학에 대해서도 발치를 포함하여 많은 기록을 남긴 사람이다(그림 2-9, 10).

1723년 근대 치과의학의 조상 또는 창시자라고 불리는 파리 외과의회의 회원인 피에르 포시야르(Pierre Fauchard)는 「외과 치과의 Le Chirurgien Dentiste」라는 제목의 치과치료에 관한 저명한 논문을 발표했고 "Dentist"라는 용어를 처음 사용했다(그림 2-11).

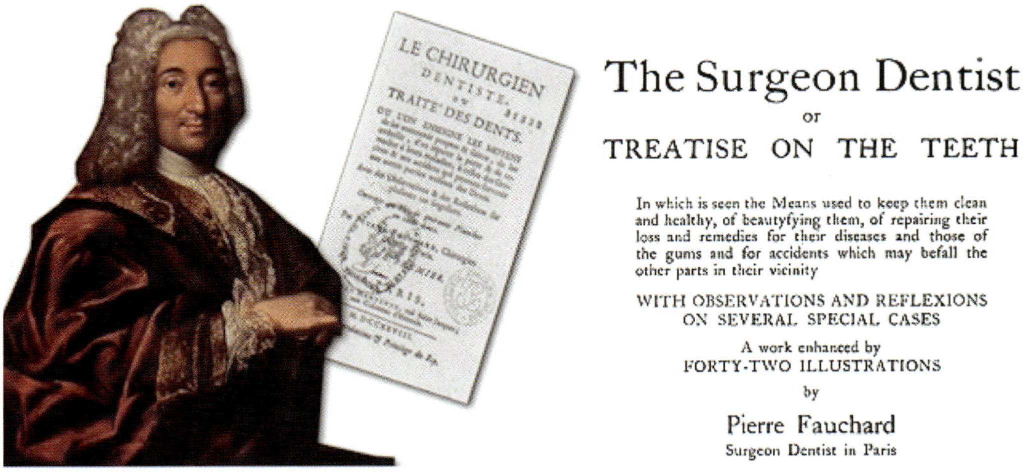

◆ 그림 2-11 Pierre Fauchard의 저서 '치과 외과의'

1771년 스코틀랜드의 외과의 John Hunter(1728~1793)가 「인간의 치아의 자연사와 그 구조, 사용, 형성, 성장, 질병의 설명」을 저술했다. 그의 턱의 성장발육이나 저작근과의 관계에 대한 이해는 완벽했으며, 앞니, 송곳니 등의 말도 만들어 냈다. 또 "치아가 도출되는 것은 성장이 아니고 대합치가 결여되어 있기 때문이다"라고 정확하게 설명하였으며 치아를 연구한 과학적인 학문을 최초로 만들어 낸 사람이다(그림 2-12).

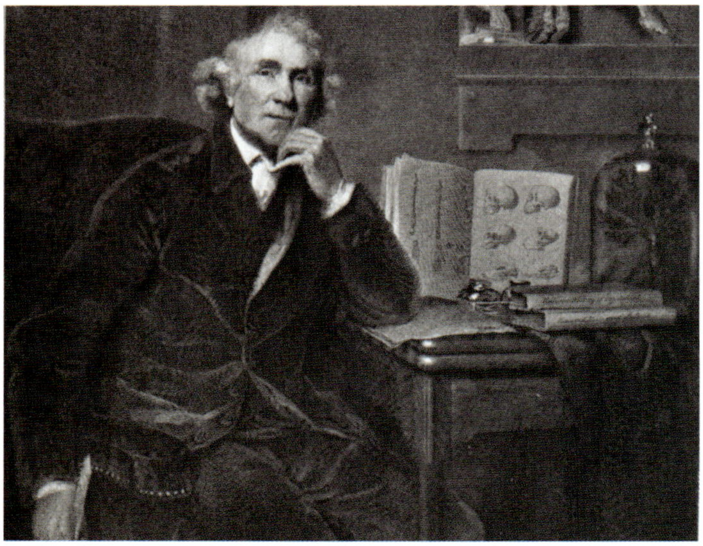

◆ 그림 2-12 John Hunter

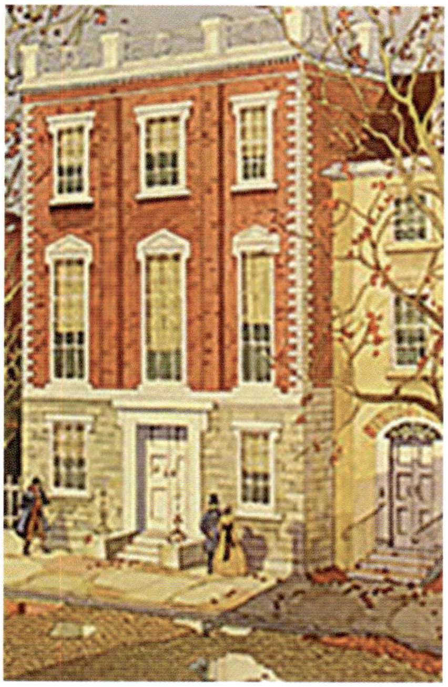

◆ 그림 2-13 Baltimore College of Dental Surgery
최초의 치과의사 학교

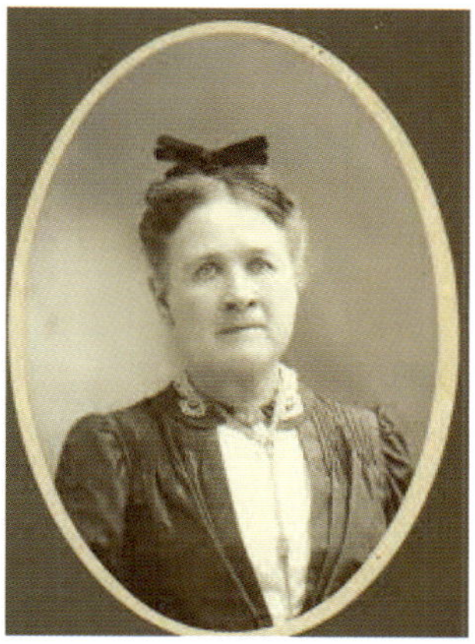

◆ 그림 2-14 Lucy B. Hobbs Taylor
(최초의 여자치과의사)

1820년경 미국은 인구가 약 960만이었지만 치과 전문의사는 불과 100여명에 지나지 않았고, 치과의료 대부분이 비치과의에 의해서 행해지고 있었는데 미국에 세계 최초의 치과의 학교가 탄생하기 전인 1820년경의 상황은 발치나 농양절개 등은 이발소외과(Barber Surgeon) 혹은 치아기사(Tooth Drawer)의 업무이며, 와동 충전을 실시하고 있던 사람은 은세공사(Silver Smith)와 보석상인(Jeweller)이었다.

이후 1840년 미국의 외과의인 Horace H. Hyden과 Chapin A. Harris에 의해 세계 최초의 Baltimore치과의 학교가 창설 되었고(그림 2-13), 이어서 세계에서 두 번째의 오하이오 치과의 학교를 창설한 테일러도 또한 외과의였다(그림 2-14).

그들은 치과의료에 흥미와 관심을 가진 외과의들로 미국에 있어서의 치과의 학교의 출현은 그때까지 외과의가 하고 있던 치과의료를 외과의를 대신 실시하는 치과 의사라고 하는 직업으로 새롭게 만들어 냈다.

한편 1844년 미국 치과의사 웰즈(Horace Wells)가 아산화질소(Nitrous Oxide : 가스 마취약)를 마취에 처음 사용했으며(그림 2-15), 1866년에는 최초의 여자 치과의사 Lucy B. Hobbs Taylor 가 탄생했다(그림 2-14).

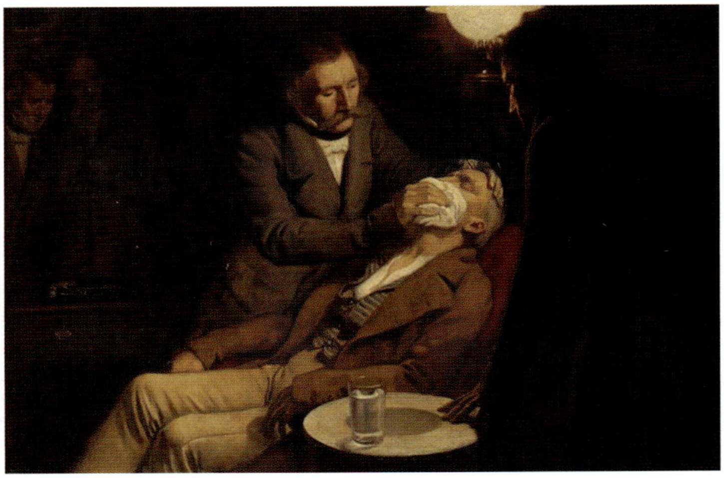

◆ 그림 2-15 치과에 마취를 처음 이용한 Horace Wells (1815~1848)

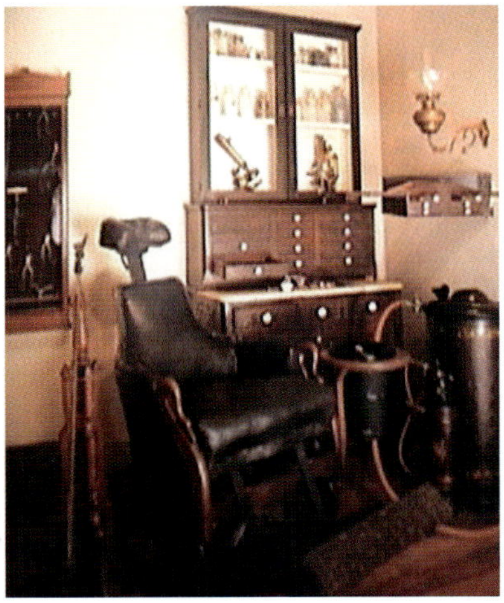

◆ 그림 2-16 중세기의 치과진료실

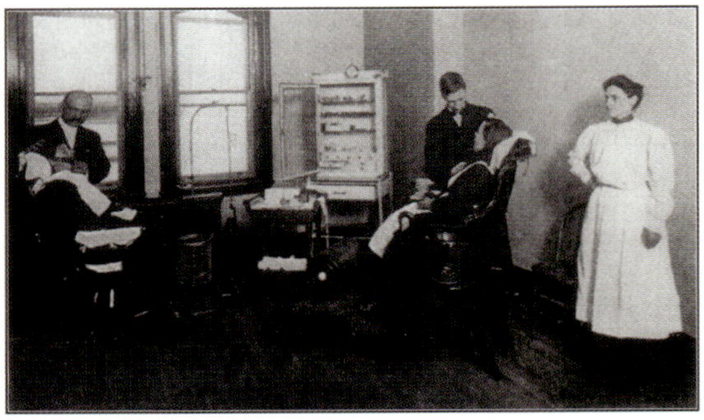

◆ 그림 2-17 Dr.Thaddeus P. Hytt에 의해 운영된 학생들을 위한 치과
(New York Children's Dental Clinic for School Children)

20세기에 들어서, 치과 의사의 자격만 가진 구강외과의가 미국에 연달아 출현했으며 1900년 Dr. Thaddeus P. Hyatt는 치과위생사를 활용할 것을 강조하였고, 1906년 Fones가 치과위생사의 훈련을 시작해 예방 처치를 시켰다(그림 2-16, 17).

1907년 Connecticut주에서 Prohylaxis를 특수교육 받은 전문가에 의해 수행할 수 있도록 하는 치과법이 수정되었다.

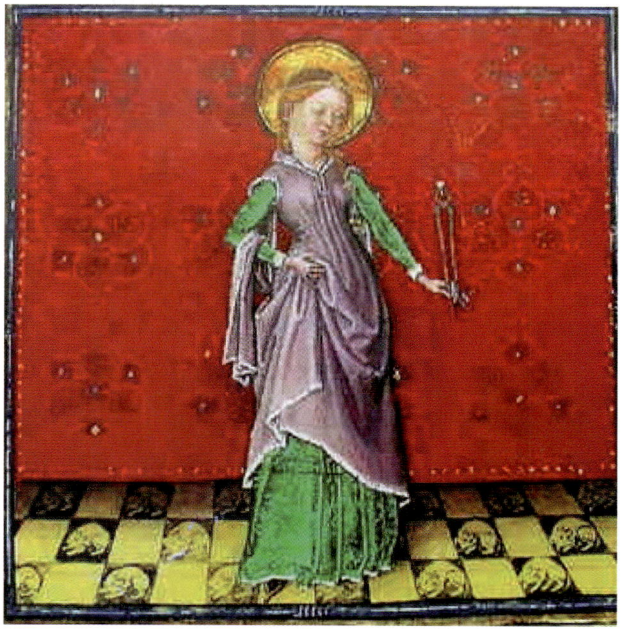

◆ 그림 2-18 치과의학의 여신

하지만 1911년 즈음 치과의사의 교육은 치관 수복과 보철의 테크닉을 많이 발달시켰으나 치과의료를 보철물 제작이나 치아치료에 한정시켜지게 되었다.

Chapter 03
구강위생의 발달

1. 개요

이집트인은 파피루스를 만들어 기록하는 기술을 가지고 있었기 때문에 파피루스 문헌이 다수 보존되고 있다. 최고의 문헌은 기원전 3,500년으로 거슬러 올라간다. 여기에 많은 치과질환에 대한 기록도 남겨져 있어 치은염, 우식, 치통 등의 기록도 남아 있다. 치석이 붙은 치아나 치조골이 흡수된 턱뼈도 다수 발견되고 무덤 안에서 많은 일용품, 화장품도 발굴되고 있지만 구강내의 청소용품은 전혀 발굴되지 않았다.

고대 이집트인의 의료기술은 발전되고 있었던 것 같지만 "치과 질환의 원인·해명"까지는 도달되지 않았던 것 같다. 이렇게 원시나 고대기에는 큰 발전이 없다가 그리스 초기와 중세(5세기~12세기), 중세 후기의 서구(13세기~16세기)까지의 치과의료는 주술이나 약초, 민간요법이나 발치기록이 있으며, 르네상스(17세기~18세기)시대에 현미경의 발명으로 구강 내 세균의 존재도 판명되었다.

이어서 해부학적 지식의 발전, 외과학, 치과의학에 관한 문헌학의 발견에 의해, 치과의학은 눈부신 진보를 이루었고 동시에, 다양한 학설도 나타나게 되었다. 첫머리에서도 말한 것처럼, 인류는 아득한 예부터 치아의 아픔에 골치를 썩이고 아픔을 감내하기 위해서 시행착오를 반복해왔고 이것이 오늘의 치과의료로 연결되었다.

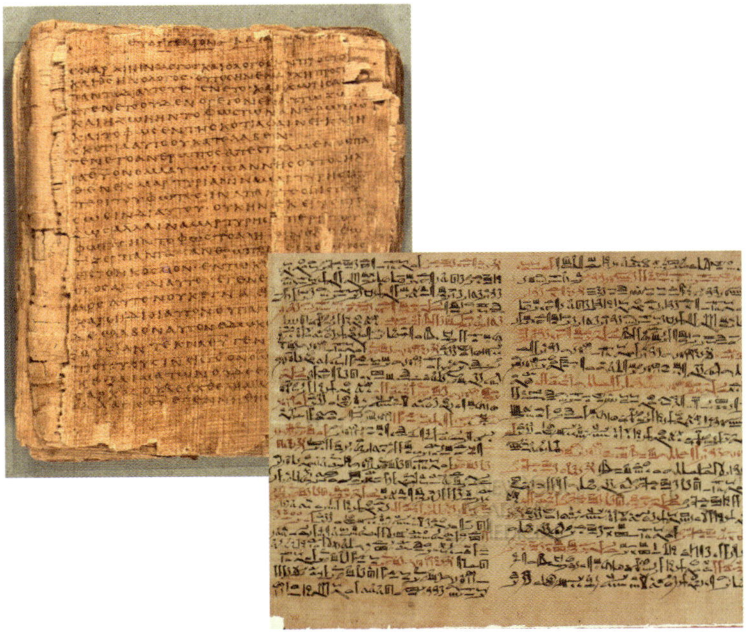

◆ 그림 3-1 파피루스(paphylus)

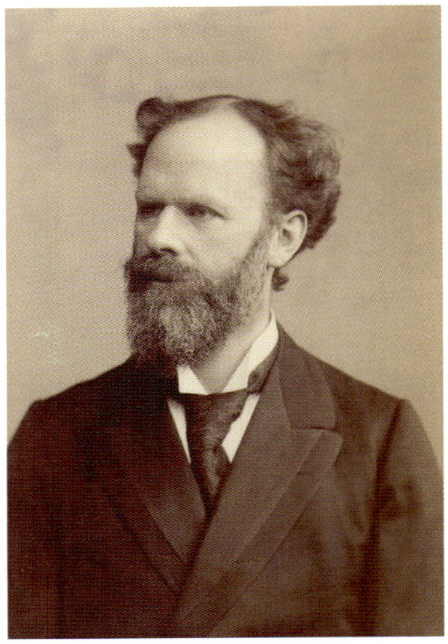

◆ 그림 3-2 W. D. Miler

따라서 오늘날 21세기에 목표로 하는 치과의료가 저절로 이루어진 것은 아닌 것이다. 18세기에 들어서, 치과보철학이 진보되고 개척기부터 19세기 미국에서 조지 워싱턴의 증례 보고나 구강 위생도 강조되고서야 겨우 치과위생사가 독립하기 시작했다.

1890년에는 미국의 세균학자 W. D. Miler의 연구에 의해 "구강 세균학"이 출판되었고 처음으로 우식이 산에 의한 용해론이라고 주창되면서 이후, 여러 가지 연구에 의해 브러싱만으로는 우식은 예방할 수 없다는 것도 판명되었다. 밀러의 발견은 치과학에 큰 진보를 가져와 현재 우식예방의 기반이 되었다고 말할 수 있다(그림 3-2).

그리고 같은 무렵 방사선학도 진보를 이루었는데 X선 촬영을 치과의학의 진단에 응용할 수 있는 것을 가능하게 한 것은 C. Edmund Kells이다(그림 3-3). 케르즈는 병 때문에 72세에 스스로 생명을 끊을 때까지 많은 실험을 반복해서 150편 이상의 논문과 수많은 강연을 하였다. 하지만 X선의 치과의학에의 응용은 어려운 케이스나 특별한 경우에 한정되어 있던 것 같다. 당시 미국에서도 유럽에서도 이 X선의 사용은 보급하지 않았다고 기록되고 있기 때문이다. 그러나 케르즈의 노력은 현대의 진단을 할 수 있는 기반이 되었다고 말할 수 있다.

19세기말에는 위대한 치과의 G. V. Black에 의해 현대의 치과의학의 과학적인 기반이 확립되었고 1890년에는 "치과 해부학" 1908년에는 "구강 치료학"이 출판되었다. 그는 79

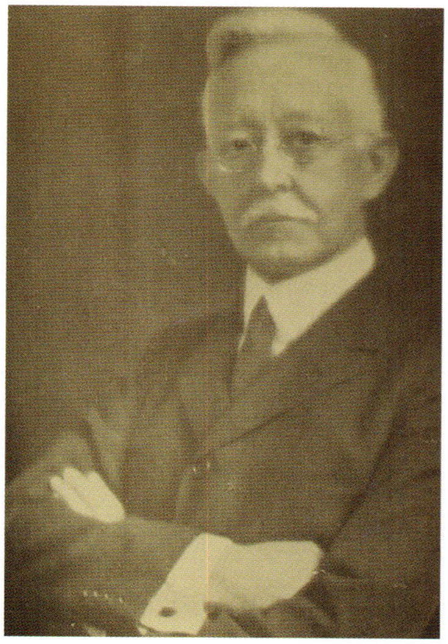

◆ 그림 3-3 C. Edmund Kells

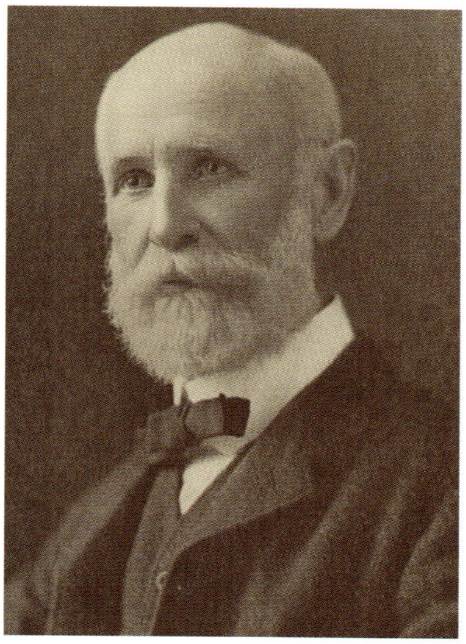

◆ 그림 3-4 G. V. Black

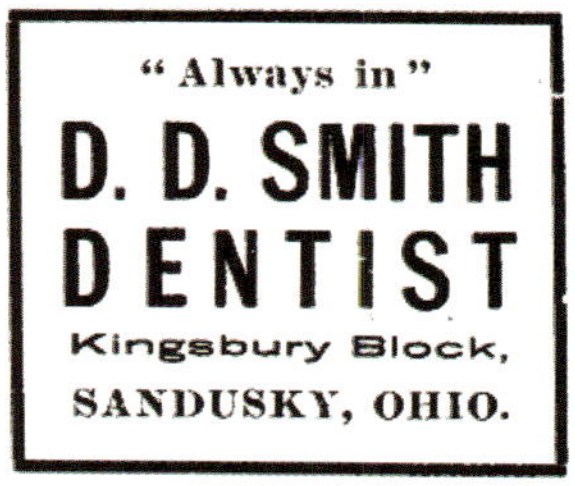

◆ 그림 3-5 D. D. Smith 로고

세에 사망할 때까지 치과의료에 생애를 바친 위인이다. 1896년 사망하기 19년 전에는 "제군의 시대에는 치료를 하는 것보다도, 아마 예방 의학의 시대가 올 것이다. 우식증의 원인학과 병리학을 충분히 연구했을 때에는 계통적인 약물의 사용 효용에 의해서 우식을 퇴치할 수 있게 되어 있을 것이다" 라고 학생들에게 주창했다(그림 3-4). 이것을 볼 때 시대를 앞서간 치과의료계의 위인임을 새삼 느끼게 한다.

또한 치과 위생사라면 D. D. Smith의 Oral prophylaxis의 주장을 잊어서는 안 된다. G. V. Black은 예방 확대에 대해 필요이상으로 치질을 깎으면 안 된다는 반대 의견을 기술했지만 D. D. Smith는 Oral prophylaxis에 대해서 또 다른 관점으로 해석하였다. 이 시대의 많은 치과의사들이 예방치과분야에 대한 흥미를 갖고 노력했다. 그 중 1894년 본격적인 예방치과사업을 시작한 사람은 필라델피아의 D. D. Smith였다. 그는 실제로 관리법을 환자들에게 보여주며 교육하였고 그의 가족과 환자들에게 최선을 다해 구강보건관리를 하도록 최선을 다하였다. 따라서 D. D. Smith를 Oral Prophylaxis의 아버지라고 불리우는데 모든 사람이 공감했다.

그리고 많은 사람들이 그를 따르기 시작했고 그는 oral prophylaxis를 가장 강력히 주장하고 올바른 식습관과 좋은 음식이 건강한 치아를 만들고 청결한 구강을 위해서 주위환경도 깨끗이 하여야 건강한 구강을 가질 수 있다는 중요성을 강조했다. 아울러 치아 침착물은 brushing을 해서 깨끗이 닦아내고 치약도 사용하도록 주장하였으며 또한

polishing시에도 orange wood stick 나 fine한 pumice를 사용하도록 했고 어머니들에게는 그들 자녀 특히 어린이들의 치아를 관리해주도록 교육했다.

하지만 무엇보다도 D. D. Smith는 prophylsxis에 가장 중점을 두었고 이것을 잘 하면 발치나 우식으로 인한 충전(filling)을 미리 막을 수 있다고 했다. 그는 oral prophylaxis에 있어서의 치료(porphylactic treatment)와 구강청결(cleaning the teeth)은 다르다고 구분하여 말하고 scaler를 사용하도록 추천했다. 연마제를 사용하여 치아를 활택시키고 수동 연마기로 치아를 마사지(자극)하도록 함으로써 잇몸과 치조골의 건강도 유지하도록 했다.

1900년까지 치과는 유럽과 미국에서 확립되어 교육도 활발히 행해지게 되었고 이것을 기점으로 치과 치료의 현장에 치과위생사가 탄생한 것은 치과 질환을 예방하기 위한 큰 진전이었다. 1899년에 D. D. Smith의 구강 예방 처치의 강의를 들은 Dr. Fones는 구강 예방 처치를 행하기 위한 조직적 운동을 일으켜 Dental Hygienist(치과위생사)를 탄생시켰던 것이다. 치과 의사들의 강한 반대에도 굽히지 않고, Dr. Fones는 자신의 차고에 치과 위생사 양성소를 열었던 것이다.

그 후, 제2차 세계대전 후, 미국과 유럽에서 최선의 치과의료를 제공할 수 있도록 하는 각각은 다르지만, 어떤 형태로든 치과의료구조개혁을 하고 있었는데 이미 한 곳의 치과진료소에서 1명의 치과의사에 의해서만 치료를 하는 것이 아니라 같은 건물 안에서 각 전문의가 치료를 나뉘어 실시를 했던 것이다. 의료비의 보증 형태도 나라에 따라 다르지만, 어느 나라의 안에도 획기적이고 적극적으로 예방 치과에 대한 의료비 보증을 확실히 한 것이다.

이후 20세기에 들어와 치과는 8개의 전문 분야가 생겼는데 그 중의 하나인 치주학(periodontology)은 치과 위생사에 있어서, 관련이 깊은 분야이다. 이렇게 구강위생의 역사를 보고 그 발달사를 공부하는데 있어서 "치과의학의 역사"의 내용은 우리에게도 매우 진지하고, 흥미로운 것이다.

선인들의 고생으로 초석이 만들어지고 이 초석위에 현재의 치과의료와 구강위생이 존재하고 있는 것이다. 그렇다면, 지금 우리들이 무엇을 해야 하는가 또한 한국의 구강위생이 어떻게 되지 않으면 안 되는가를 우리는 이러한 발달사를 보면서 우리의 역할과 미래를 유추해 나갈 수 있기 때문이다. 우리 치과위생사는, 치과 치료의 조력 중심이 아니고 치과 질환의 원인 제거, 치과질환의 예방에 열심히 하지 않으면 안 되는데 이러한 이유 때문에 치과위생사가 탄생된 것이기 때문이다.

2. 구강위생(보건)학이란?

구강위생학이란 치아와 구강과 관계되는 질병과 이상을 예방하며 정상 발육을 도모하고, 전신의 건강 유지와 증진에 공헌하는 것을 목적으로 하는 학문이다.

치아와 구강은 신체의 일부에 지나지 않지만, 소화기관의 입구인 동시에 호흡기관의 일부분이기 때문에 전신의 건강과 매우 밀접한 관계에 있다. 어린 시절 치과의원을 방문했을 때부터 우리는 잇솔질과 Flossing이 얼마나 중요한지 알게 되었고 우리의 입과 치아를 깨끗하게 하는 것이 건강에 중요하다는 것을 알았다.

구강위생학은 일반적으로 개인 구강 위생학과 지역사회 구강 위생학으로 나눌 수 있다. 개인 구강위생학은 개인 및 그 가족의 구강에 대한 질병의 예방과 건강을 유지, 증진 시킬 수 있는 방법을 연구하는 학문으로 지역사회 구강 위생학은 집단과 사회를 대상으로 하는 학문이다.

구강위생의 역사는 고대 이집트 시대까지 거슬러 올라가는데 고대 이집트에서도 벌써 칫솔과 치약이 있던 것으로 보여진다. 그러나 오늘과 같이 구강위생학으로서 자리를 굳히기 시작한 것은 제2차 세계대전 후부터의 일이다.

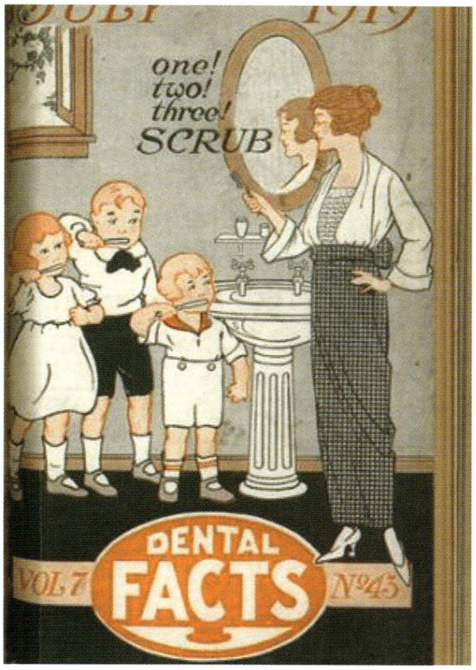

◆ 그림 3-6 구강위생에 관한 포스터(1919)

3. 역사 속에 나타난 구강위생용품

(1) 이쑤시개

1) 서양의 이쑤시개

고대는 치아 사이에 낀 식편이나 찌꺼기 등을 제거하는데 작은 나뭇가지나 목편을 사용했다. 16세기가 되어서 비로서 서양이나 중국에서 금속제의 이쑤시개가 만들어져 사용되었는데 귀족들은 이쑤시개의 손잡이를 은의 둥근 통모양의 케이스에 넣어 가지고 다녔으며 일회용 나무 이쑤시개와 달라 금속제의 이쑤시개는 몇 번이나 반복해서 사용할 수 있고 목걸이에 붙이고 다니기도 했다. 18세기 무렵 서양에서는 금속제의 이쑤시개를 식탁에 테이블 세트로 나이프, 포크와 함께 늘어놓을 수 있도록 하기도 했다.

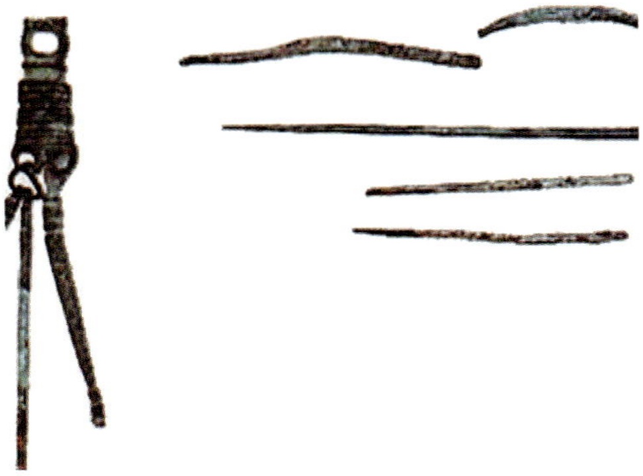

◆ 그림 3-7 청동제 이쑤시개

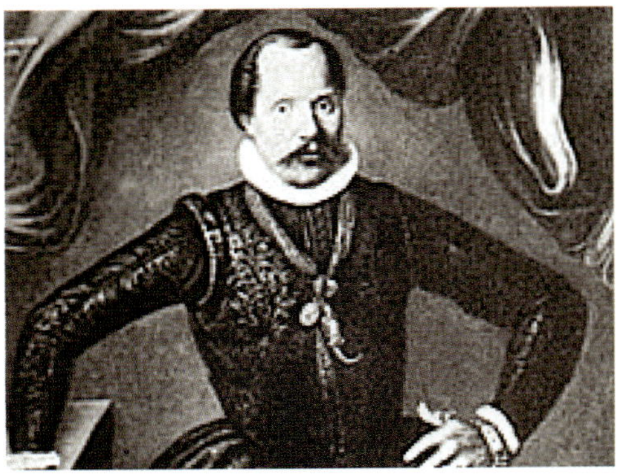

◆ 그림 3-8 이쑤시개 목걸이 착용모습

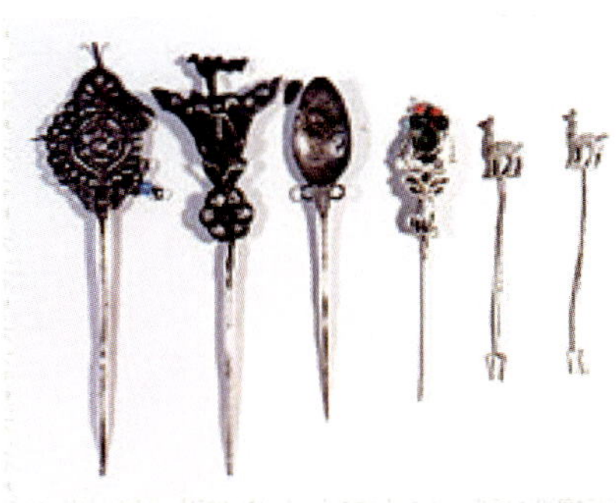

◆ 그림 3-9 화려한 장식의 청동제 이쑤시개

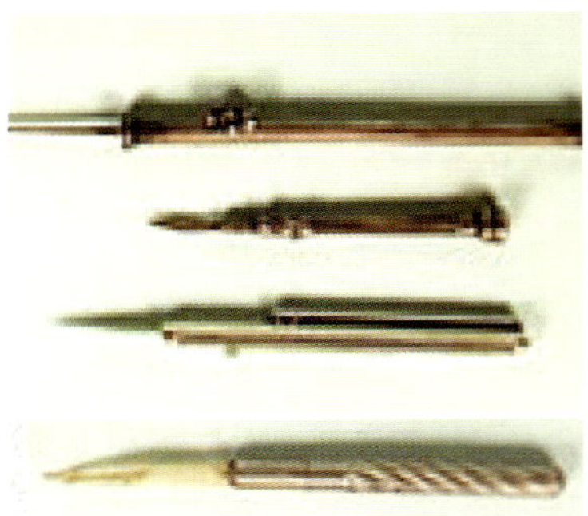

◆ 그림 3-10 금속제의 이쑤시개

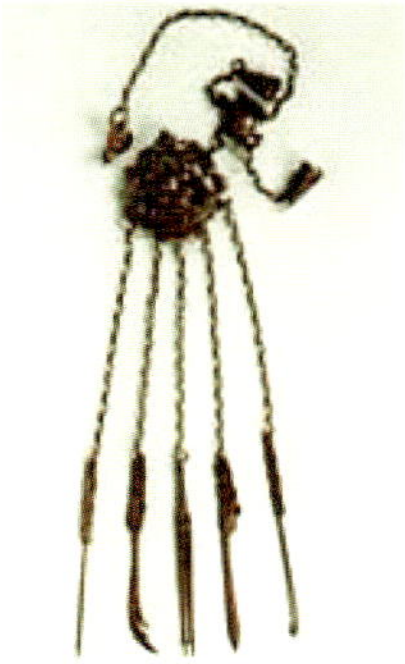

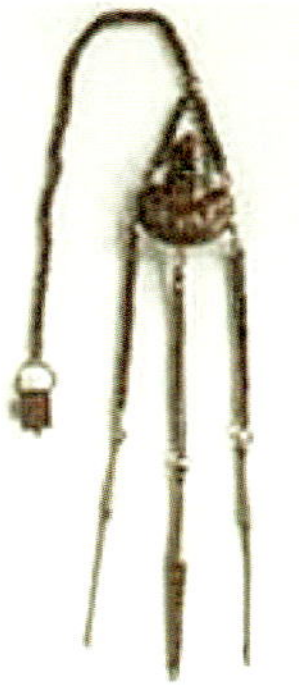

◆ 그림 3-11 이쑤시개가 붙은 목걸이(중국)

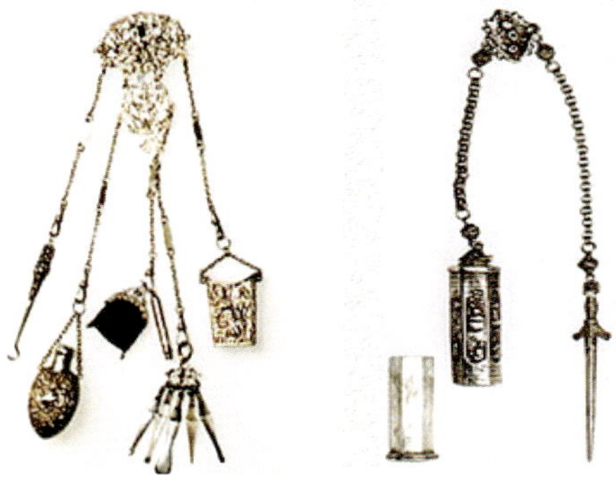

◆ 그림 3-12 금속제 이쑤시개와 이쑤시개통(영국)

2) 동양의 이쑤시개

이를 닦는 습관은 인도에서 최초로 시작되었다. 석가(기원전 500년경)는 제자들에게 아침에 일어나서 이를 닦으려면, 보리수의 작은 가지(치목)를 이용하여 치아를 청결하게 하도록 가르치고 불전으로 독경하기 전에도 손을 씻어, 위생을 청결하게 하는 것을 지도했다.

당의 승려 조우(서유기의 주인공 삼장법사)는 인도에서 수행을 하고 중국에 돌아가 치목을 사용하여 이를 청소하는 습관을 전했다. 중국에서는 주로 버드나무의 작은 가지를 사용했기 때문에 「이쑤시개」라고 불리게 되었다.

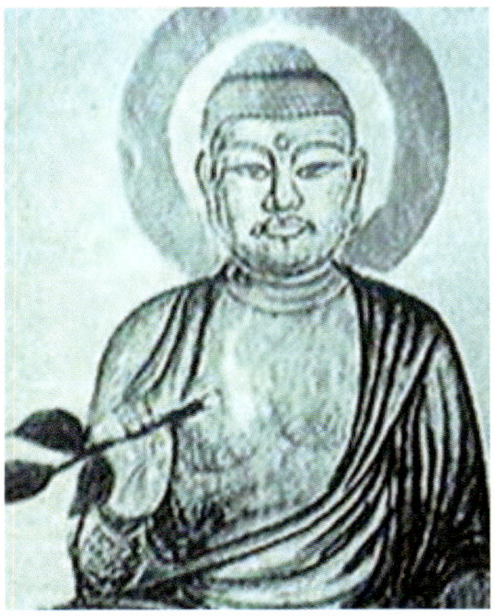

◆ 그림 3-13 석가의 보리수 작은 가지 이쑤시개

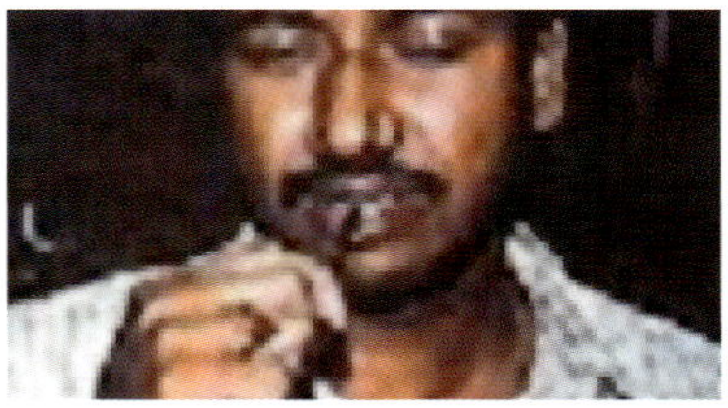

◆ 그림 3-14 인도, 아프리카의 이 닦기용 작은 가지

지금도 인도에서는 작은 이쑤시개의 대용으로 작은 나뭇가지를 파는 행상인도 발견할 수 있고, 아프리카, 남아메리카 등에서는 나뭇 조각을 씹어 이를 닦고 있는 사람도 있다. 이러한 작은 가지가 바로 원시적인 칫솔의 원조이다.

1818년, 파리에서 발행된 치과의 책에는 칫솔이 나오는데 그러나 이 시기의 많은 서민은 칫솔이 너무 비싸기 때문에 나뭇가지, 옷감, 스펀지 등을 사용해 치아의 표면을 닦고 있었다.

(2) 칫솔

수 천년 전부터 인간은 이를 닦고 있었다. 풍미가 좋은 수목의 작은 가지를 이쑤시개로 해서 입에 물어 입에 좋은 향기를 남기는 것이 칫솔의 근본이었던 것 같다. 이쑤시개는 어쩌면 당연한 습관이었고 이 이쑤시개가 디자인화되고 장식품으로서 사용되고 있던 시대도 있었다. 칫솔은 여러 가지 형태로 여러 나라의 문헌에 등장하고 있는데 칫솔의 진화는 바빌로니아 사람에 의해 사용되면서 "chewing sticks"에 그 기원이 있는 것으로 해석된다.

이는 치목으로서의 섬유질이 많은 나무의 봉을 15cm 정도 잘라 그 끝은 섬유질처럼 풀어서 브러쉬의 역할을 시켰다. 물론 이것을 엄격한 의미로 '칫솔'이라고 불렀는지는 의문이지만 지역에 따라 치목, 작은 가지 브러쉬 등으로 불리는 섬유질이 많은 나무의 봉은 오랫동안 많은 사람들에 의해서 칫솔 대신 사용되었었다. 특히 고대 중국이나 인도에서는 이 치목을 사용해서 잇몸에 적당한 자극을 주고 마사지를 하고 있었던 것으로 추측된다.

1498년 중국의 황제가 세계 최초의 칫솔을 사용하기 시작했는데 이 칫솔은 뼈에 돼지의 단단한 털을 심은 것이었다. 이는 매우 효과적인 방법으로 사용되었는데 현대에도 칫솔의 가장 중요한 역할중의 하나가 잇몸조직에 자극을 주는 것이기 때문이다. 이는 여행자에 의해 유럽에 전파되었는데 이 칫솔은 대나무 또는 뼈 손잡이에 시베리아의 멧돼지의 털을 고정시켜 만들어졌다.

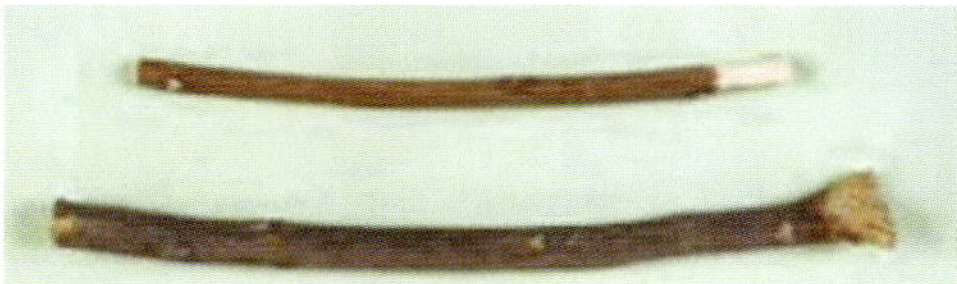

◆ 그림 3-15 작은가지의 이쑤시개와 칫솔

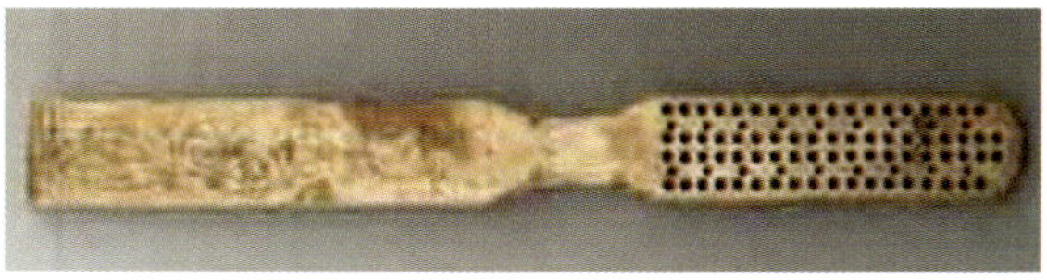

◆ 그림 3-16 뼈에 돼지털을 심은 칫솔

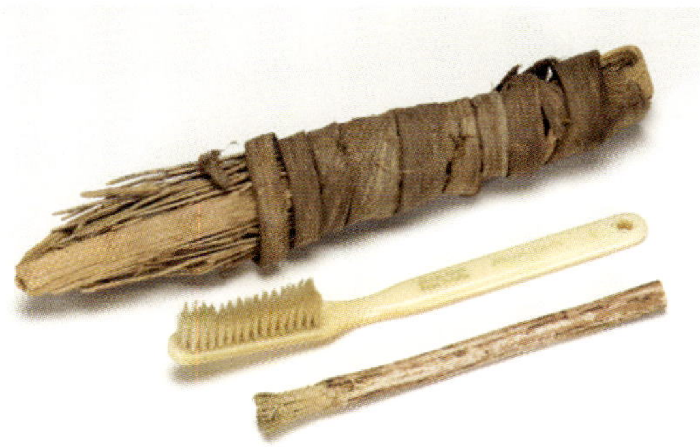

◆ 그림 3-17 예전의 칫솔 유형

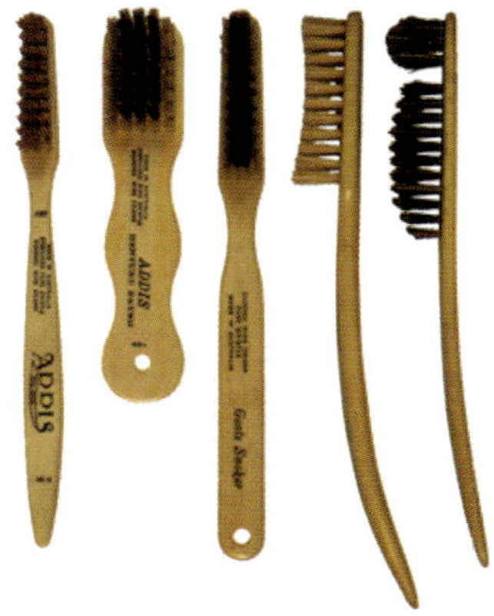

◆ 그림 3-18 상아손잡이로 된 칫솔유형

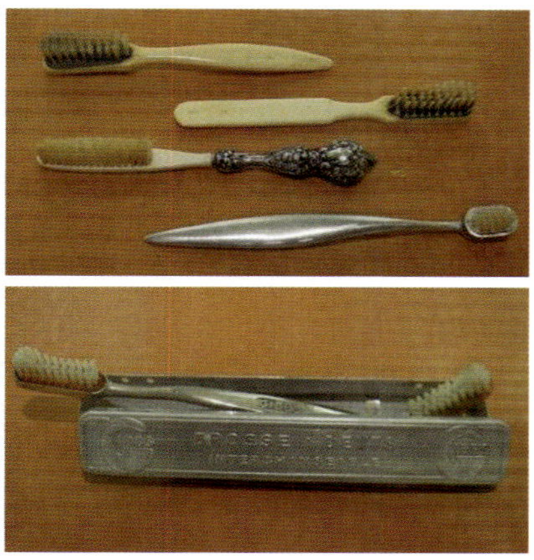

◆ 그림 3-19 여행용케이스와 은제 칫솔

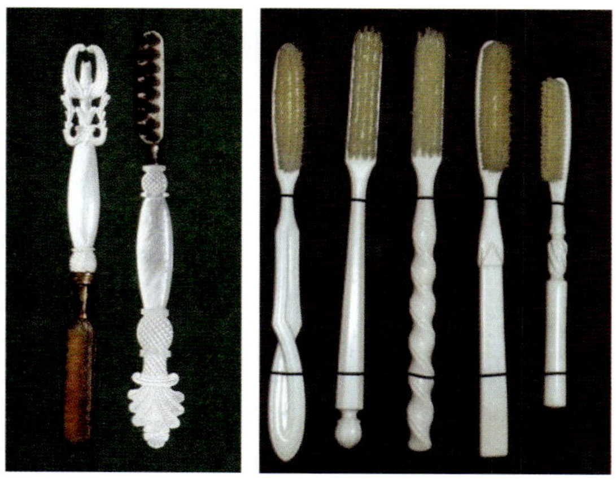

◆ 그림 3-20 상아로 만든 칫솔들

그러나 그 멧돼지털이 너무 딱딱하다는 것을 발견하고 서양의 극히 소수의 사람들에게 선호되었던 말의 털을 손질해서 사용했는데 이는 멧돼지의 털보다 부드러웠다. 이 동물들의 털은 나일론이 발명될 때까지 긴 시간동안 사용되었다.

하지만 우리가 쓰고 있는 칫솔 모양을 갖춘데는 18세기 후반 영국인 William Addis라고 하는 인물에 의해서 만들어진 것으로 1770년대에 들어오면 William Addis씨가 기후가 추운 시베리아나 중국 북부로부터 멧돼지의 엉성한 털을 수입하는 것을 생각해서 1780년에 회사를 설립하여 고품질의 칫솔을 대량생산했고 Addis, 이후, 그의 2세는 손잡이를 소의 뼈에 조각하거나 금이나 은에 구멍을 내어서 얇은 철사에 의해 고정시킨 멋진 칫솔을 제작했다.

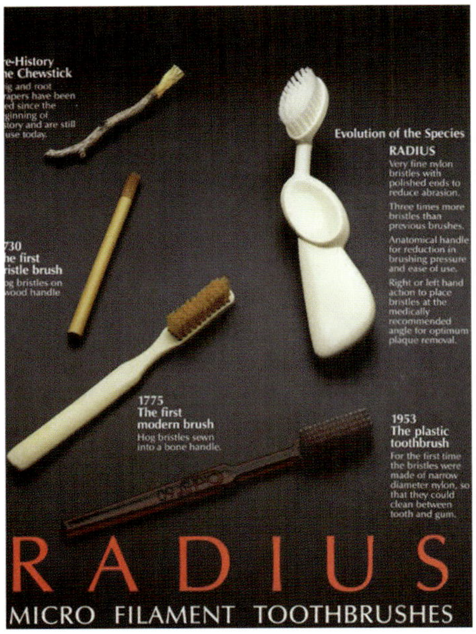

◆ 그림 3-21 칫솔의 발전형태

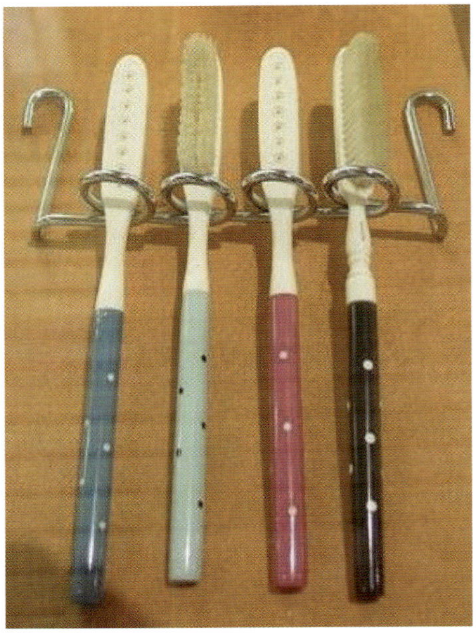

◆ 그림 3-22 1950년대의 칫솔

Addis Housewares사(은)는 지금도 칫솔을 사업의 하나로 하고 있다. 시장이 커지게 되면서 발명이 발명을 낳게 되었고 1844년 칫솔의 특허를 얻는 첫번째 미국인 Meyer Rhein씨는 표면이 깔쭉깔쭉하게 되도록(듯이) 심은 털의 묶음을 3열에 늘어놓은 칫솔을 고안해 특허를 취득했다.

이후 1857년의 Wadsworth는 1885경 미국에서 칫솔을 대량 생산하기 시작했고, 1937년에 미국의 듀폰 실험실에서 나일론이 Wallace H에 의해 발명되므로서 이 새로운 물질은 현대 칫솔을 획기적으로 발전시켰다.

또한 첫번째 전동 칫솔은 1939년에 생산되었고 스위스에서 개발되었는데 전기 칫솔은 Squibb에 의해 1960년에 미국시장에 내놓게 되었다. 브러시는 Broxodent라고 불렸고 General Electric사는 1961년에 재충전할 수 있는 코드리스(Codeless) 칫솔을 소개했다. 가정에서 사용하는 회전식 전동치솔은 1987년에 소개되었다. 이후 끊임없는 발전과 개발을 통해 칫솔의 유형과 칫솔의 종류는 거의 끝이 없다. 이럼에도 불구하고, 일부 아프리카와 미국인의 소수는 아직도 나무 가지를 사용한다(그림 3-24).

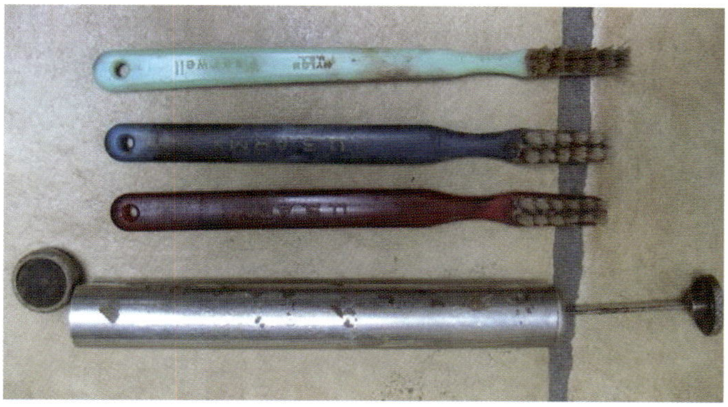

◆ 그림 3-23 초기의 나일론 칫솔과 칫솔통

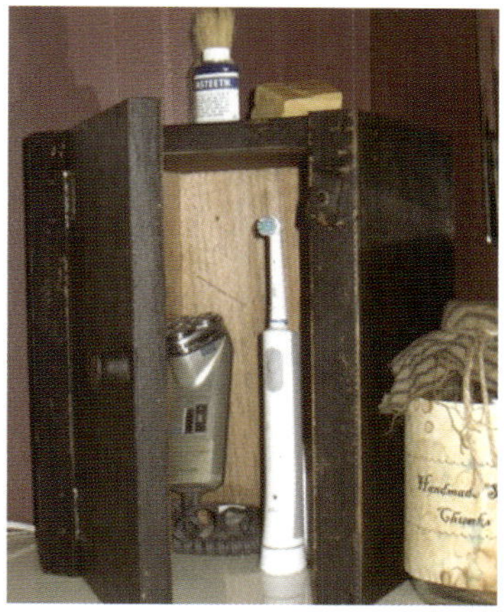

◆ 그림 3-24 초기의 전동칫솔

From : L ' origine merveilleuse des choses de tous les jours, Charles Panati, Editions F1RST, 1989.Le livre mondial des 발명,

(3) 치약(Toothpaste)

치약의 발달은 중국과 인도에서 오래 전에 시작되었다. 치약의 첫 번째 시도는 부서진 뼈, 부서진 달걀이나 굴껍질과 같은 것들을 섞어서 연마재로 사용하였는데 이것은 치아사이에 낀 부착물들을 깨끗하게 하기 위해 사용되었다. 여성에게 있어서 이빨이 흰 것은 아름다움의 하나이며 자랑이기도 했다. 이빨을 닦는 가루는 치통이나 잇몸의 염증을 치료하거나 하는 목적으로 만들어졌지만, 후에 구취나 충치 예방의 목적으로 사용되게 되었다.

근세 치과의학의 선조라고 불리는 Pierre Fauchard는 양치질 약에는 레몬이나 석류나무에 말린 가죽, 양귀비, 포도주, 향료 등을 더해 이것을 손가락이나 해면으로 치아나 잇몸에 비비어 양치질을 하면 치아건강을 확실히 하는 효과가 있다고 쓰고 있다. 그때까지는 충치는 「치아 벌레에 의한 병」이라고 여겨지고 있었지만 포샤르는 그것을 부정했다. 식사 후에 양치질을 통해 치아에 붙은 찌꺼기를 씻어 낼 수 있고 이때 물에 양치약을 넣으면 살균 효과를 얻을 수 있어 치은염이나 구내염의 개선에도 영향을 미친다고 했다.

17세기 후반에는 치아를 닦는 처방으로 진주, 산호 가루, 붉은 장미 등을 넣었고, 18세기의 유럽의 치아 닦는 가루는 구워 가늘게 분쇄한 뼛가루나 박하에 흰색 와인, 향료 등을 넣어 이용하기도 했다. 또한 잇몸의 출혈을 막기 위해서 명반이나 탄닌 등을 넣기도 했다. 도자기로 유명한 웨지 우드의 회사명이 붙어 있는 도자기로 만든 가루치약의 뚜껑에는, 여성의 얼굴 사진이 붙은 왕실 납품용 물건도 있었다(그림3-28).

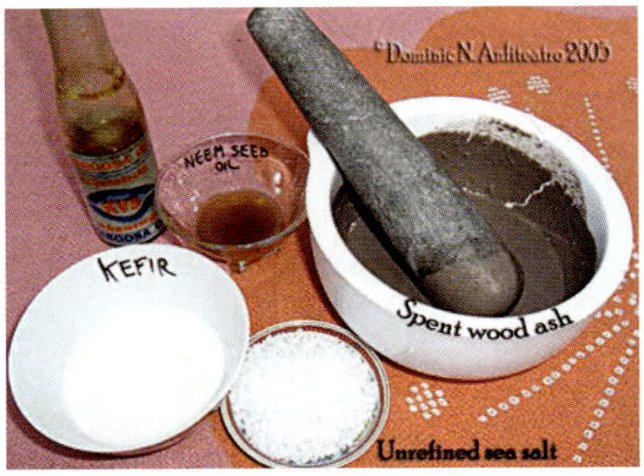

◆ 그림 3-25 18~19세기 가루 치약제조

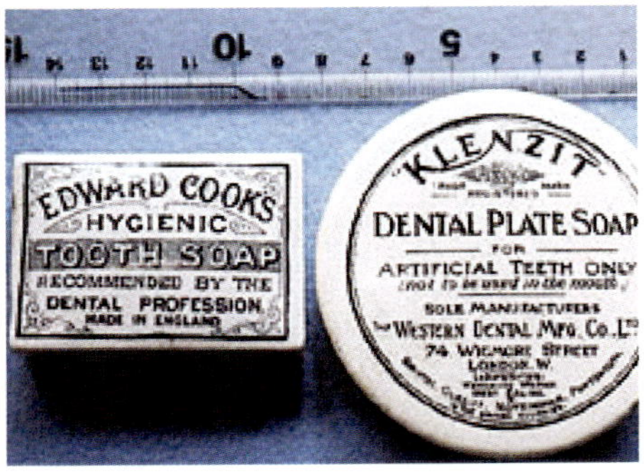

◆ 그림 3-26 18~19세기 가루치약

현대 치약은 1800년대에 개발되었다. Peabody라고 불리는 치과의사는 1824년에 비누를 치약에 처음으로 추가하였고, chalk(분필가루와 같은 연마제)는 1850년대에 John Harris에 의해 치약에 추가되었으며 이후 붕산, 혹은 이와 비슷한 거품제, 비누, 그리고 글리세린 같은 감미료 등이 들어갔다(그림 3-25, 26).

1873년에는 콜게이트사에서 멋진 향이 나는 치약을 대량 생산하였고 1892년 코네티컷주의 워싱턴 셰필드 (Dr. Washington Sheffield)는 치약을 튜브에 처음 넣어 Sheffield's Toothpaste 불렸다(그림 3-27). 한편 유럽에서는 1802년 이탈리아 치과의사에 의해 치아우식증 예방재료인 불소가 발견되면서 미국의 과학자들은 불소에 과다 노출되게 되면 갈색반점이 나타나는 이른바 반상치라고 하는 치아가 생기지만 치아우식증은 전혀 생기지 않는다는 사실도 발견했다.

이후 최근까지 치약은 많은 발전이 있었고 근래에는 아주 많은 종류가 다양하게 판매되고 있으며 대부분의 치약들은 치아우식증 예방이나 치태를 없애주는 것으로 구강청결을 주목적으로 하고 있지만 이외에도 시린이, 치주염, 치은염의 예방이나 미백효과를 가진 기능성 치약들이 나오고 있다.

이런 치약의 효율 위의 쟁점이 되는 것은 치약의 안전성이 담보가 되어야 한다는 것이다. 치약의 주성분 중에 연마제의 함유로 인해 너무 오래 너무 많이 사용하게 되면 치아를 마모시킬 수 있는 단점이 있으므로 치약에 의존하기보다는 올바른 잇솔질 방법이 보다 중요한 것으로 생각되어진다.

우리나라에서는 정확히 알 수 없는 원시적 처방으로 만들어 사용하였을 것으로 추정되며 고운모래나 소금을 이용하거나 혹은 재와 소금을 섞어 손가락에 묻혀 치아에 문질러 닦기도 했다. 특히 삼면이 바다로 소금을 쉽게 구할 수 있었으므로 곱게 빻아서 세수할 때 함께 사용했던 것으로 추정된다.

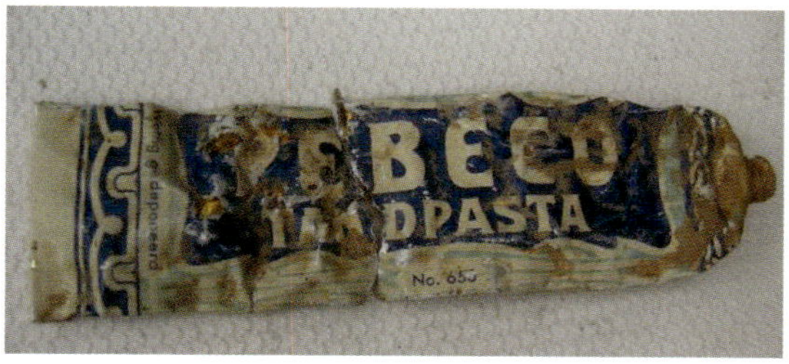

◆ 그림 3-27 초기의 튜브용 치약으로 추정

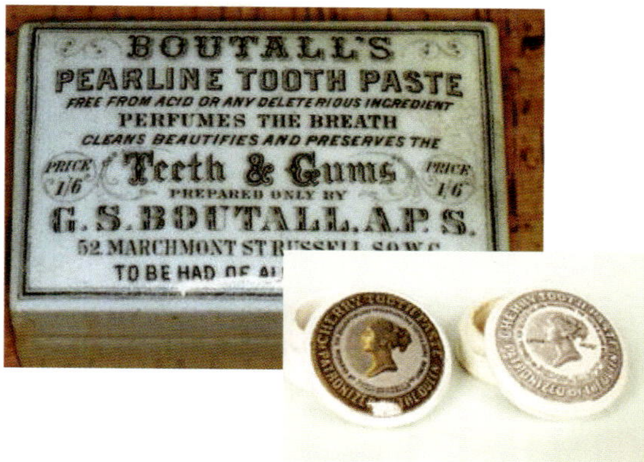

◆ 그림 3-28 가루치약통과 왕실용케이스

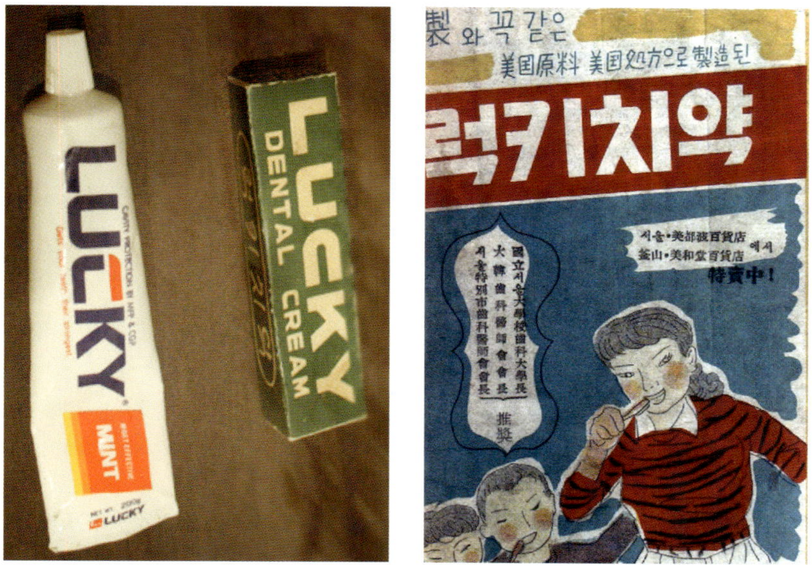

◆ 그림 3-29 1950년대 국내 최초의 튜브용 연고상 치약과 광고

이후 19세기 후반에 다른 나라에서 치분(齒紛)가루가 등장하면서 치약을 사용하게 되었다. 그후 1900년부터 일본 라이온사의 치분치약이 본격적으로 판매되기 시작하였고 1930년 럭키주식회사에서 "NO. 1"이라는 제품명의 가루치분이 생산 판매되기 시작하다가 1954년 국내 최초로 튜브 안에 있는 연고상 치약이 생산되었다(그림 3-29).

(4) 혀 청소기(Tongue Cleaner)

인도에서는 작은 가지로 이를 닦은 다음 예리한 부분으로 혀의 표면을 비비고, 혀의 표면에 붙은 세균이나 더러움을 닦는 습관이 있었다. 나무를 얇게 깎은 판이나, 은, 황동의 판을 양손으로 들고, 혀의 표면을 긁어내듯이 비볐다.

혀를 닦는 습관은 나뭇가지로 이빨을 닦는 습관과 함께 중국을 거쳐 일본과 한국에도 전해졌다. 유럽에서는 황동이나 금, 은 등 금속제, 상아 등의손잡이가 붙은 혀닦기 용구로 이 닦은 후 양치와 함께 구강 청소법의 하나로 사용되었다.

최근에도 혀 닦이를 이용해서 혀의 표면에 붙은 설태(세균)를 없애는 것이 권유되고 있다.

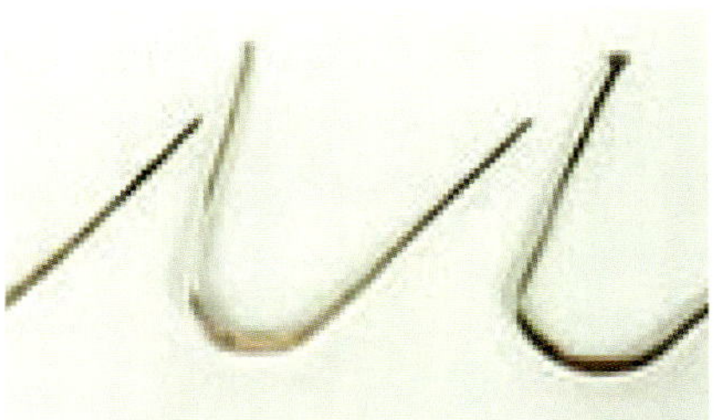

◆ 그림 3-30 혀 청소기 (중국 청시대)

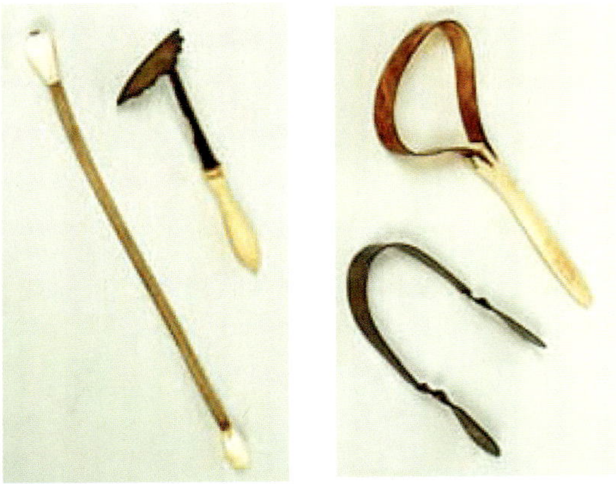

◆ 그림 3-31 청소기(18~19세기, 영국)

(5) 치석제거기(Scaler)

입속을 상쾌하게 하기 위해서 치아의 설면이나 치간 사이에 부착된 치석을 기구를 이용해서 제거하여 청결하게 하는 것은 고대보다 행해지고 있었다. 고대 로마인은 치석이나 치아의 사이에 막힌 것을 제거하기 위해서 금속제의 이쑤시개를 사용하고 있었다. 그리고 고대부터 이용되고 있던 오늘날의 예리한 치석 제거기같은 도구를 이용해서 치석을 제거했다.

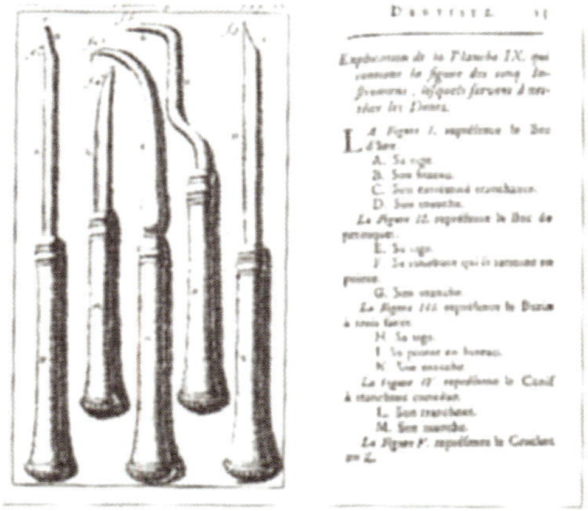

◆ 그림 3-32 "치과외과의" 중 5종류의 scaler와 사용법(Pierre Fauchard)

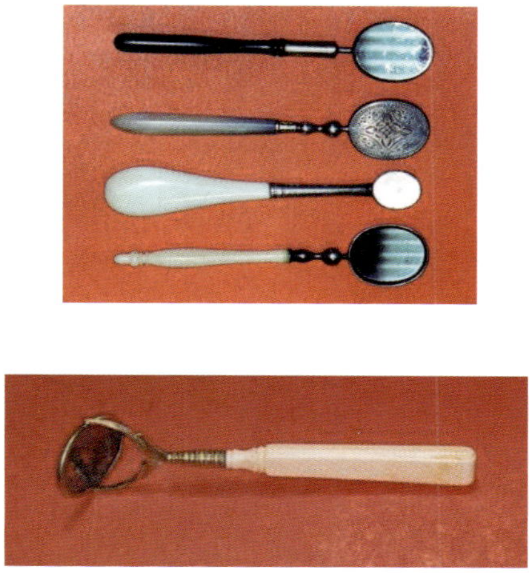

◆ 그림 3-33 19세기 상아손잡이의 치과용 거울

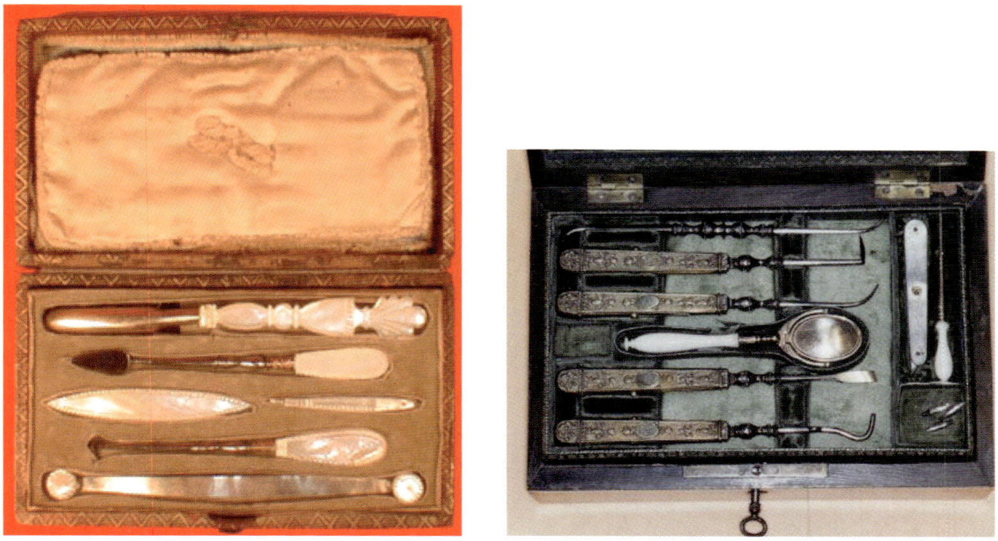

◆ 그림 3-34 상아손잡이의 휴대용 치과기구세트 및 치석제거기 세트

치아에 부착된 치석을 제거하는 치석 제거기(스켈러)의 칼날은 강철 제품 등의 딱딱한 재질로 만들어져 잘 끊어지지 않고 치석을 깎을 수 있는 것으로 만들어졌으며, 왕실에서 사용한 치석 제거기는 금제의 기구가 사용되고 있었고 휴대용도 있었다. 휴대용의 치석 제거기는 5~6개가 세트가 되어 있고, 모양은 나사로 작업단만 바꿀 수 있게 되어있다(그림 3-32, 33, 34).

Pierre Fauchard는 치석을 제거하는 기구로 금속의 첨단의 모양으로 오늘날의 스켈러의 유형과 유사한 5가지 타입으로 설명하고 있으며, 이러한 치석 제거기는, 사용한 후, 숫돌 등에 갈아 예리하게 해야하고, 녹슬지 않게 잘 닦아야 하므로 올리브유를 묻혀 보존했다고 한다. 이렇게 Pierre Fauchard의 「치과 외과의」(1728년)이라고 하는 책에 18세기에 강철 제품의 치석 제거기와 그 사용법으로 대해서 자세히 쓰고 있다.

또한 치석을 제거하는 것은 잇몸의 부종을 막고 치아의 동요도 예방할 수 있다고 생각해서 이 방법이 꼭 필요하다고 말하고 있다. 18세기에 들어서 이 치석 제거기는 일반적으로 널리 이용되게 되었으며 서양에서의 치석제거는 치과의사 뿐만이 아니라, 이발사도 행하고 있었다.

Part 03

치과위생사 교육

치과위생사는 명확한 의무와 업무를 수행할 능력을 가져야 한다. 현장에서 이러한 업무를 확실하게 수행하기 위해서 교육이 매우 중요하다. 따라서 이장에서는 치과위생의 교육의 목적과 목표는 물론 교육프로그램의 내용과 교육방법을 설명하여 치과위생교육을 수행하는 학생들의 학습효과를 높이고 그들이 교육을 받는 동안 큰 틀의 학습구도를 그릴 수 있도록 하는 내용과 치과위생사에게 부여하는 면허제도에 대해서 살펴보았다.

Chapter 01
치위생 교육의 방향(사명)

Part 03

치과위생교육은 관련지식과 관련실무의 두 가지 방향이 있다. 치과위생교육자는 치과위생에 관한 지식을 생성시키고 발전시킬 수 있도록 해야 한다는 것과 동시에 유능한 치위생실무자를 양성해야한다는 측면이다. 이 목표를 달성하는 최선책이 무엇인지에 대하여는 치위생교육과정과 운영프로그램이 상이한 부분이 많이 있지만 이 부분에서 우리가 서로 공유하고 제기할 수 있는 논쟁거리는 치과위생사 입문수준(Entry level)에서 그 해답을 찾을 수 있을 것이다.

미국치과위생사협회(ADHA)에서는 치과위생사로 입문하기 위해서 최소한 가져야 할 조건들에 대해서 발표하였다. 아직 한국치과위생사협회(KDHA)에서 제시된 입문수준은 없으나 건강에 대한 관심과 노인인구의 증가에 따라 구강건강관리도 점점 복잡해지고 전문화되어져 현재 업무를 수행하고 있는 치과위생사들에게나 예비치과위생사들에게도 지금보다는 좀 더 높은 수준의 지식과 기술이 요구되고 있는 것도 사실이다.

아직까지는 치과위생사의 공급부족현상이 이어지고 있으나 2000년도 이후 15여 년 동안 치위생(학)과 개설대학 수와 학생 수가 급속하게 증가함에 따라 치과위생사의 채용기준이 질적 수준에 따라 달라질 수 있다는 것도 우리는 간과하지 말아야 할 것이다.

이렇듯 현재 치과위생사의 양성수준은 양적으로는 긍정적이나 이에 맞는 교육수준을 갖고 있는냐에 대해서는 아직 좀 더 노력과 분발이 필요한 것으로 사료된다. 특히 운영되는 교육프로그램의 표준화가 되어있지 않아 대학, 교수, 학생들의 수준차이가 심화되고 이에 따른 치과위생사의 질적 수준의 차이도 크게 나고 있어 이에 따른 대책이 필요한 시점이다.

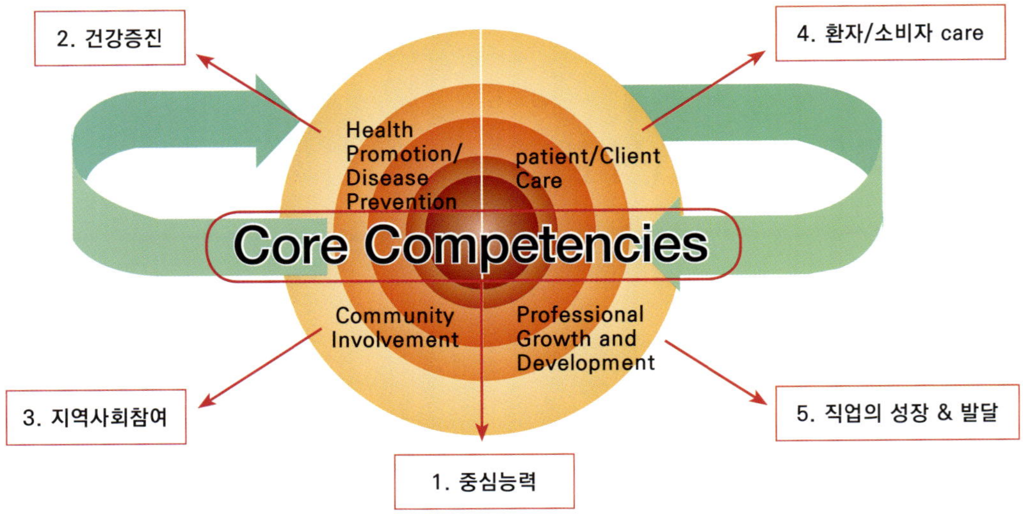

◆ 그림1-1 Dental Hygiene 직업 입문을 위한 5가지 능력

Competencies for Entry into the Profession of Dental Hygiene
(As approved by the 2003 House of Delegates)

1. 치과위생 교육의 목적

치과위생사란 명확한 의무와 행해야 할 업무가 있다. 따라서 치과위생사의 교육은 그 업무를 하는데 충분한 능력을 가질 수 있도록 교육해야 한다. 물론 일반적인 교양을 높이거나 문화적인 생활을 영위할 수 있도록 하는 교육도 중요하지만 본질적으로는 치과위생사라는 직업에 충실할 수 있도록 교육하지 않으면 안된다.

치과위생사의 전문역량을 키우는 것이 치과위생사의 교육 목적이다. 이를 위해서 치과위생사에게 요구되어지는 일들이 어떠한 것이 있는가를 확실히 교육시키지 않으면 안 된다. 아울러 자신들이 갖고 있는 사회인 치과위생사로서의 자기상도 그릴 수 있어야 한다. 하지만 교육의 목적과 목표는 주요 활동현장인 치과임상현장이나 공중구강보건활동현장, 그리고 기타 업무가 행해지는 활동현장의 필요요구에 따라서도 변화할 수 있다. 즉 현장의 필요주문에 의해 치과위생사의 업무도 변화할 필요가 있고 이에 따른 교육의 변화도 필요한 것이다.

아직 이러한 사회적 요구에 만족할 만한 수준은 아니라 하더라도 치과위생사 교육이 변화가 되고 있는 것만은 사실이다. 최근 이러한 사회적인 요구를 배경으로 치과위생사의 교육목적은 그 어느 때 보다도 변화의 폭이 커지고 있으며, 현 시점은 치과위생교육의 내용에도 큰 변화를 가져오고 있는 과정에 있다고 볼 수 있다.

최근 치과의료 현장이나 공중구강보건활동현장 등에서 직업 환경에 맞는 치과위생사가 요구되어지고 있으며, 이러한 전문적인 업무수행은 치과위생사의 교육의 질적 향상은 물론 치과위생사의 사회적 위치나 직업 만족도를 높이는 기본이 된다.

미국 치과위생사교육프로그램 속에서의 교육목적과 우리나라 대학들이 설정한 교육목적을 정리해보면 대체적으로 다음과 같다.

치과위생사라는 직업에 **충실한 교육**(의무, 업무) 즉 **'치과위생사의 전문역량을 키우는 교육'**

→ 전문적인 업무수행(교육의 질적 향상) ↔ 사회적 위치, 직업만족도 ↑

2. 교육 목표

치과위생사를 필요로 하는 활동현장에서 필요한 전문적인 지식과 기술을 가진 유능한 직업인을 양성하고자하는 하는 것이 바로 치과위생사의 교육목적이며, 이러한 직업적인 교육목적으로 설정된 치과위생사의 교육목표를 정리해보면 다음과 같다.

1) 치과위생사의 업무를 충분히 수행할 수 있도록 지식, 기능과 그 업무수행에 대응하는 태도를 부여한다.
2) 업무를 수행하는 치과위생활동(치과임상, 공중구강보건활동)에 대한 이해를 돕기 위해 치과의학, 치과위생학 및 치과의술에 대한 전반적인 개요를 습득시킨다.
3) 치과예방처치, 구강보건지도, 치과진료보조 에 대해서는 지식과 기능에 있어 충분히 발휘할 수 있도록 완전한 습득이 되도록 지도한다.
4) 사람과 접하여 하는 업무이므로 안전을 확보할 수 있는 인간의 건강에 대한 이해와 변화에 대처할 수 있도록 하는 태도를 기른다.
5) 공중구강보건활동에 필요한 기초적인 지식, 기능, 태도를 기른다.

지식 + 기술 ⇒ 실제로 정확한 행위를 할 수 있는 것이 중요

실제 치과위생사가 그 직업을 충분히 나타내는데 필요한 지식과 기술을 갖춰야 하는 것은 당연하고 이와 동시에 그 이상으로 그 지식을 기초로 해서 실제로 그것을 행하는 기능을 가져야만 한다. 따라서 알고는 있지만 손에 익지 않아 수행이 어렵다면 교육의 목표는 달성했다고 볼 수 없다. 그러한 의미에서 치과위생사교육에서 기술, 특히 손기술에 관한 훈련은 큰 의미를 가지고 있다. 따라서 교육 중에 손기술의 훈련에 많은 힘이 실리게 되므로 배우는 학생은 이러한 특징을 잘 알고 습득하는 데 노력을 기울이지 않으면 안 된다.

3. 교육 내용

교육의 내용은 이러한 지식과 기능 외에도 치과임상현장과 공중구강보건활동의 현장에서 실제로 그것을 잘해나가기 위한 치과위생사의 태도도 만들어지지 않으면 안 된다. 치과의학과 치과위생학의 각 분야에 있어서의 개요의 지식은 소양으로서 몸에 익히는 것이 중요한데 이것은 결코 제각기의 영역에 있어서 길고 전문적인 것을 얻기 위한 목표는 아니고 각기 가능한 이해를 겨냥하고 있다. 이것은 치과위생사에 있어서는 교양으로 몸에 익히는 것이다. 막연한 일반적인 교양과는 다른 전문적인 교양이라는 의미이다. 이런 것들은 단순히 알고 있는 정도가 아닌 실제로 행하지 않으면 아무런 의미가 없으며 이를 위해서 이와 관련된 지식과 기능을 자기 것으로 만들어야 한다.

교육을 행하는 교육기관도 단지 강의와 시설만으로 지도하게 되면 실제로 일을 하는데 충분한 지식과 기능을 숙련시킬 수 없다. 특히 기술적인 것은 단순히 강의로서 듣거나 시설로 보는 것이 아니라 반복적인 손기술의 훈련을 통해서 습득하는 것이 필요하다. 또 사람의 몸과 관련된 구강 내에서 일을 하므로 환자의 입장이나 자신의 입장에서도 안전 확보라는 점이 아주 중요하다. 교육의 단계에서 이 부분의 단계까지도 충분히 될 때까지 도달해 나갈 필요가 있다.

치과위생사의 업무는 물건을 대상으로 하는 것이 아니라 살아있는 사람을 상대로 하는 직업임을 명심해야 한다. 이러한 사람은 항시 한 가지 모양의 상태가 아니고 장소와 때에 따라 다르므로 대응해서 나가는 사이에도 변하게 된다. 따라서 충분히 지식을 가지고 대응하는 것은 물론 상대에 따라 대응하는 자세를 가져야한 한다. 이러한 것을 태도라고 볼 수 있다. 이러한 태도는 한두 차례 강의 등으로 전달되는 것은 무리이다. 끊임없는 교육의 과정가운데서 분위기와 계획적인 지도와 이것을 받아들일 수 있는 학생의 수용방법에 따라 가능할 수 있다.

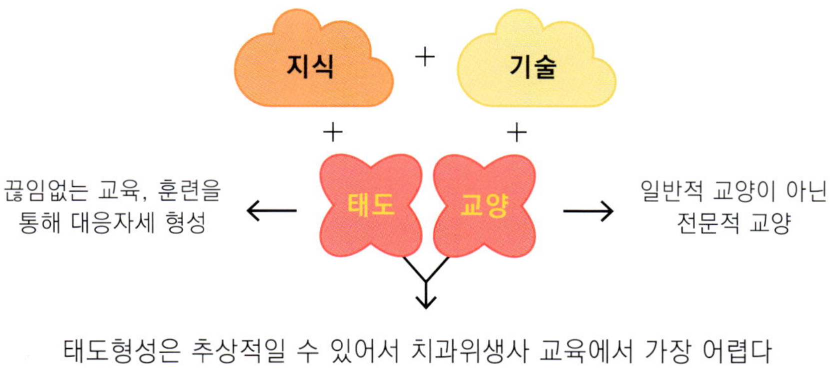

이렇게 사람에 대한 태도의 형성은 추상적일 수 있어서 치과위생사 교육에서 가장 어렵다고 할 수 있다. 하지만 이 모든 것을 치위생사 교육에서 충분히 가져다 줄 수 없으므로 그 업무에 종사하는 사람들의 보충교육이 필요하고 이런 과정을 통해서 교육을 완성시킬 수 있다. 이 말의 의미는 치과위생사 교육의 내용은 치과임상현장이나 공중구강보건활동 현장에서 업무를 전개하는데 필요한 모든 교육의 기초가 되는 것을 교육내용 속에 반드시 포함하여 확실히 익히도록 해야 한다는 것이다.

(1) 한국 치위생(학)과 정규 교육과정

치과위생사의 교육목표는 위에서도 언급했지만 그 목표를 달성하기위해 내용을 만들게 된다. 교육의 내용은 치과위생사의 업무인 치과의료 및 구강보건에 관계되므로 이와 관련된 내용으로 이루어져 있으며, 이것의 근간은 면허시험에 필요한 국가시험 교과목과도 깊은 관계를 갖는다. 치과위생사 교육기관은 현재 4년제 학부과정과 3년제 전문학사과정의 이원화 체제로 구성되어 있으므로 그 교육의 형식이나 내용은 약간의 차이가 있을 수 있다. 이 기본 교과목에 각 대학에서 필요한 다양한 관련 교과목을 그 주위에 적절히 배치하여 교과목을 부가하거나 또는 교과목의 시간수를 증감하거나 과목의 명칭을 바꿔서 하기도 한다.

이렇듯 치과위생사를 양성하기 위한 치위생학의 교육과정(또는 교육프로그램)은 해당 대학의 특성이나 여건에 따라 다양할 수밖에 없지만 그러나 치위생학의 교육과정 가운데 치위생학의 세부전공은 대학마다 차이가 있을 수 없다. 다시 말해, 치위생학의 교육과정은 치위생학의 세부전공을 중심으로 구축하고, 그 외에는 해당 대학마다 다양성을 부여할 수 있다.

이러한 교육과정은 치과위생사 교육의 목표와 시대에 따라 변할 수 있고 현재도 계속 변화하고 있다. 최근 대학 수가 급증하면서 치과위생사의 배출이 늘어나고 치과위생사들의 업무에 대한 요구가 다양해짐에 따라 특히 이러한 추세가 심화되고 있다. 이렇게 학습자가 설정된 교육목적을 달성하기 위해서 학습과정을 이수해야 하고 교육목적을 달성하기 위해 학습을 할 수 있도록 과목을 개설시켜야 하는데 이것을 교육과정(Curriculum)이라고 하며 각 교과목별로 이수학점이 설정되어 있다.

교육과정(Curriculum)⟶ 교육목적과 목표를 달성하기 위한 학습과정

- 4년제 학부과정(치위생학사)
- 3년제 전문학사과정(치위생전문학사)

→ 국시필요과목은 공통이나 대학의 특성, 여건, 시대에 따라 다양(표준교육과정은 없다)

1) 이수학점

우리나라는 현재 3년제와 4년제의 두 가지 형태의 학제가 운영되고 있으며, 개설과목이나 이수학점 등은 학제 간에 차이가 있다. 우리나라의 현행 치위생교육과정을 영역별로 구분하면 교양(인문사회과학), 기초과학, 기초의학, 치의학, 치위생학 등으로 대별할 수 있는데 먼저 3년 교육과정에서는 일반적으로 1학년에 기초 치과위생학, 기초 치의학, 교양과목 등을 배치하여 이수하도록 하고, 2학년에는 전공치과위생학에 대한 이론과 실습교과목들로 편성하고, 3학년에 치과위생에 대한 통합적인 교육과정으로 행할 수 있는 교내실습과 교외임상실습에 대한 내용으로 구성되어 총체적인 치과위생사의 역할을 할 수 있도록 편성되어 있다.

보편적으로는 3년간 총 학점은 124~132학점으로 개설되어 있고, 3년제 학생이 졸업을 하기위해 이수해야할 학점은 120학점이다. 4년제 학부의 교과과정은 총 학점은 143~156학점으로 개설되어 있고, 3년제 학생이 졸업을 하기위해 이수해야할 학점은 140학점이다.

3년제 학제와 4년제 학제의 교육과목개설이나 이수학점의 차이는 물론 학부과정끼리의 교육과정도 아직은 대학 간의 차이가 큰 편이다. 각 대학의 이론과 실습시간의 비율은 50 : 50으로 편성하도록 교육부에서는 권장하고 있기도 하지만 치위생(학)과의 특성상 교육과정에서 실습비율이 차지하고 있는 비중이 높은 편이다. 교양과목은 평균 이수학점의 20%미만으로 개설되어있으며, 전공 필수과목과 전공선택 과목의 비율은 대체적으로 50:50으로 개설되어 있으나 일률적이지 않고 대학에 따라 다양하다. 교양과목 중에서는 외국어 인증 졸업 제도를 실시하는 대학도 있다.

이렇게 기본적인 기준을 바탕으로 하고 있지만 개설 학점, 학기, 학점 및 시간 등은 각 대학의 실정에 맞춰 가감, 변경하여 편성·운영되고 있다. 최근의 추세로는 일률적인 교육과정 안을 따르기 보다는 대학별로 특성화된 교육과정을 만들어 사용하는 경우가 점점 많아지고 있어 교육과정도 이전에 비해 오히려 대학 간 차이가 더 벌어지고 있다. 치위생(

학)과의 발전을 위해서는 향후 표준화된 교육과정을 통한 통합교육이 절실히 요구되어진다. 하지만 공통적으로 국가시험 과목이나 치과위생사 본연의 업무에 관한 과목 등 그 기본항목은 거의 같다고 볼 수 있다.

○ 이수학점; 3년제와 4년제 그리고 대학에 따라 차이
3년제 개설학점-110-130학점(졸업학점;110-120)
4년제 개설학점-120-150학점(졸업학점;120-140)

○ 이론과 실습 비율; 일률적이지 않고 다양: 교육부 권장 50:50

2) 교과과목의 특성

- 교양과목(인문, 사회, 기초과학)

대학마다 약간씩의 차이는 있으나 공통적으로는 현대 사회에서 정보처리와 어학(특히 영어)는 필수의 능력이기 때문에 많은 대학들이 이와 관련하여 PC 교실을 사용하여 정보처리 교육과 원어민 강사에 의한 영어의 커뮤니케이션 능력을 기르는 교육을 교양기초 교육으로 실시하고 있다. 이외에도「치과 위생사의 리더가 된다」라고 하는 것을 염두에 두고,「윤리학」,「경제학」,「대화론」등의 교과를 교양 기초 과목으로 교육과정에 배치하여 풍부한 인간성과 사회성을 기르는 교육을 실시하고 있다.

- 전문 기초교육(기초의학, 치의학)

환자에게 의학적 지식이 보급되는 의료 현장에서는 여러 가지 질병의 용태나 특징을 갖고 있는 개개의 환자에게 과학적 지식이 없이 기술을 사용하거나 대응하는 것은 곤란하다. 특히 고령사회가 되면서 생활 습관병 등의 전신 질환을 가진 환자가 치과 치료를 받는 경우가 증가하고 있기 때문에, 전신질환의 관리나 응급시의 대응도 필요하다. 따라서 치위생(학)과의 치의학의 전문 기초지식은 물론, 전신 질환의 의학 지식도 가르쳐 과학적 지식에 근거를 둔 전문교육과목도 교육과정에 배치하여 전문교육의 기초를 가르치고 있다.

- 전문교육(치위생 전공분야)

치과위생사 양성의 주요 교과인 치과 예방 처치, 치과 보건 지도, 치과 진료 보조, 등이 주요전문교육으로 이론과 실습을 병행하여 실시하고 있으며, 현장에서 실제 적용할 수 있도록 임상 실습등의 교육을 통해 구강관리에 대한 실기교육을 실시하고 있다.

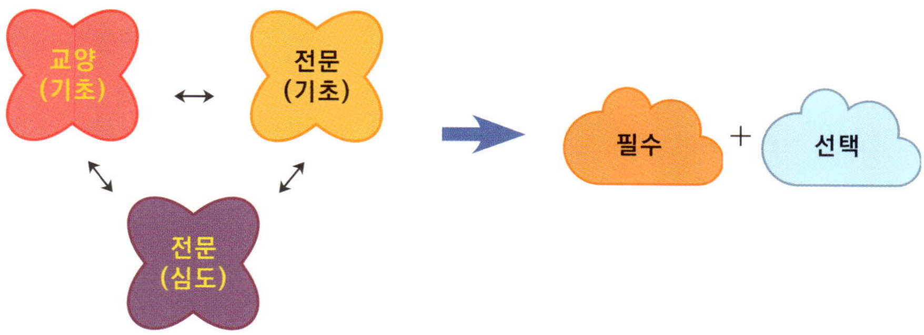

◆ 그림 1-2 교과 과목의 특성

4. 교육 방법

(1) 강의(lecture)

일반적으로 많이 이용되는 방법이다. 특히 교양적인 것이나 지식으로 습득해야 하는 내용은 강의 형식이 많다. 하지만 치과위생사교육에서는 기초치과의학 과목 같은 경우는 단지 귀로 듣거나 책으로 보는 것만으로는 알기 어려운 구체적인 것들이 많아서 슬라이드, PPT, 동영상, 표본 등 실물을 보여주도록 하는 방법도 많이 포함되어진다. 때에 따라서 스케치를 하거나 Report를 쓰기도 하는데 이러한 것은 기술을 훈련하는 것은 아니지만 강의 내용을 보다 잘 이해하도록 돕기 위한 것이다.

또한 같은 교과목의 이름을 가졌더라도 다른 직종의 교육내용과는 좀 차이가 있다. 이를테면 형태학의 경우 치과위생사와 치과기공사의 경우가 다르고 병리학의 경우 등도 치과위생사와 임상병리사의 경우가 다른 내용으로 되어있다. 교과목에는 각 장마다 그 장의 목표를 정해놓고 장의 내용 요점을 명확히 파악하도록 되어있다.

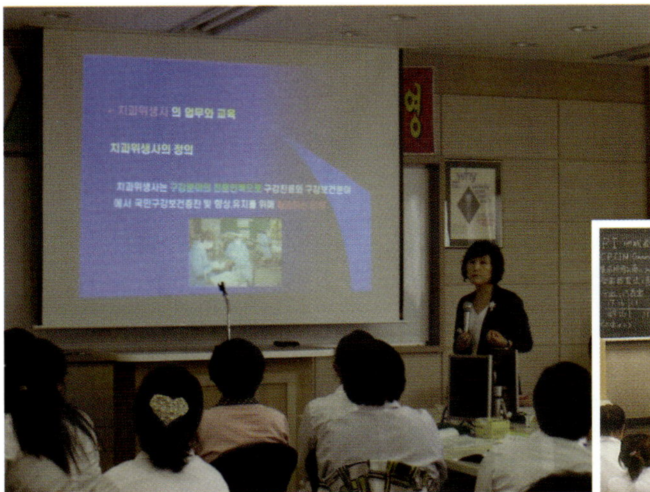

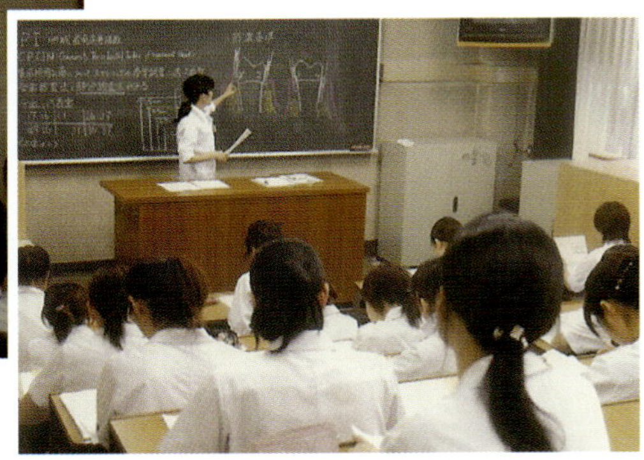

(2) 실습(practice)

1) 교내 실습

이것은 치과위생사 직업교육에서는 빠져서는 안 되는 방법이다. 특히 치과위생사교육에서는 그 손기술이 상당한 섬세함이 요구되므로 학생은 그 손기술에 대해서 자기 것으로 만들지 않으면 안 된다. 특히 사람의 입속에 넣어 행하는 술자로서의 역할인 치과예방처치술에 대해서는 직접 사람에게 행하는 행위이므로 불충분하게 연습해서 임상실습에 임하는 것은 인정될 수 없기 때문이다. 이는 환자의 안전을 확보하기 위한 것으로도 아주 중요하다. 따라서 술기와 관련된 실습은 특히 신중하게 지도가 이루어지는 동시에 학생도 충분한 훈련을 위해 노력해야 한다. 이러한 실기훈련을 위한 실습은 어느 정도 기술이 익힐 정도의 반복이 필요하고 효과를 증대시키기 위해 반복하는 방법은 그 손기술을 자신의 것으로 하기위해 아주 중요하다. 교내에서 수행하는 기초실습의 한 방법은 모형을 이용하는 방법과 상호실습이라고 불리는 방법이 주로 이용된다.

특히 상호실습은 학생이 서로 환자의 역할이 되고 술자의 역할이 되어서 실습하는 것인데 이와 같은 실습형태는 치과위생사교육의 가장 큰 특징 중의 하나로 설명된다. 물론 교내에서 실시하는 상호실습이라 해서 그냥 할 수 있는 것은 아니다. 사물을 대상으로 한 것이 아니고 이 또한 사람을 대상으로 한 것이므로 지도하는 사람도 행하는 학생도 신중하게 이전단계의 실습을 충분히 수행한 후 실시해야 한다.

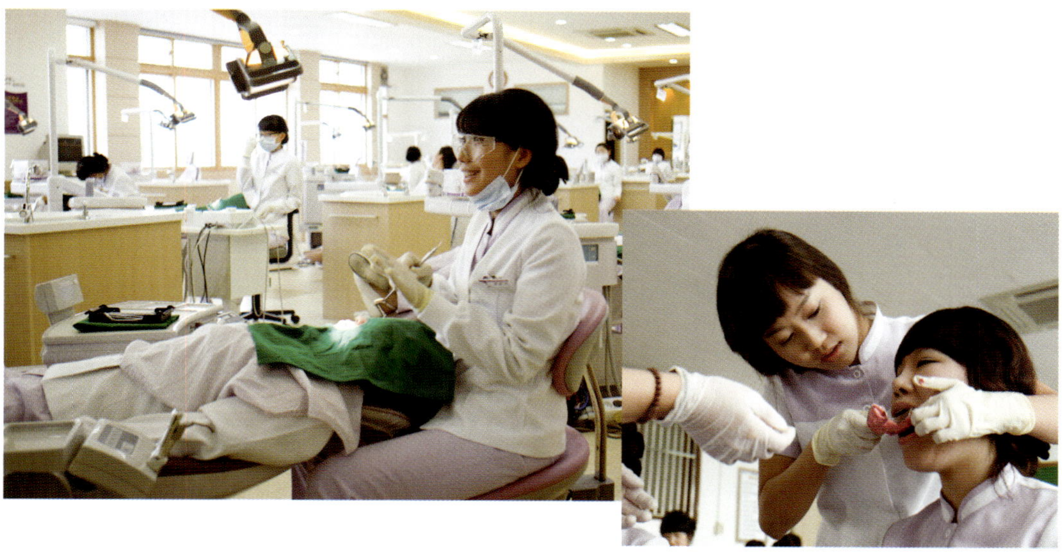

◆ 그림 1-3 교내실습 광경(상호실습)

이런 상호실습은 예방처치술에 대한 훈련 외에도 치과진료보조 실습도 포함된다. 치과진료보조실습은 치과예방처치술의 실습처럼 철저한 손기술이 필요한 것은 아니지만 적어도 임상실습을 나가기 위해 필요한 기본적인 것은 몸에 익혀야 한다.

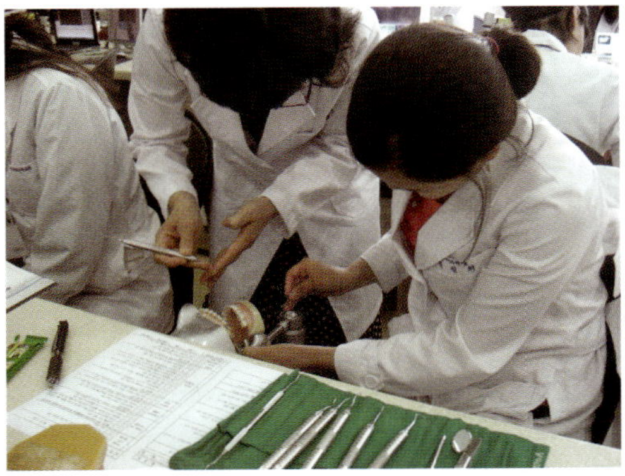
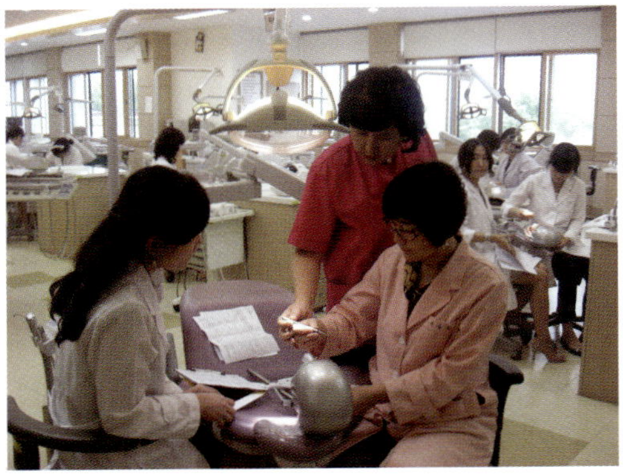

치주기구조작 훈련

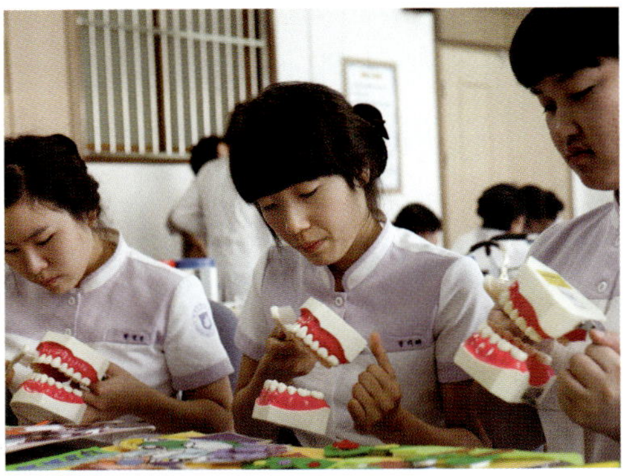

구강보건 교육 훈련

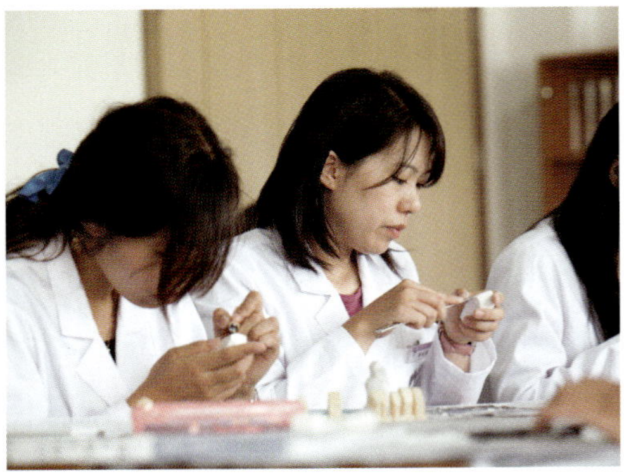

치아형태학 실습

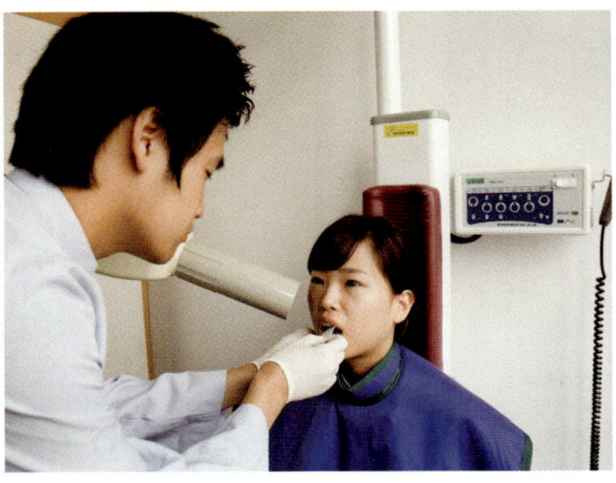

악안면방사선학 실습

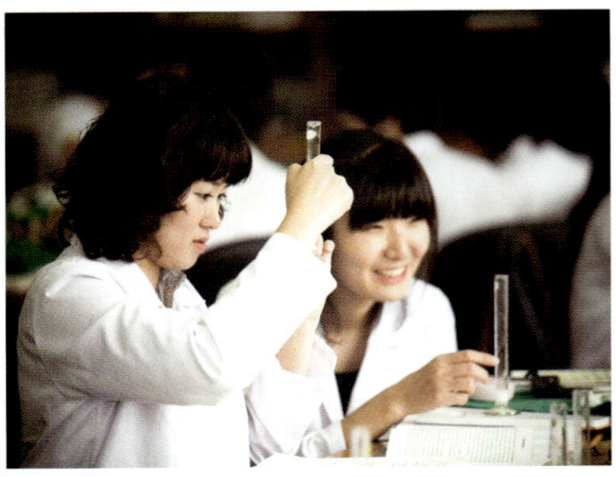

예방치과학 실습

◆ 그림 1-4 교내실습 광경

2) 임상(현장)실습

이것은 보건, 의료 교육에서는 빠질 수 없는 방법이다. 치과위생사 교육의 임상실습 장소로는 치과임상의 경우는 주로 치과대학부속 병원, 종합병원 내 치과병원, 개인치과의원 등에서 이루어지고, 공중구강보건활동실습장소로는 보건(지)소, 심신장애자 시설, 학교(유치원 포함), 기타 시설 등에서 이루어진다. 임상실습의 현장에서는 환자에 대한 대응과 태도 등을 학습하는 장소이다. 경우에 따라서 그 현장의 지도자에 의해서 치과예방처치나 치과진료보조 혹은 구강보건지도 등을 실제 환자에게 행할 수도 있다. 이때 지금까지 학습한 모든 것을 여기에서 전개할 수 있는 기회가 되는 것이다. 즉 임상실습이란 치과의료의 활동현장을 빌려서 실습을 하고 있다고 이해하면 된다.

이를 위해서는 교수나 지도자가 끊임없이 학생이 활동하는데 충분한 훈련이 가능하도록 기본지식과 기능을 가지고 있는가에 주의를 기울여야한다. 임상실습에 있어서는 지도자(교수), 학생 모두 확실한 태도로 하지 않으면 안 된다. 실습내용은 대상별이나 케이스(Case)별로 통합적인 치과위생서비스를 제공해 주는 업무를 경험하게 된다.

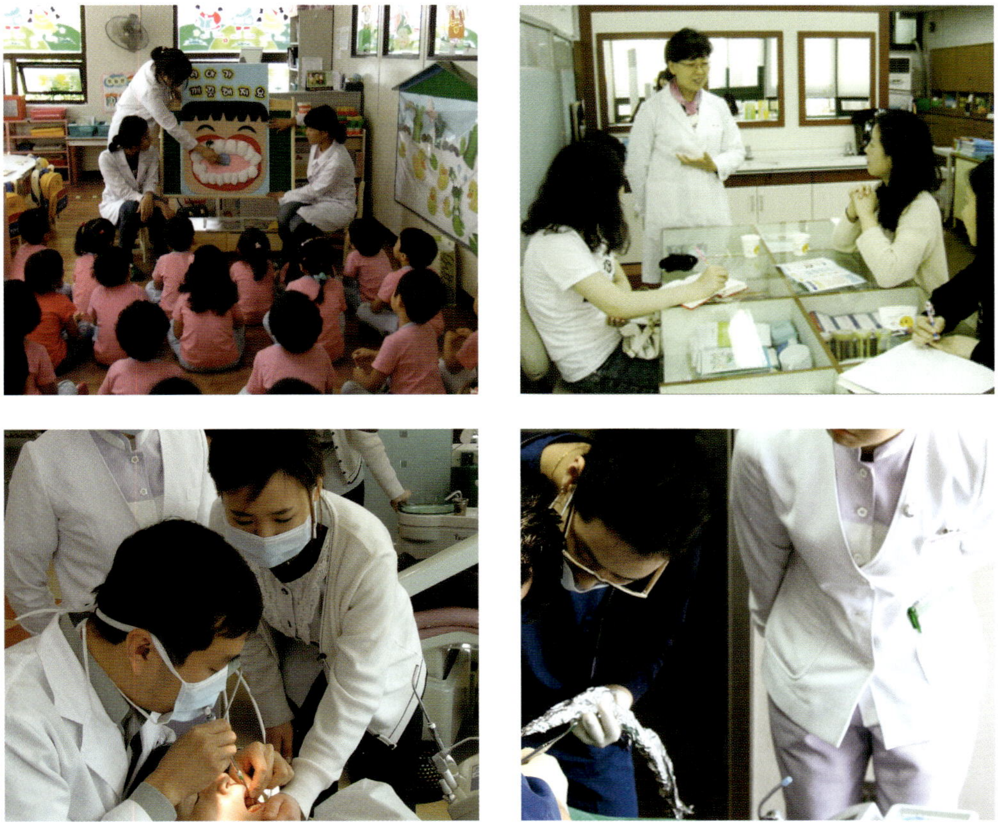

◆ 그림 1-5 현장실습(상 : 유치원, 보건소, 하 : 치과병의원)

(3) 견학

이것은 여러 가지 시설과 공중위생활동 현장 등을 견학해서 이해를 돕기 위해 행해진다. 여기에서도 실제로 견학을 하기 전에 필요한 항목에 대해서 지식을 부여하거나 견학을 위한 체크 포인트를 알고 가는 것이 필요하다. 경우에 따라서 이를 위해 Roll playing 등도 행해서 그 활동의 흐름 등을 이해하면 아주 유효하다. 또 견학 뒤에 그 이해와 효과를 높이기 위해 레포트를 제출하게 하는 것도 잊어서는 안 된다.

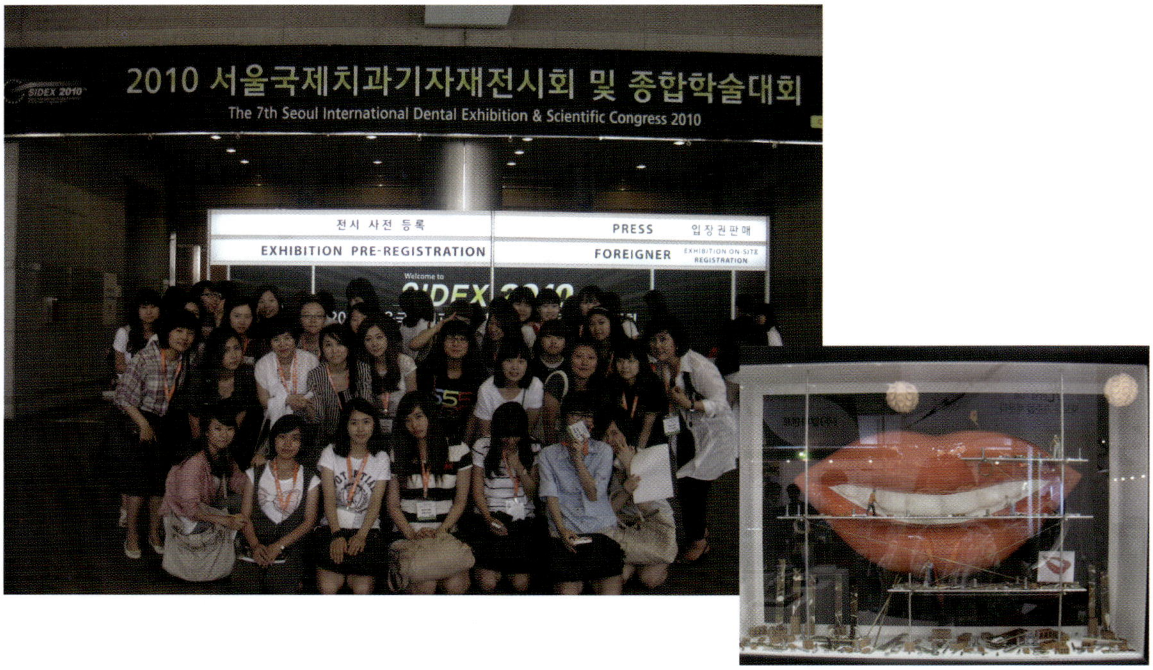

◆ 그림 1-6 견학

(4) 생애교육(Recall 교육, 졸업 후 교육)

어떤 직종에 있어서도 그것이 진정 사회에서 요구되고 있는 변화하는 사회 환경에 대응해서 존재하고 이어나가기 위해 그 직종의 활용성을 높이기 위해 졸업 전 교육뿐 아니라 그 이후 끊임없이 자기 연수를 통해 나아가지 않으면 안 된다. 그것이 생애교육 또는 졸업 후 교육이라고 할 수 있고 대학에서 실시하는 재교육(Recall 교육)의 한 방법이다. 특히 의료 보건의 경우 매우 중요하다.

최근 실제 그것을 목적으로 한 기관이나 시설, 그리고 기회가 많이 제공되고 있고 여기에 기존의 대학들이 적극 나서고 있다. 하지만 아직 치과위생사의 경우 생애교육이라는 발상에 진척되기 어려웠다. 실제 치과위생사의 취업기간이 다른 보건의료관계자에 비해 매우 짧았다. 그러나 최근 현장에서 치과위생사의 정착성이 향상되고 있고 이런 관점에서 당연히 충분한 치과위생사의 활동을 기대하기 위해서는 졸업 전 교육만으로는 불충분하다고 생각하는 사람이 많아졌고 연수를 받으려고 하는 치과위생사도 많아지고 있는 추세로서 이는 매우 바람직한 현상으로 볼 수 있다.

5. 미국과 한국의 치과위생교육 이념의 차이

(1) 한국 치과위생교육 이념

치과위생사의 전문역량과 관련한 우리나라의 치과위생 교육이념은 치과위생사의 업무수행에서 요구되는 전문이론과 기술 습득과 실무능력 및 현장적응력을 보편적으로 강조하고 있으며, 치과위생사의 역할과 관련하여 특히, 구강보건교육, 치과의료관리, 공중구강보건 인력으로서의 각각의 기능을 학교의 특성에 따라 구별하여 중시하고 있다. 따라서 우리나라의 치위생 교육이념은 치과위생사의 충실한 직능 수행과 기술직업인의 양성을 중심으로 하고 있다.

(2) 미국 치과위생교육 이념

미국은 대상자의 요구 사정, 치위생 진단, 치위생 관리계획, 실행, 평가 등으로 순환하는 치위생과정에 의한 체계적이고 근거중심(evidence based)의 전문적인 치위생관리능력을 배양하고자 하는 교육이념을 지향하고 있어 전문직 치과위생사에게 요구되는 체계적 이론에 관련한 개념의 활용과 진술이 많고 구체적이다.

6. 교육기관 현황

우리나라의 치과위생교육은 1965년에 연세대학교 의과대학 부속 세브란스병원에서 의학기술과를 설립하여 치과위생사 과정개설을 효시로 1977년에 당시의 초급대학에 준하는 전문학교에 2년제 치위생과가 설치되었고 전문학교는 국가사회 발전에 필요한 직업인을 양성하기 위한 목적 하에 1979년에 전문대학으로 개편되었다. 전문대학 치위생과는 1994년부터 교육연한이 3년으로 늘어났고 전문학사 학위(보건전문학사)를 수여하는 양성프로그램으로 정착하여 오늘에 이르고 있다. 전문대학 치위생과는 2002년 4년제 치위생학과 학부과정이 개설되기까지 오랜 기간 동안 우리나라의 중추적인 치위생교육기관으로서 이에 상응하는 많은 역할과 기여를 하였다.

2006년부터 치위생학사(Bachelor of science in dental hygiene, BSDH)가 배출되기 시작했는데 이는 우리나라의 치위생교육이 치과위생사를 양성하기 위한 직업프로그램에 머물지 않고 학문과 연구의 교육과정으로 발전하는 역사적 전기로 평가할 수 있다. 같은 해에 일반대학원에 우리나라에서는 처음으로 치위생학석사(Master of science in dental hygiene, MSDH)를 수여하는 석사과정도 개설되어 그동안 치위생학의 전공이 대학원이 없었기 때문에 이를 대신하여 치과대학의 대학원이나 몇몇 대학의 특수대학원에서 운영하는 구강보건학 전공의 석사과정이 그 역할을 대신하고 있었는데 일반대학원에 치위생학과가 설치·운영됨으로써 우리나라의 치위생학이 다른 학문 분야와 대등한 학문적 위상을 확보할 수 있는 기반을 갖게 되었다. 또한 치위생학 학부를 연계하여 치위생학을 심화하고 연구할 수 있는 치위생학의 고등교육체계를 갖추기 시작하였다.

치위생학계는 이를 통해 치과위생사의 학력 신장은 물론이고, 전문적인 치위생학 연구자를 양성할 수 있는 학문적 토대를 구축할 수 있게 되었다. 이로써 우리나라 치위생교육의 태동 시기는 미국(1913년), 노르웨이(1923년), 일본(1948년), 캐나다(1951년), 영국(1954년)에 이어 세계에서 6번째로 매우 빠른 편에 속하고 개설된 치위생교육기관의 양적 규모나 외적 프레임은 세계 최고의 수준에 달한다고 볼 수 있다.

◆ 표 1-1 치위생(학)계의 교육기관 현황(2015)

교육기관(학교) 수	82개교	3년제: 55개교(67%) 4년제: 27개교(33%)
입학 정원/년	4,842명 (정원외 포함경우 5,000여명 이상)	
총 면허자 수	6,1946명	
면허취득자 수/년	5,396명/2015	

souce: KDHA

Part 03

7. 정규교육과정 이외의 학사학위 취득 과정

학위란, 대학과 같은 고등교육시설에서 수여 받은 학업수준을 가리키는 말로써, 일정 수준의 학술상 능력이나 성과에 대하여 국가 또는 대학이 수여하는 칭호이다. 일반적으로 대학(산업대학, 교육대학 포함)에서 학칙이 정하는 과정을 이수한 자에 대하여 학사학위를 수여하고(고등교육법 제35조 제1항), 전문대학에서 과정을 이수한 자는 전문학사학위를 수여한다.

우리나라에서 치위생학사가 처음 배출되기 시작한 2006년 이전까지 배출된 신규치과위생사의 학위는 전문학사로 치과위생사가 학사학위를 취득하거나 대학원에 진학하기 위해서는 치위생학이 아닌 다른 전공 분야의 4년제 학과에 재입학 또는 편입을 할 수밖에 없었다.

하지만 2008년부터 4년제 학사학위 취득을 원하는 전문대학 졸업자들에게 졸업 후에 몇몇 전문대학에 개설된 전공심화과정이나 학점은행제도를 통해서 4년제 학사학위를 취득할 수 있도록 다양한 고등교육기회를 제공하는 등 교육선택권을 확대해놓고 있어 전문학사이던 기존의 치과위생사가 치위생학의 전공을 연계하여 학사학위를 완수할 수 있는 기회가 열렸다. 이는 향후 신규 치과위생사의 학력을 학사 수준으로 끌어올릴 수 있는 또 하나의 중요한 전기가 마련된 것이다.

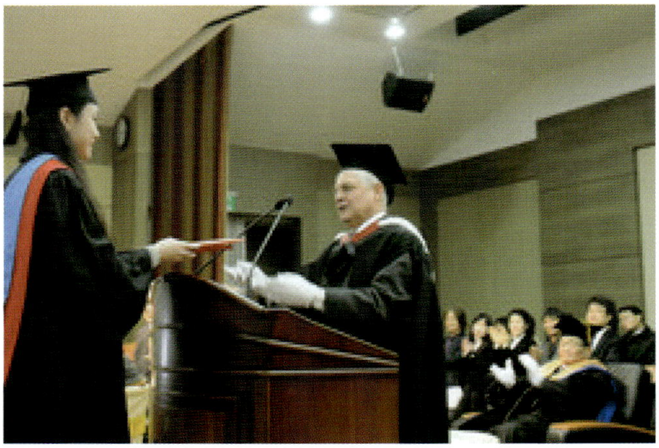

◆ 그림 1-7 학사 학위식

http://blog.naver.com/vision_dit

(1) 학점은행제도

학점은행제란 다양한 형태의 학습과 자격을 학점으로 인정하여 학위취득을 가능하게 하는 제도로 현재 3년제 치위생과를 졸업하고 학사학위를 받을 수 있는 제도과정 중 하나이다.

학점은행제는 '학력인정 등에 관한 법률(법률 제6434호)에 의거하여 학교에서 뿐만 아니라 학교 밖에서 이루어지는 다양한 형태의 학습과 자격을 인정하고 학점이 누적되어 일정기준을 충족하면 학사학위취득을 가능하게 함으로써 궁극적으로 열린교육사회, 평생학습사회를 구현하기 위한 제도로 1998년 3월부터 시행되고 있다.

현재 3년제 치위생전문학사를 취득한 학생이 학점은행제도를 이용하여 학사학위를 취득하려면 학위 과정 중 보건학사 치위생학전공(Science of Dental Hygiene)을 확인하여 선택하여야 한다. 학점은행제를 통한 보건학사학위 취득을 하기 위해서는 개설되어있는 평가인정기관에 신청하여 교육과정을 이수해야한다. 이 교육과정을 이수한 후에는 **학술진흥원 평생교육원장명의 학사학위증**을 수여받게 된다.

(2) 전공심화제도

학사학위전공심화과정이란 전문대를 졸업한 재직경력자들의 계속교육 활성화를 위해 전문대학을 졸업 후에 1년 이상의 취업경력을 가진 사람을 대상으로 전공심화과정을 이수하면 학사학위를 취득할 수 있는 직업교육경로의 일환으로 2007년 7월 고등교육법의 개정으로 교육과학기술부장관의 인가를 받은 학과는 전공심화과정을 학사학위 수여과정으로 운영할 수 있게 되었다.

그러나 2013년부터는 직종 재직경력이 없이도 입학을 할 수 있도록 법이 개정되어 학점은행제와 마찬가지로 3년 전문학사 취득 후 이어서 전공심화 학사학위를 취득할 수 있게 되었다. 따라서 치과위생사 전문학사를 취득한 학생이 학사학위 전공심화과정을 통해 학사학위를 취득하고자 하는 경우에는 자신이 희망하는 대학의 학사학위 전공심화과정에 입학하여 교육과정을 이수할 수 있고 교육과정을 이수한 후에는 **해당대학의 총장명의의 학사학위증**을 수여받게 된다. 해당대학이 요청할 경우 학위명은 치위생학사 학위명으로 받을 수 있다.

전공심화와 학점은행제 학사학위명의 차이

학점은행제: 보건학사 학위(치위생학전공)
전공심화제: 치위생학사 학위

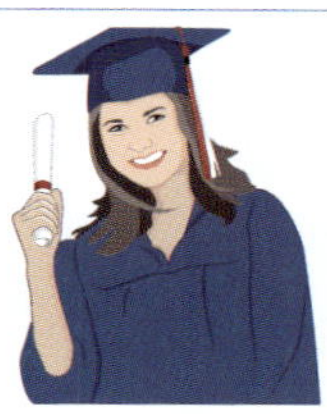

◆ 표 1-2 학점은행제 학사학위제도 개설대학(2014)

번호	학교명	수업 연한	모집 인원	인가 년도	홈페이지
1	대구과학대학교부설평생교육원	1	20명	2009	http://life.tsu.ac.kr
2	대구보건대학교부설평생교육원	1	40명	2008	http://www.dhcec.ac.kr
3	동부산대학교부설평생교육원	1	20명	2009	http://lec.dpc.ac.kr
4	동주대학교부설평생교육원	1	20명	2011	http://cedu.dongju.ac.kr
5	목포과학대학교부설평생교육원	1	20명	2008	http://www.mokpo-c.ac.kr
6	부산여자대학교부설사회교육원	1	40명	2011	http://sahoi.bwc.ac.kr
7	삼육보건대학교부설평생교육원	1	40명	2008	http://lifelong.shu.ac.kr
8	안동과학대학교부설평생교육원	1	20명	2007	http://lifelong.asc.ac.kr
9	을지대학교부설평생교육원	1	40명	2009	http://cec.eulji.ac.kr
10	전주비전대학교부설평생교육원	1	20명	2011	http://cybercec.jvision.ac.kr
11	진주보건대학교부설평생교육원	1	40명	2009	http://www.jhc.ac.kr
12	포항대학교부설평생교육원	1	40명	2008	http://anytime.pohang.ac.kr

◆ 표 1-3 전공심화 교육과정 개설기관 현황(2014년)

번호	학교명	수업 연한	모집 인원	인가 년도	홈페이지
1	경남정보대학교	1	20	2011	http://www.kit.ac.kr
2	경복대학교	1	40	2014	http://www.kyungbok.ac.kr/
3	광주보건대학교	1	25	2008	http://www.ghu.ac.kr
4	대전보건대학교	1	30	2010	http://www.hit.ac.kr
5	동남보건대학교	1	30	2010	http://www.dongnam.ac.kr/
6	마산대학교	1	40	2009	http://www.masan.ac.kr
7	백석문화대학교	1	15	2011	http://www.bscu.ac.kr
8	삼육보건대학교	1	20	2009	http://www.shu.ac.kr
9	서영대학교	1	15	2008	http://www.shinsung.ac.kr
10	신구대학교	1	30	2010	http://www.shingu.ac.kr
11	신성대학교	1	20	2013	http://sb.shinsung.ac.kr
12	울산과학대학교	1	20	2010	http://www.uc.ac.kr
13	원광보건대학교	1	20	2013	http://main.wu.ac.kr
14	제주관광대학교	1	15	2010	http://www.ctc.ac.kr
15	춘해보건대학교	1	20	2008	http://www.ch.ac.kr
16	충청대학교	1	15	2014	http://www.ok.ac.kr
17	한양여자대학교	1	25	2008	http://www.hywoman.ac.kr
18	혜전대학교	1	15	2010	http://www.hj.ac.k

Chapter 02
치과위생사 면허제도

1. 면허란?

면허(免許)라는 한자어를 풀이하면 어떤 특정 분야에서의 허가를 면한다는 의미를 갖고 있다. 즉 면허를 소지한 사람은 그 분야에 있어서 능력이 충분히 인정되었기 때문에 별도의 절차를 거치지 않고 또는 별도의 규제를 거치지 않고 해당 분야에서의 활동이 보장된다는 것이다. 보건의료에서의 면허라는 것은 이 외에도 이들이 반드시 갖추어야할 능력(competence)의 유지를 전제로 하고 있다.

건강관리직을 수행하는 사람들에게 면허제도가 있어야 하는 이유는 대상자의 안전을 보고하고자 하는데 있으며 또한 건강관리의 실무수준의 표준을 높은 수준으로 유지하게 함으로써 그들의 지위가 다른 사람들에 의해 대치되지 않도록 보장받고자 하는 제도이다.

건강관리에 대한 인정제도에는 많은 유형이 있다. 예를 들면 면허증(License), 자격인증(Certification), 등록(Registration) 들이다. 이들은 각기 다른 목적을 가지고 있다. 치과위생사의 경우에는 국가자격증으로서 면허증이라는 인정제도를 적용받고 있다.

- **면허(License)**: 일반적으로 금지된 것을 특정인에게만 허가하는 제도로서, 면허되지 아니한 행위에 대하여는 법적으로 강력한 처벌이 전제된다.
  예) 의사, 치과의사, 약사, 간호사, 치과위생사 등
- **자격인증(Certification)**: 일반적으로 누구나 할 수 있는 일에 대해 특별한 사실을 인증해주는 제도이며, 특별한 지위를 개별법 차원에서 인정할 수 있다.
  예) 변호사, 공인회계사 등
- **등록(Registration)**: 어떤 직종에 종사하기 위하여 일정 부서에 이름과 업종을 등록하는 것이기 때문에 등록을 위해 등록조건에 부합되어야 하고 조건을 이행하지 아니할 경우 계약이행을 종용할 수 있다.
  예) 약국등록 등

Don't forget !

보건의료에서의 면허란?

기본적인 **면허 의미** + **능력**의 유지 → 대상자의 **안전 보호를 위한 건강관리의 실무수준의 표준**을 높은 수준으로 유지함을 전제

2. 치과위생사 면허증 취득 (Obtaining a dental hygienist license)

면허는 실무를 하기 위한 특별한 권한이 부여되는 것으로서 치과위생사를 하려면 반드시 취득해야 한다. 치과위생사 면허의 유형은 오직 한가지로 의료기사 종별 '치과위생사'이다. 허용된 면허는 개인의 능력에 따른 근거를 제공하기 위해 공인되어 선택된 제도로서 우리나라에서 치과위생사 면허를 취득할 수 있는 자격조건은 의료기사 등에 관한 법률 제4조 1항 취득하고자 하는 면허에 상응하는 보건의료에 관한 학문을 전공하는 대학. 산업대학 또는 전문대학을 졸업한 자 또는 보건복지가족부장관이 인정하는 외국에서의 제1호에 해당하는 학교와 동등이상의 교육과정을 이수하고 외국의 해당 의료기사 등의 면허를 받은 자에 해당하는 자로서 의료기사(종별 치과위생사) 국가시험에 합격한 후 복건복지부장관의 면허를 받아야 한다.

의료기사법 제6조 1항의 "국가시험은 해마다 1회 이상 보건복지부장관이 실시한다"와 2항의 "보건복지부장관은 대통령령으로 정하는 바에 따라 시험관리능력이 있다고 인정되는 관계전문기관으로 하여금 국가시험을 관리하게 할 수 있다"에 의거 현재 한국보건의료인 국가시험원에서 실시하고 있다.

(1) 치과위생사 면허시험

치과위생사 면허시험은 치과위생사를 위한 전문화된 표준 입문수준(entry level)을 달성하는데 매우 중요한 부분이다. 치과위생사 면허증을 취득하기 위해서는 먼저 치과위생사 면허시험에 합격을 해야 한다. 현재 치과위생사 국가시험은 의료기사법에 년1회 이상 시행하도록 하는 규정에 의해 있으며, 보건복지부장관이 한국보건의료인 국가시험원장으

로 하여금 시행케 하고 있다.

국가시험과목은 필기시험과 실기시험으로 구분하여 실시하고 있으며 필기시험은 치위생학(분야: 기초치위생, 치위생관리, 임상치위생) 과 의료관계법규(의료법, 의료기사 등에 관한 법률, 지역보건법, 구강보건법과 그 시행령 및 시행규칙) 2개 과목에 4개 분야로 구성되어있다.

문항 수는 치위생학에 180문항, 의료관계법규 20문항으로 총 200문항으로 구성되어 있으며 시험시간은 총 200분이다. 합격자 결정은 전 과목의 총점이 60% 이상, 각 과목 40% 이상 득점자로 규정하고 있다. 실기시험은 직접 수행평가 방식으로 현재 통합형 문항 1문제로 시험이 실시되고 있으며, 이 통합문항의 구성은 치석제거술과 치석탐지술 두 가지 항목으로 4분 동안 실시된다. 필기시험과 마찬가지로 총점 60% 이상을 득점해야 합격으로 인정된다. 이들 국가시험은 모두 지역권별로 분산하여 시행하고 있다.

치과위생사 면허(국가)시험

Don't forget !

▽ **실시횟수:** 연 1회 실시
▽ **실시기관:** 한국보건의료인국가시험원
▽ **종 별:** 필기시험, 실기시험 구분하여 실시
▽ **합격자 결정:** 필기, 실기 모두 합격(분리 채점)
필기: 평균 60%이상(각 과목 점수 40%이상)
실기: 60% 이상 득점

◆ 표 2-1 시험 과목

시험종별	시험과목 수	문제 수	배점	총점	문제형식
필기	2	200	1점/1문제	200	객관식5지선다형
실기	1	1	100점/1문제	100	치석제거 및 탐지능력 측정

◆ 표 2-2 시험 시간표

교시	시험과목(문제수)	교시별 문제 수	시험 형식	입장시간	시험시간
1교시	1. 의료관계법규(20)* 2. 치위생학 I (80) (기초치위생,치위생관리)	100	객관식	~08:30	09:00~10:25 (85분)
2교시	1. 치위생학 II (100) (임상치위생)	100	객관식	~10:45	10:55~12:00 (85분)

* 의료관계법규: 「의료법」,「의료기사 등에 관한 법률」,「지역보건법」,「구강보건법」과 그 시행령 및 시행규칙

Part 04

다른 여러 나라의 치과위생사와 치과치료사

치과위생사에 대한 교육제도나 인력관리는 그 나라의 국가정책에 의해 활동분야 및 업무가 결정되고 그 역할의 특성에 따라 명칭도 차이가 나는 경우가 있다. 따라서 이 장에서는 미국을 중심으로 세계 각국의 우리나라 치과위생사의 업무를 행하는 인력, 즉 구강진료분담인력에 해당하는 치과위생사 제도, 치과치료사 제도, 학교치과간호사 제도, 치과진료조무사 제도에 대해서 국가별로 그 특징을 살펴보고 우리나라와의 차이점과 공통점을 비교하여 살펴보고자 한다.

Chapter 01
미국의 치과위생사

치과위생사에 대한 교육제도나 인력관리는 그 나라의 국가정책에 의해 활동분야 및 업무가 결정되고 그 역할의 특성에 따라 명칭도 차이가 나는 경우가 있다. 따라서 이 장에서는 미국을 중심으로 세계 각국의 우리나라 치과위생사의 업무를 행하는 인력 즉 구강진료분담인력에 해당하는 치과위생사 제도, 치과치료사 제도, 학교치과간호사 제도, 치과진료조무사 제도에 대해서 국가별로 그 특징을 살펴보고 우리나라와 차이점과 공통점을 비교하여 살펴보고자 한다.

1. 개요

미국의 치과위생사는 세계 각국의 치과위생사의 교육, 제도, 위치 등에 있어서 기본이 되고 있고 역사적으로도 처음 치과위생사 교육이 시작되었다는 점에서 아주 의미가 크다. 미국은 1913년 폰즈(Alfred Civilion Fones, 1869-1938)박사에 의해 코네티컷(Connecticut)주의 브리짓포트(Bridgeport)시에 치과위생사 양성기관인 Fones Clinic를 처음으로 설립했다. 미국에서 Dental hygienist(치과위생사)라는 명칭은 교육의 시작과 함께 1913년 명명되었다.

Fones Clinic은 세계 최초로 치과위생사라는 직종이 태동하고 이를 위한 양성교육을 시작한 곳으로 치과의사이던 Alfred C. Fones가 1906년에 자신의 조수이며 사촌이었던 아이린 뉴먼(Irene Newman)을 교육하여 그의 진료실에서 예방서비스를 제공하도록 하며 자신의 집 차고에서 치과위생사를 양성하기 시작한 것이 바로 세계 최초의 치위생교육의 효시가 되었다.

또한 1914년부터 이곳에서 배출된 치과위생사에 의한 예방진료 및 교육활동 등 학교치과 순회진료를 시작하게 되었다. 한편 이곳에서 배출된 아이린 뉴먼에게 1917년 세계 최초로 치과위생사면허증이 발급되었고 처음 치위생교육을 시작했던 폰즈(Alfred C. Fones)는 이후 그의 업적으로 '치위생(학)의 아버지'로 추앙받고 있다. 현재는 약 15만 명의 치과위생사가 일하고 있다.

2. 직업 정의

미국에서는 치과위생사를 유망한 직종 중 하나로 꼽는다. 인구의 고령화로 인해 치아관리의 필요성이 더욱 대두되고 있기 때문이다. 근무제도는 full time과 part time으로 나뉘며 1개소 이상의 근무지에서 일을 하고 있다. 미국치과위생사협회에서 정의한 치과위생사의 역할을 정리해보면 치과위생사란 국민의 치아 및 치아주위조직의 상태를 검사하고 구강질환예방, 구강보건교육 및 치료봉사를 제공하는 Health care 팀의 일원으로 대부분 치과의원 및 치과관련 병원에서 임상가(clinician)로서 업무를 담당하고 있으며, 이외에도 치과경영 관리자, 교육기관, 연구단체 등에서의 연구자, 소비자 옹호기관 및 지역사회 구강보건분야에서 대상자들의 중재자로 또는 변화를 주도하는 변화의 주도자로서 그 역할을 하고 있다.

미국에서의 치위생사에 의해 수행된 업무는 근무 조건에 의해 변화하고 있으며 계속 확장되고 있다. 미국 치과위생사는 예방처치 및 구강보건교육을 목적으로 행하는 역할의 직업으로 탄생하였고 따라서 치과위생사와는 별도로 치과진료조무사가 존재하므로 치과진료보조를 시행하지 않고 있다.

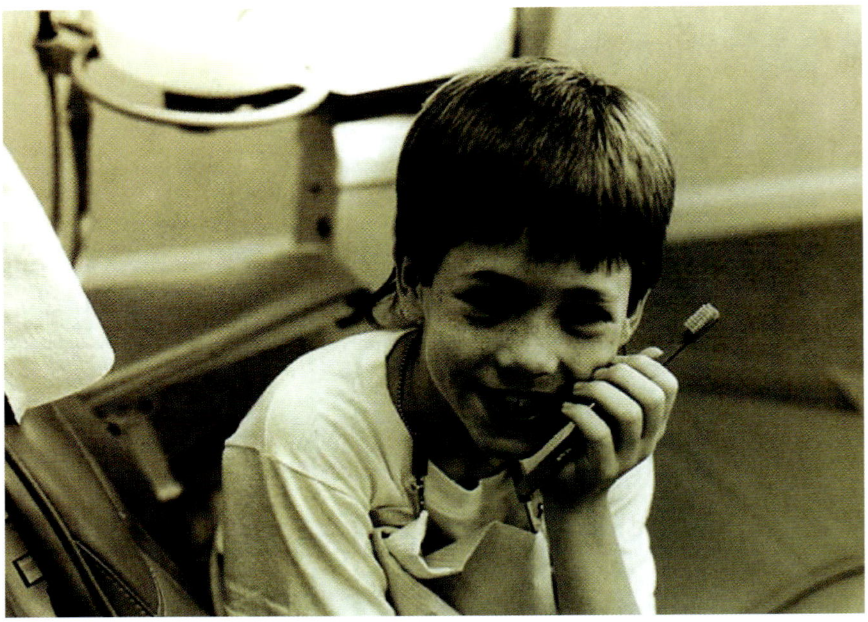

◆ 그림 1-1 urvival of the Fittest: Dental Hygiene's Future Evolves from Its Past
적자생존: 치과위생사의 미래는 진화에 달려있다.

souce: ADHA

3. 치과위생사 업무(Duties of a Dental Hygienist in USA)

미국치과위생사는 대부분이 일반치과의사 및 치과전문의와 함께 치과의원 및 병원에서 치과위생사의 임상업무를 주로 수행하고 있다. 일부는 공중보건관련기관(public health agencies), 종합병원(hospital), 지역사회보건클리닉(community health clinics), 요양원(nursing home) 등에서 환자들에게 임상 및 공중보건업무를 수행하고 있다.

또한 초, 중, 고등학교, 치과대학 및 치과위생과 교육기관에서 교육업무를 담당하며 학술연구분야(research)와 치과경영 및 관리(administrator/manager)분야, 소비자 대변인(consumer avocate), 치과기구 및 기자재회사, 구강위생용품 개발, 판촉 및 홍보 등 다양한 분야에서 활동하고 있다.

임상분야에서의 치과위생사의 일반적인 업무는 진료보조를 담당하는 치과진료조무사(dental assistant)제도가 있어서 진료보조업무는 거의 하지 않으며 예방과 교육업무에 많은 부분을 담당하고 있다. 면허를 취득한 치과위생사의 업무는 수행하고 있는 주(state)의 치과업무관련법령에 따라야 하며 각 주마다 치과업무관련법령은 다르다. 따라서 각 주마다 업무범위와 업무내용이 약간씩 차이가 있다.

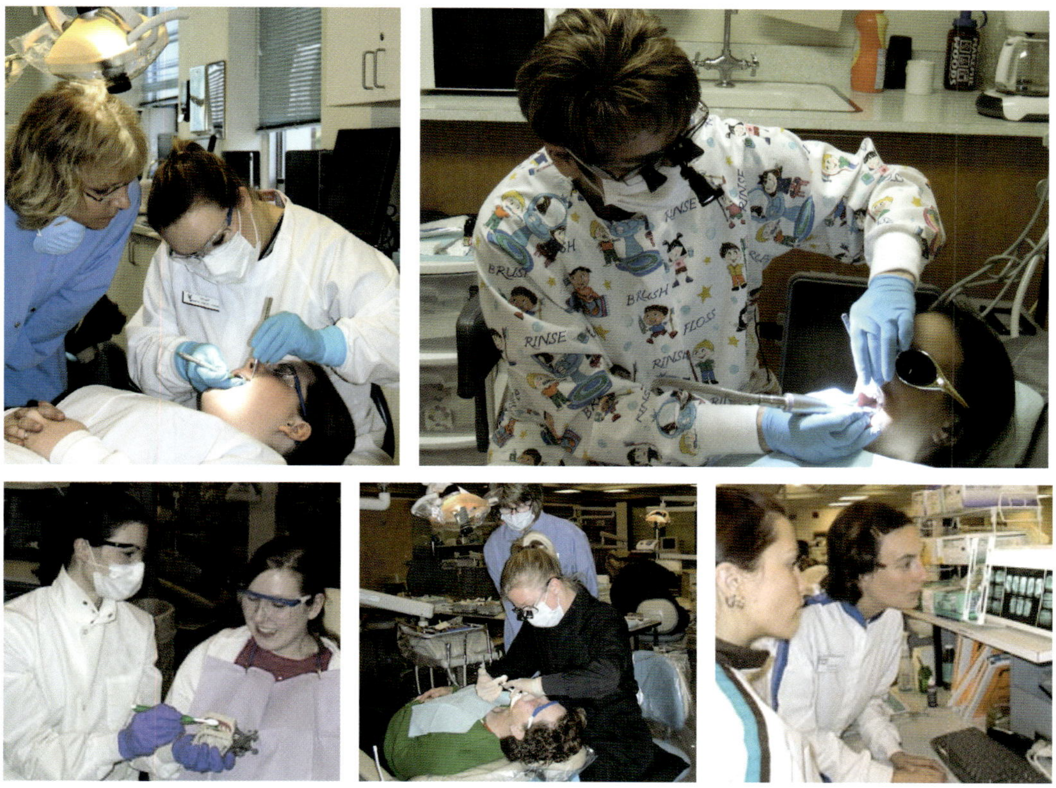

◆ 그림 1-2 미국 치과위생사들의 활동모습(Dental Hygiene Career)

4. 교육제도

미국의 치과위생사 교육과정은 2년제, 4년제, 석사학위과정의 3가지 유형이 있다. 치과의원 또는 치과병원에서 임상가로서의 치과위생사 업무를 주로 수행하기 위해서 진학하는 2년제 전문대학과정과 4년제 학부과정 및 대학원과정이다. 미국의 전체 치위생과의 약 70% 정도가 2년제 전문대학과정이지만 실제로는 치과위생과에 입학하기 전 약 1년 동안 교양 및 기초과학과목들을 이수해야만 입학할 수 있으므로 우리나라의 개념으로 보면 3년 과정이라고 할 수 있다. 학사학위를 수여하는 4년제 학부과정은 미국의 전체 치과위생사의 약 30% 정도를 이루고 있다.

4년제 학부과정은 두 가지 형태로 개설되어 있는데 하나는 다른 전공과 마찬가지로 동일한 대학에서 1학년부터 시작하여 4학년까지 교양, 기초과학, 치과관련 및 치과위생과목과 학사학위를 취득하기 위해 필요한 선택과목들을 이수하고 치과위생과 또는 치과위생관련 학사학위(baccalaureate degree)를 취득할 수 있도록 개설되어 있는 형태이고 다른 하나는 2년제 치과위생과를 졸업하고 준학사학위(associate degree)와 치과위생사면허증을 취득한 치과위생사가 4년제 대학으로 편입을 위해서 학사학위를 취득할 수 있는 degree-completion programs도 많은 대학의 치과위생과에 개설되어 있다. 이는 어떻게 보면 우리나라의 학사학위취득을 위한 학점은행제나 전공심화과정과 비슷한 형태로 볼 수 있을 것 같다.

대학원과정은 치과위생관련교육자, 연구자 및 경영자의 양성을 위한 것으로 치과위생교육학(MSDH)과가 8개의 대학원에 개설되어 있으며, 이외에 치과위생관련분야인 기초과학분야(basic sciences), 마케팅 및 공중보건분야(marketing and public health), 그리고 행정분야(business administration)에서 석사학위(master's degree)를 수여하는 대학원이 12개가 개설되어 있다.

(1) 교육내용

일반적으로 미국대학의 2년제 또는 4년제 치과위생과에 입학하기 위해서는 한 학기 또는 두 학기에 걸쳐서 영어, 말하기 능력(speech), 심리학 및 사회학과 같은 교양과목과 일반화학, 해부학, 생리학, 생화학, 미생물학 및 영양학 등의 기초과학 관련과목을 이수해야 한다. 따라서 미국의 2년제 교육과정은 실제로는 3년제 과정이라고 할 수 있다. 또한 공인된 치과위생과 교육시간은 평균 1,900-2,000시간으로 이중 약 1/3 정도가 실습시간으로 구성되어 있다.

한편 미국에서의 2년제, 4년제 치과위생과에서는 기초과학과목, 치과관련 및 치과위생관련 교과목이 공인된 치과위생과의 교육과정(Curriculum)이 포함되어야하는데 그 관련교과목은 아래와 같다.

1) 공인된 치과위생과의 교육과정 (Accredited dental hygiene curriculum)

① 교양과목

: English, Speech, 심리학 및 사회학(Psychology and Sociology)

② 기초과학과목

: 일반화학(chemistry), 해부학(Anatomy),생리학(Physiology), 생화학(Biochemistry), 미생물학(Microbiology), 병리학(Pathology), 영양학(Nutrition), 약리학(Pharmacology)

③ 치과관련 과목

: 구강해부학(Dental anatomy), 구강병리학(Oral pathology), 방사선학(Radiography), 악안면해부학(Head and neck anatomy), 치주학(Periodontology), 마취학(Pain contral), 치과재료학(Dental materials), 구강조직 및 발생학(Oral embryology and histology)

④ 치과위생관련과목

: 구강보건교육학(Oral health education), 예방상담(preventive counseling),

환자관리(Patient management), 치과위생실습(Clinical dental hygiene), 지역사회구강보건학(Community dental health), 응급처치학(Medical and dental emergencies), 의료관계법규(Legal and ethical aspects)

⑤ 치과위생 교생실습과목

: 치과위생실습(pre-clinical and clinical practice)

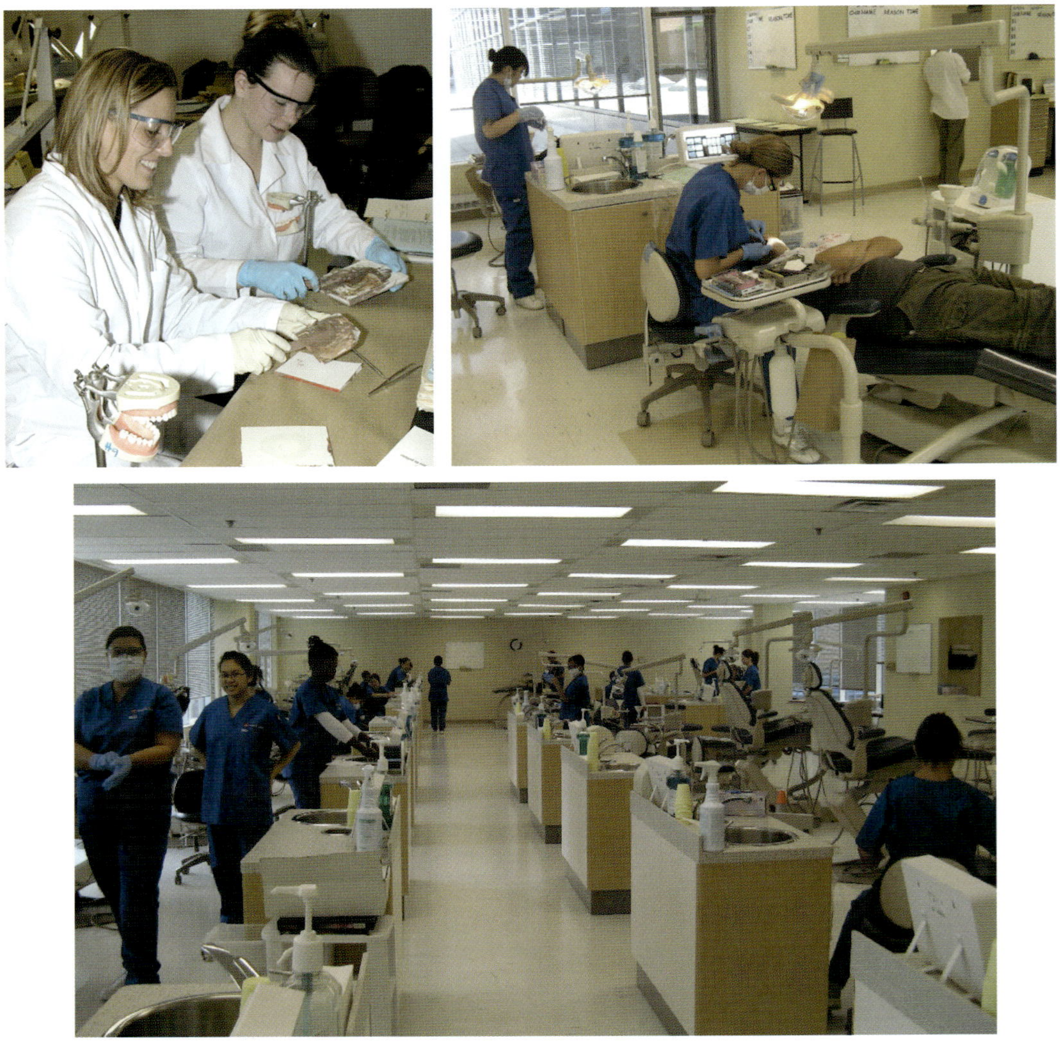

◆ 그림 1-3 치과위생과 학생들의 실습광경(미국 Yorkville College)

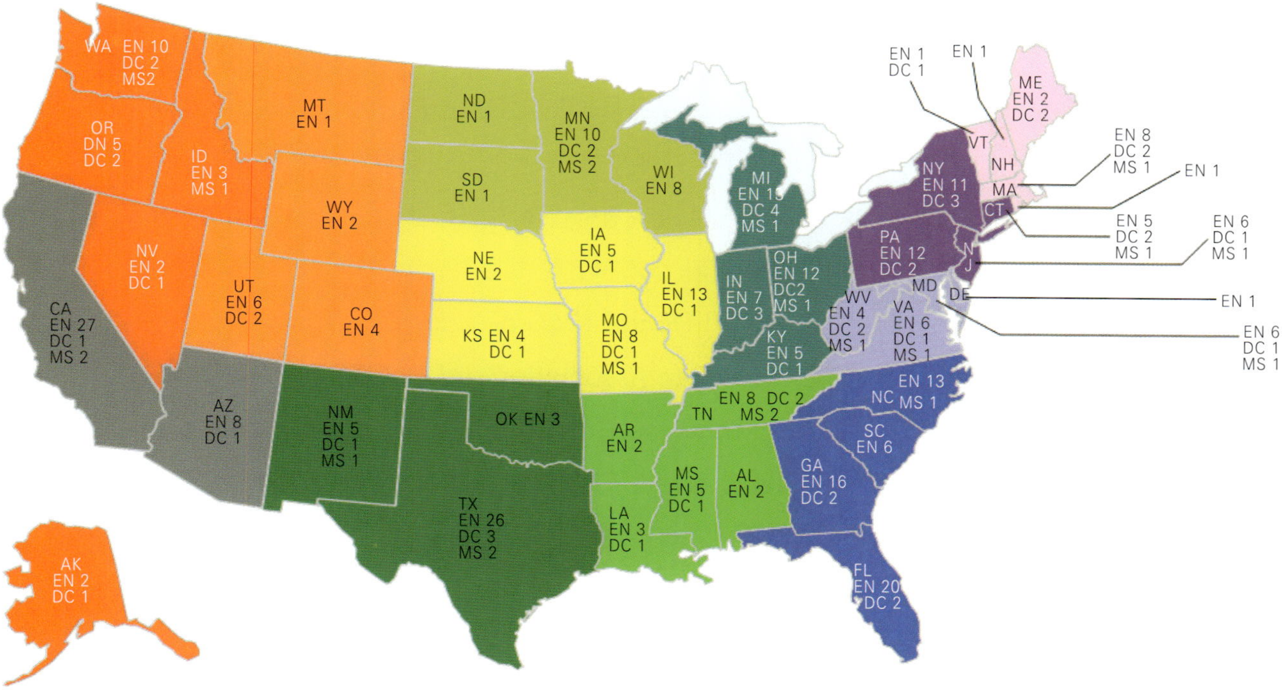

전문대학(EN): 335개
학부과정(DC):55개
대학원과정(MS): 22개
EN: Entry-Level/ DC:Degree Completion/MS: Masters

◆ 그림 1-4 미국 각 주(States)의 교육기관 수
(Number of Dental Hygiene Education Programs Offered by State)

from: adha February 27. 2014

5. 인증제도

면허를 받기 위해서는 미국 치과인증위원회(The commission on Dental Accreditation, CODA)로부터 공인된 교육기관에서 치위생학을 전공하고 자격시험과 국가 치과위생사 시험을 통과해야 한다. 미국치과위생사 면허시험은 지필시험과 실기시험으로 나누어져 있으며 지필시험의 책임기관과 실기시험의 책임기관이 서로 다르다. 지필시험 즉, 필기시험(Written National Board Dental Hygiene Examination)을 관장하는 기관은 미국치과시험협회(AADE/American Association of Dental Examiners)의 전국치과시험연합위원회(The Joint commission-on National Dental Examination)에서 개발되고 관리되고 있다. 시험에 합격하여 면허증을 취득하게 되면 Registered Dental Hygienist(R.D.H)로서 자격을 갖게 된다.

(1) 면허시험

1) 필기시험(Written examination)

응시자격은 18세 이상인 자로 공인된 치과위생과를 졸업하거나 예정인 자가 응시할 수 있으며 시험방법은 미국 전체 주가 인정하는 필기시험으로 약 350개의 4-5지 선다형의 문항으로 구성되어 있고 문항형식은 치과위생과 학과목 내용에 근거한 기초치과위생과정, 포괄적인 치과위생과정, 지역사회 치과위생 업무영역으로 구성된 문항과 치과환자의 12-15개의 증례보고를 통한 문항의 2가지로 구성하여 실시하고 있으며 시험시행은 1년에 봄, 여름, 겨울에 3회 실시하고 있다.

2) 실기시험(Clinical examination)

응시자격은 18세 이상인 자로 공인된 치과위생과를 졸업하거나 예정인 자로 필기시험인 National Board Dental Hygiene Examination에 합격한 자로 아울러 OPR(심폐소생술)인증서를 제출해야 한다. 시험방법은 각 주 또는 지역에 따라 평가내용이나 평가점수는 다양하나 모두에서 동일한 내용은 포괄적인 치과위생과정을 환자에게 직접 실행하며 평가받는다는 것이다. 시험 시행 시기는 주마다 다르다.

(2) 면허취득

필기시험과 실기시험에 합격하고 각 주에서 실시하는 의료관계법규시험(Test on state laws)에 합격하고 CPR(심폐소생술)인증서를 제출하여 면허를 취득한다. 면허를 취득하면 취득한 주나 지역에서만 인증 효력을 갖는다. 다른 주에서 치과위생사로서 취업을 하려면 해당 주의 면허시험에 다시 응시하거나 치과위생사 근무 경력이 있으면 다양하게 적용되는 각 주의 치과업무관련법령에 따라야 한다. 면허를 취득한 후에도 각 주마다 의무적으로 이수해야 하는 보수교육을 이수해야만 면허를 지속적으로 갱신할 수 있다.

현재 한국치과위생사가 미국치과위생사 면허를 취득하기 위해서는 유학 또는 이민에 대해 관심있는 치과위생사는 다음을 참고하면 도움이 될 것이다. 미국치과의사협회(ADA)가 공인하는 치과위생과를 졸업하지 않은 나라에서 치과위생사 또는 치과의사 면허증을 소지하고 있는 치과위생사 및 치과의사가 미국치과위생사 면허를 취득하기 위해서는 우선적으로 ADA가 공인하는 치과위생과를 졸업해야 한다.

현재까지는 캐나다의 치과위생과 및 치과대학을 제외하고는 ADA에서 공인하는 외국 치과위생과 및 치과대학이 없다. 이런 이유로 유학에 관심이 있는 사람은 먼저 치과위생과가 개설되어 있는 미국대학과 또한 그 대학의 치과위생과에서 유학생을 받아들이는지를 먼저 확인해야 한다. 왜냐하면 여러 가지 이유로 유학생을 받지 않는 치과위생과가 있기 때문이다. 치과위생과가 있는 미국대학에 입학 허가서를 받은 후부터 치과위생과 학과목들을 이수하면 졸업과 동시에 주어지는 면허시험에 응시하면 된다. 현재로서는 이 방법만이 미국의 치과위생사 면허증을 취득할 수 있는 길이다.

Chapter 02
일본의 치과위생사

1. 개요

일본 치과위생사의 탄생은 1913년에 미국에서 Dental hygienist 교육이 시작된 후 미국의 해외 정보 기사가 일본의 한 잡지에 소개되었고 미국의 Dental hygienist를 그 잡지에서 치과위생사라 번역되어 게재되었다. 이후, 오카다 미츠루라고 하는 사람이 1919년 Dental hygienist를 Oral hygienist(구강위생사)로 소개했으며, 1921년 치과위생부로 명칭이 바뀌어 일본 라이온 아동 치과의원에서 관련인력을 양성하기 시작하면서 부터이다.

1947년 보건소법이 개정되면서 치과위생업무가 받아들여지고 1948년 치과위생사법에 근거해 후생노동대신 면허로 국가자격증이 되었다. 법이 제정된 이후 치과위생사로 통일되어 지금에 이르고 있다. 1955년에 치과위생사법의 일부가 개정되었는데 그때까지의 업무내용이 미국과 마찬가지로 구강 위생의 분야에 한정되었던 것이 치과 의사 진료보조로서의 업무를 덧붙이게 되어 이때부터 치과위생사의 업무분야에 진료보조가 포함되게 되었다. 즉 일본의 경우 처음엔 치과위생사가 임상현장에서 예방업무를 담당하도록 지향했으나 1950년부터 사회보험제도의 비중이 커짐에 따라 진료소에 일손이 부족했고 많은 수의 치과위생사가 진료실에서 본래의 치과위생사 교육의 지향방향과는 다르게 치과진료보조업무가 치과위생사의 업무로 추가된 것이다. 이후 1989년 치과위생사법에 치과보건지도가 치과위생사 업무로 추가되었다.

따라서 최근의 일본치과위생사의 특징은 사회복지제도와 관련된 역할이 강화되어 일본치과위생사의 특성화를 나타내고 있다. 현재 치과위생사의 등록자 수는 243,337명, 취업자 수는 108,123명으로 집계되고 있다. 취업기관별로는 치과진료실이 가장 많아 약 8만여 명이 있으며, 그 다음이 병원, 시읍면 보건센터, 보건소 순으로 되어있다.

한편 일본치과위생사회는 1951년 설립되어 1966년 사단법인이 되었으며 현재(2006년)15,822명의 회원을 가지고 있다, 2006년 일본치과위생학회도 발족되었다(source: www.kokugoken.or.jp).

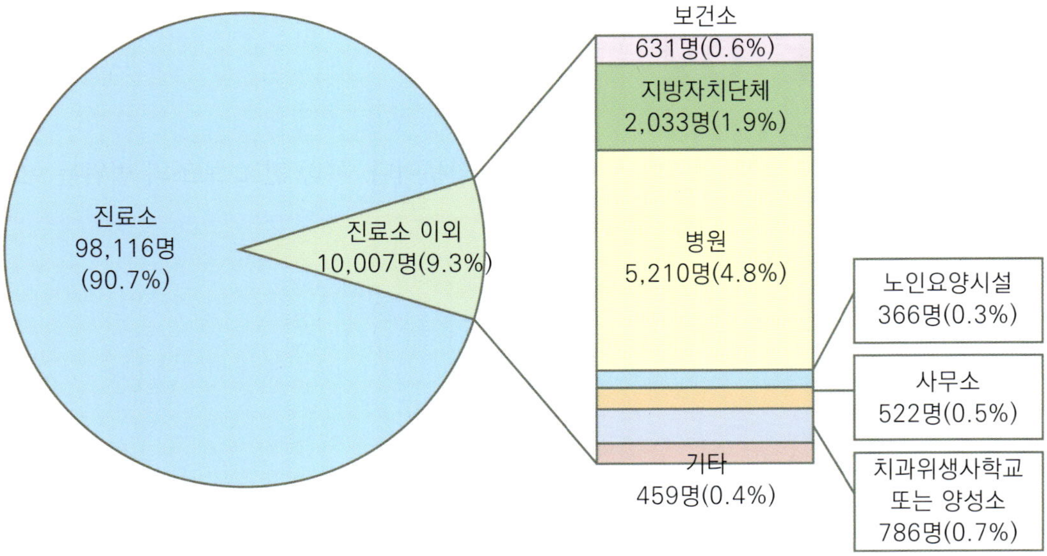

◆ 그림 2-1 취업 장소별로 본 치과위생사 수(2012년)

source: http://www.jdha.or.jp/dh/info_employ.html

2. 직업 정의

치과위생사는 치과의사의 간접지도하에 치과 질환의 예방 및 구강 위생의 향상을 도모하는 일을 목적으로 하고(치과 위생사법 제1조), 사람들의 치아 및 구강의 건강을 위한 역할을 하며 1948년(쇼와 23년) 제정된 치과 위생사법에 근거하여 후생 노동부장관의 면허증을 발급받는 국가 자격증을 가진 전문직이다. 주요 취업기관으로는 병원이나 치과진료실, 보건소, 시읍면의 보건센터, 기업의 건강관리실, 구강보건센터, 장애인 진료시설 등에 광범위하게 근무하고 있다.

3. 치과위생사 업무

업무의 내용은, 치과예방처치, 치과진료의 보조, 치과보건지도 이 세 개의 업무가 주요 업무이다. 이 업무들은 치과위생사법에 정해져 있어 이와 관련된 지식과 기술을 필요로 한다. 사람이 치아를 잃는 원인의 90%가 충치와 치주질환으로 국민 대부분이 이환되어 있어 충치와 치주질환을 예방할 수 있으면, 자신의 치아를 평생 유지할 수 있다는 개념 하에 치과위생사는 치아 및 구강의 질환을 예방하는 처치자로서 치석제거나 불화물 도포 등의 예방적 처치를 하는 예방진료를 하고 있는데 일반적으로 예방진료는 치과 의사를 중심으로 한 팀 의료로서 행해지고 있다.

또 다른 업무는 치과 의사의 진료를 보조하는 업무이다. 치과 진료 보조의 범위는 여러 분야에서 행해지는데 치과 진료를 원활히 실시하기 위해서는 이 역할도 치과위생사의 주요 업무이다. 이 부분은 치과 의사와 환자분과의 커뮤니케이션에 의한 신뢰 관계를 구축하는 태도가 중시하고 있다.

하지만 무엇보다도 일본 치과위생사의 업무 중의 큰 특징은 치과보건지도 업무라고 할 수 있다. 충치나 치주병이 생활습관병이기 때문에 치료보다 예방, 특히 본인 스스로의 생활 습관을 개선하는 것이 중요하다고 보고 올바른 생활 습관이나 자기 건강관리를 실행하기 위한 전문적인 지도가 필요하다는 인식하에 치과보건지도가 큰 범위를 차지하고 있다.

치과 보건 지도는 유아기부터 고령기까지의 각 생애주기별로 건강한 사람, 병이나 장애가 있는 사람 등, 모든 사람에게 필요한 지원을 하는 것으로 올바른 잇솔질법을 통해 자기 구강건강관리를 위한 기술을 향상시킬 수 있도록 하거나 와병생활자, 요양 간호자등에 대한 방문 구강 케어업무 아울러 최근에는 음식의 먹는 방법이나 씹는 방법을 통한 섭식태도 개선, 고령자나 요양 간호자의 저작이나 삼켜 힘을 강하게 하는 섭식·삼킴 기능 훈련도 새로운 치과 보건 지도의 분야로서 주목받고 있어 이 업무가 일본 치과위생사의 주요 업무인 동시에 특징이다.

치과위생사의 업무는 치과의사법령과 규정에 의해 운영 및 관리되고 있다.

Part
04

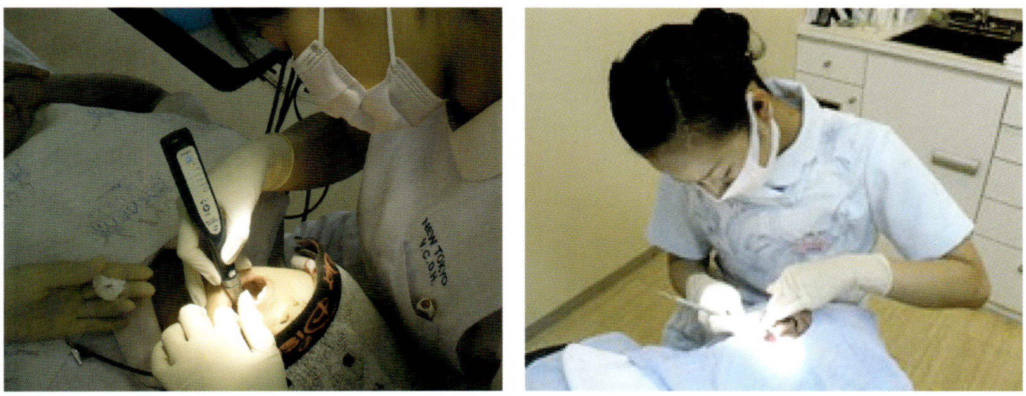

◆ 그림 2-2 치과예방처치

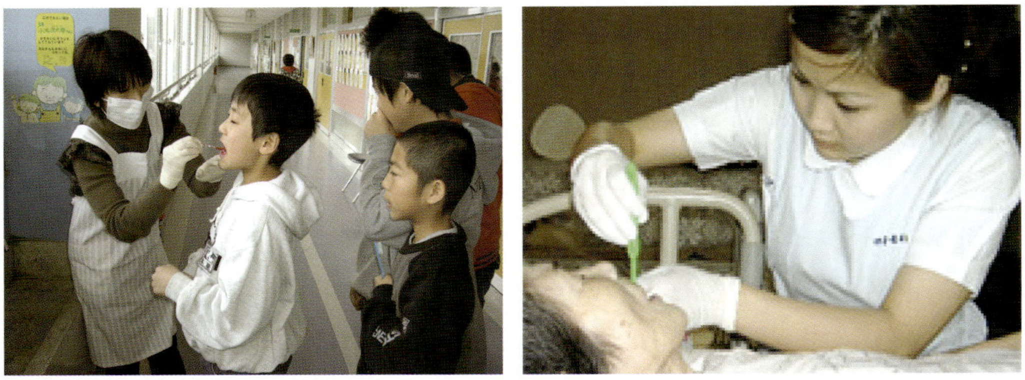

초등학교에서 치과보건지도　　　방문구강관리(주택)

◆ 그림 2-3 치과보건지도

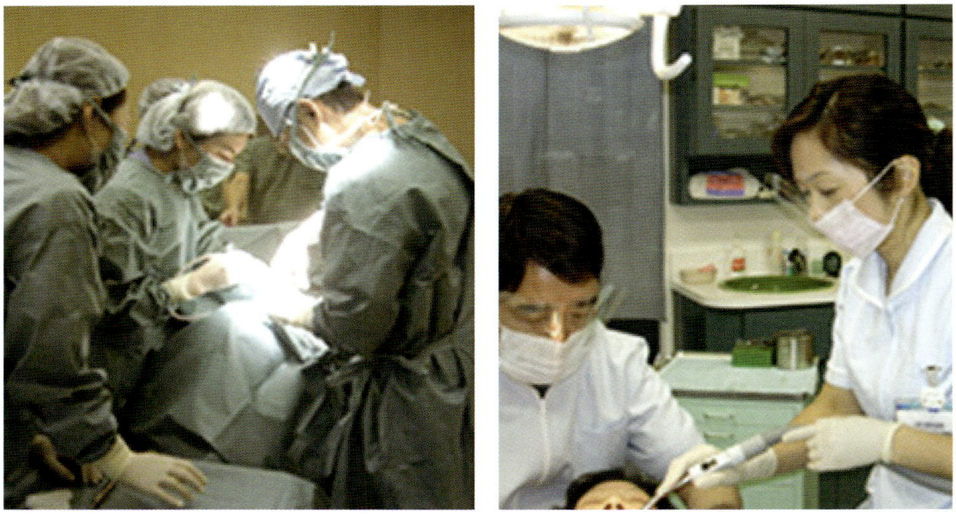

수술실에서의 협력　　　치과의사와 협업

◆ 그림 2-4 치과진료의 보조

http://www.jdha.or.jp/

4. 교육제도

1983년 치과위생사 학교양성소 지정 규칙의 개정에 따라 2년제 교육이 시작되었고 1988년 2년제 교육연한이 전국적으로 실시되었으며 2005년에 3년제 교육이 시작되었다. 2004년 4년제 교육과정이 동경의과치과대학에서 처음으로 만들어졌다. 이후 법의 개정으로 2010년부터는 모두 3년제 이상의 교육을 실시하고 있다. 교육기관은 대학을 포함 단기대학, 전문학교를 포함 총 154개교가 운영되고 있으며, 4년제 5개교, 3년제 80개교, 76개교가 2년제로 운영되고 있다. (2014년)

(source: www.kokugoken.or.jp)

(1) 교육 내용

1) 교육과정(Curriculum)

치과위생과 교육과정은 2010년부터 최소한 3년 과정의 정규과정으로 구성되어야하고 치과위생사 업무인 예방처치, 진료보조 및 치과보건지도를 실행하는데 필요한 이론지식과 실습과정, 그리고 현장실습 등으로 구성되어 있으며 교육과정은 크게 교양과목, 기초과목, 치과기초과목, 임상치과과목으로 나누어져 구성되어 있다.

교양과목은 주로 영어, 윤리학, 심리학 등이고 기초과목은 생리학, 화학 등을 일컬으며, 해부학, 생리학, 약리학, 미생물학 등이 치과기초과목으로 병리학, 구강위생학, 치과위생실습, 치주학, 예방치과학, 치과진료보조 등이 임상치과과목의 범주에 속한다.

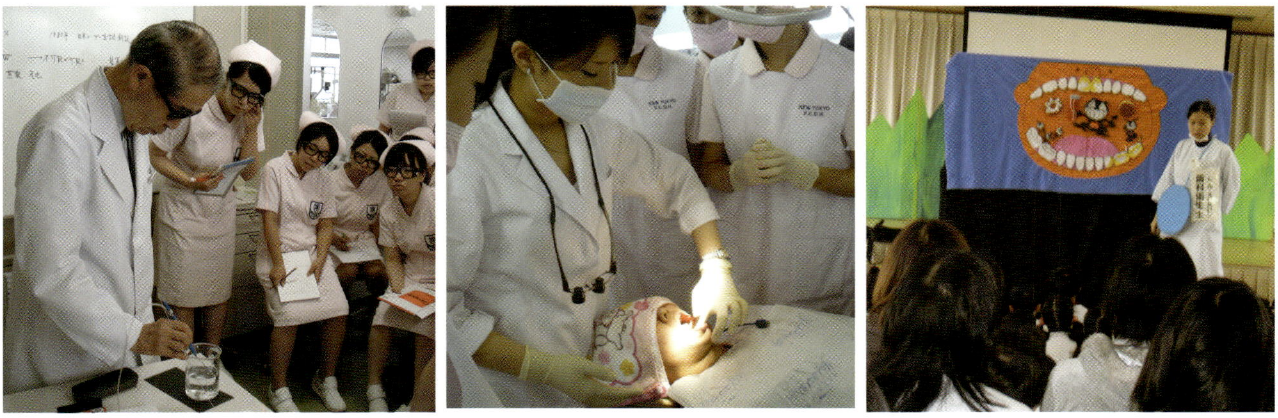

◆ 그림 2-5 일본 치과위생과 학생들의 실기 및 보건지도 실습광경

5. 인증제도

치과위생사가 되기 위해서는 치과위생사법 제11조에 근거하여 후생성장관 혹은 문부성 장관이 지정하는 치과위생사 교육기관을 졸업하고 매년 3월상순의 일요일에 실시되는 국가시험에 합격하면 후생노동부장관이 명부에 등록 후 면허증을 준다. 이후 2년마다 매년 면허신고 및 갱신을 통해 유지되며 면허신청, 갱신 등의 관리는 재단법인 치과의료진흥재단에서 실시한다.

(1) 국가시험 응시자격

1) 문부과학부장관이 지정한 치과위생사 학교를 졸업한 자
2) 후생노동부장관이 지정한 치과 위생사 양성기관을 졸업한 자
3) 외국의 치과위생사 학교를 졸업하거나 또는 외국 치과위생사 면허취득 자 또는(1),(2)와 동등 이상의 지식 및 기능을 가진다고 인정한 경우

(2) 필기시험

시험시행은 1년에 1회 필기시험만으로 자격인증을 하게 되는데 시험시행 시기는 3월초에 실시하며 19개 과목 200문항으로 구성되어 전국 11개 도 지역에서 실시되고 있다. 국가필기시험과목은 해부학, 생리학, 병리학, 미생물학, 약리학, 구강위생학, 위생학 및 공중위생학, 영양지도, 치과예방처치, 치과진료보조, 보건지도, 치과임상 요지(치과임상개론, 치과보존학, 치과보철학;구강외과학, 소아치과학 및 교정학)이다. 합격기준은 평균 60% 이상이다.

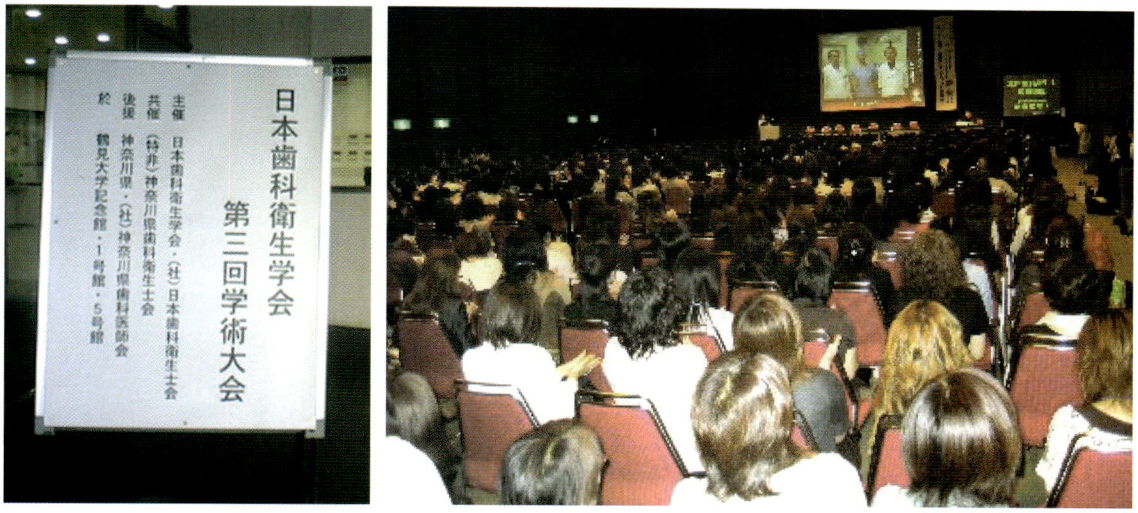

◆ 그림 2-6 일본치과위생사 advanced periodontal disease 전문교육강연

Part
04

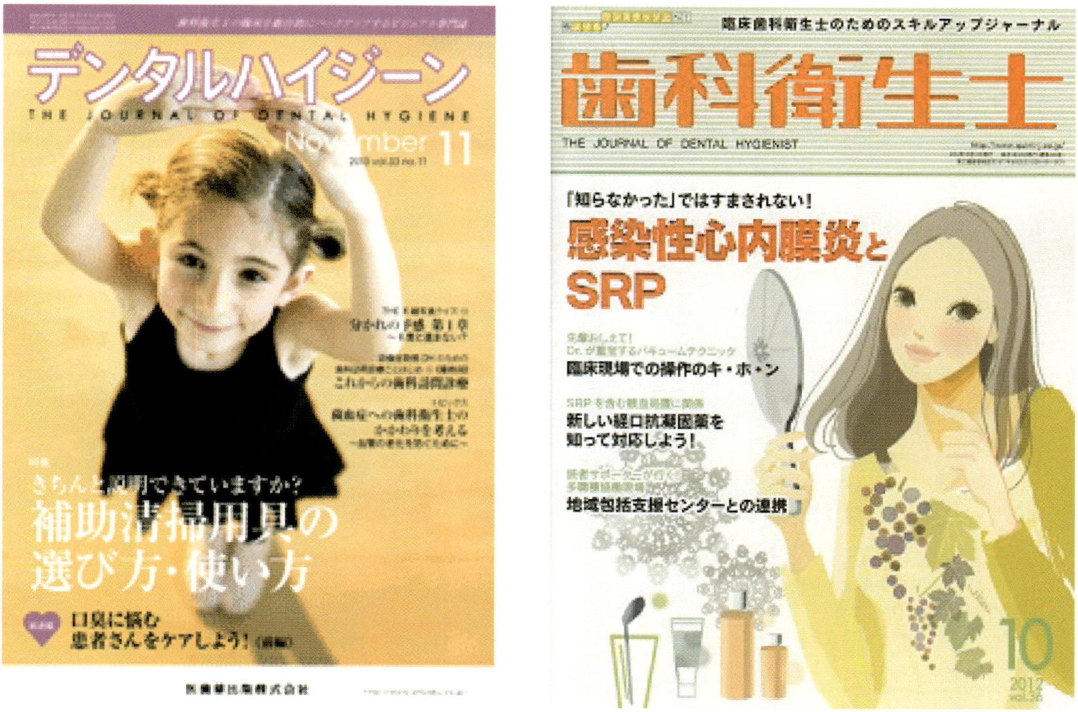

◆ 그림 2-7 일본에서 발간되는 치과위생사 전문잡지
(Journal of Dental Hygiene(의치약사), 치과위생사(퀸텐센스)

Chapter 03
캐나다의 치과위생사제도

1. 개요

캐나다 치과위생사는 1947년 온타리오 주에서 시작되어 1951년 Toronto 대학에서 2년제 치과위생사 교육이 맨 처음 시작되었다. 캐나다에는 현재 약 1,5000여명의 치과위생사가 다양하게 치과관련분야에서 활약하고 있으며 1963년에 캐나다 치과위생사협회(CDHA, The Canadian Dental Hygiensits Association)가 설립되어 치과위생사에 의한 질적인 구강병예방을 전 국민에게 실현시킨다는 방침아래 보건서비스 분야에서 적극적으로 봉사하고 있다. 유사직업으로 치과치료사(Dental therapist)가 있다.

2. 직업 정의

치과위생사(Registered dental hygienist)는 최적의 국민 구강관리 및 유지관리를 위하여 전신건강을 증진시키기 위해 교육적, 임상적 및 치료적 봉사를 수행하는 면허증을 가진 전문가이다.

3. 치과위생사 업무

캐나다 치과위생사의 활동분야와 임상업무는 미국과 매우 유사하다. 대부분의 치과위생사는 치과의원 및 병원에서 일반 및 전문치과의사와 함께 임상업무를 수행하고 있으며 일부는 공중보건관련기관인 지역사회보건클리닉 및 요양원 등에서 공중구강보건업무를 수행하고 있으며 이외에도 초, 중, 고등학교와 치과대학 및 치과위생과 교육기관에서 교육업무를 담당하고 있다. 임상분야의 주요 업무는 미국과 동일하며 일부 주에서는 국소마취도 행하고 있다.

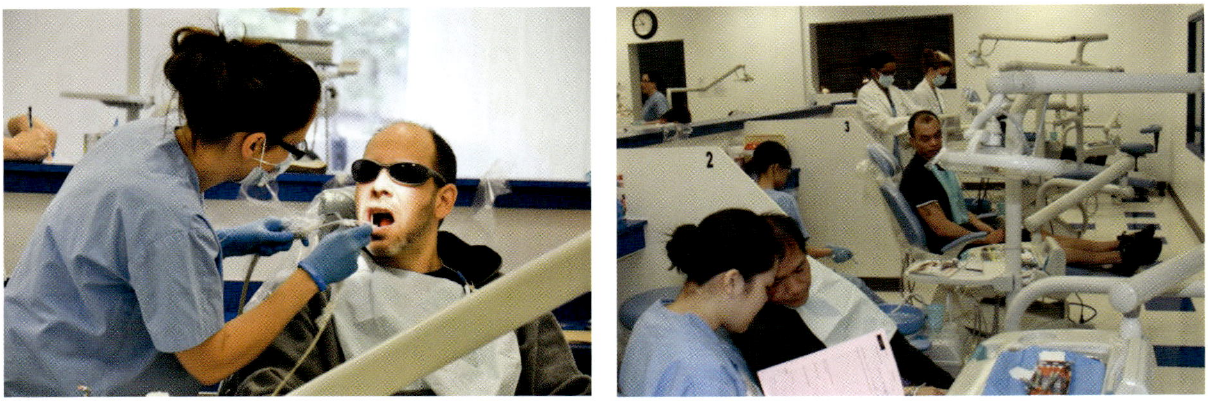

◆ 그림 3-1 진료실에서의 치과위생사(dental hygiene clinic photo in Canada)

http://learndentalhygiene.ca/

4. 교육제도 및 내용

1947년 온타리오 주에서 시작되어 1951년 Toronto 대학에서 2년제 치과위생사 교육이 시작된 이후 7개 주의 31개 대학에 2년, 3년 및 4년제 학부과정 및 대학원 과정으로 개설되어 있다.

교육과정은 대학마다 약간씩 다르게 구성되어 있으나 대체적으로 교양과목인 영어, 수학, 생리학, 생물학 등과 관련된 과목들을 치과위생과에 입학하기 위해서 먼저 이수해야 하며, 행동과학(Behavioral sciences), 심리학(psychology), 사회학(Sociology)과 같은 과목들은 치과위생과목들과 함께 이수되어야 한다. 이외에 치과위생관련과목은 미국과 유사하므로 미국의 교육과정내용을 참고하기 바란다.

Part 04

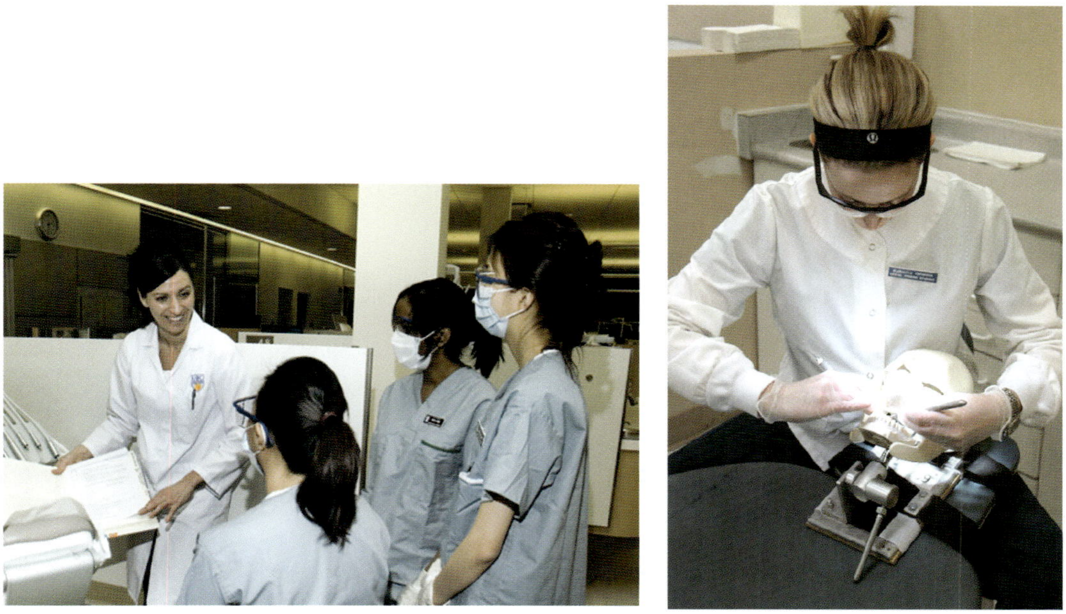

◆ 그림 3-2 실습 광경

http://www.dentistry.ubc.ca/education/hygiene/

5. 인증제도

캐나다 치과위생사의 자격기준은 각 주마다 약간씩 다르지만 반드시 캐나다치과위생사 자격인증위원회(NDHCB)에서 주관하여 시행하는 캐나다 치과위생사면허시험(NDHCE)인 필기시험에 합격해야 한다. 캐나다 치과위생사협회(CDHA)에서 1982년부터 캐나다 전체 주에서 인정할 수 있는 면허제도에 대한 연구를 통해 1994년 캐나다 치과위생사 면허시험위원회 NDHCB(National Dental Hygiene Certification Board)에서 문항개발과 시험시행을 담당하고 있다.

치과위생사 국가시험응시는 메일이나 온라인으로 신청할 수 있으며, 시험은 필기시험과 실기시험으로 구성되며 필기시험은 먼저 사전준비시험(preparing for the Exam)을 치른 후에 본 시험을 치를 수 있으며 4회까지 응시할 수 있다. 또한 국가시험에 응시하기 위해서는 NDHCB의 시험응시자격에 대한 평가를 받아야 하는데 응시자격은 캐나다 대학의 치위생과 졸업 또는 졸업예정자나 미국에서 인가한 대학의 치위생과를 졸업한 자와 캐나다 및 미국에서 인가하지 않은 외국대학의 치위생과 졸업생은 별도로 응시자격을 인정받기 위한 평가과정에 필요한 자료를 캐나다의 면허시험위원회(NDHCE)에 신청한 후 응시자격이 있다고 통보를 받은 후 응시할 수 있다.

시험내용은 주로 치과위생훈련(치위생 과정(DHP): Assessment & Diagnosis DHP: 계획, DHP: 실행, DHP: 평가)에 대한 능력을 본다. 미국과 거의 동일한 형식으로 총 200 multiple choice questions으로 구성되어 있고 4시간동안 실시되며 합격기준은 각 주마다 다르지만 최근 2-3년의 합격선은 66%-71% 수준이었다. 합격 후 면허를 NDHCB에 등록한다.

시험시행은 1년에 1월, 5월 과 9월에 3회 실시하고 있다. 실기시험은 NDHCB 시험 합격 후 각 주에서 실시하는 보통 OSCE 방식의 실기시험으로 환자에 대한 자료를 제시하고 답을 구하는 방식이며, 이틀에 걸쳐 실시된다. 임상업무 및 활동분야는 미국과 매우 유사하므로 미국치과위생사제도를 참고하기 바란다.

http://www.ndhcb.ca/en/exam

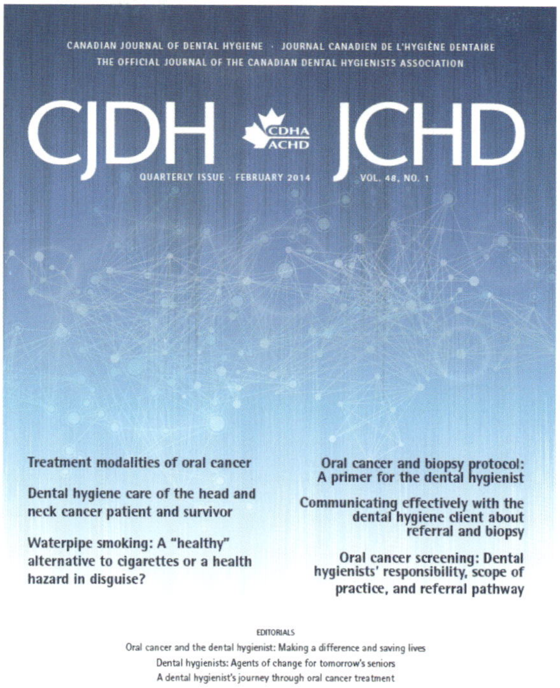

◆ 그림 3-3 캐나다 치과위생 잡지
The Canadian Journal of Dental Hygiene (CJDH)

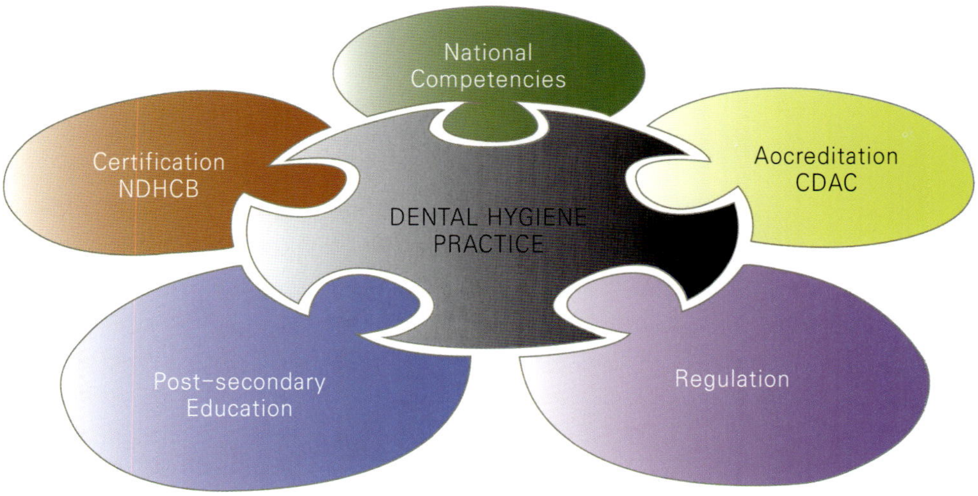

◆ 그림 3-4 치과위생사 업무능력
Entry-To-Practice Competencies and Standards for Canadian Dental Hygienists

Chapter 04
호주의 치과위생사

1. 개요

호주에서의 치과위생사는 1976년 처음으로 서부지역에서 시작되어 1981년부터 다른 주에서도 점진적으로 법령이 제정되기 시작했고 10년 후인 1991년에 호주치과위생사협회(Dental Hygienists' Association of Australian)가 창립되었다.

호주의 치과위생사는 '치과질환의 예방이라는 원칙을 갖고 지역민들이 자신의 구강건강을 책임지고 관리할 수 있도록 동기를 부여하는 구강보건교육자'로 정의하고 있다. 따라서 치과위생사는 질병예방은 물론 치아 및 구강과 치주조직의 건강을 유지하기위해 구강보건교육과 방법을 제공하는 직업으로 환자의 필요에 초점을 맞춘 1:1 맞춤식 교육을 실시하고 활동분야는 일반치과 및 전문치과의원에서 임상업무가 큰 비중을 차지하고 있으며 일부는 학술연구분야(Research), 치과위생관련교육(Professional education), 지역사회보건클리닉(Community health clinics)와 요양기관(Nursing Home) 등에서 임상 및 공중보건업무를 수행하고 있다.

이외에도 정부기관에서 구강위생용품개발, 판촉 및 홍보 등 다양한 분야에서 활동하고 있다. 특징적인 것은 호주에서의 Dental team에는 치과의사, 치과위생사, 치과치료사, 구강건강치료사가 협동 진료를 한다.

호주의 치과위생사 양성기관은 전문학사과정인 2년제와 학사학위가 수여되는 3년제로 나뉜다. 치과위생과 프로그램이 적은데다 입학정원 역시 소수이기 때문에 치과위생과 지원 경쟁률은 매우 높은 편이다. 매년 약 300명의 치과위생사 졸업생이 배출되지만 치과위생사 수는 부족하기 때문에 호주에서 치과위생사시험에 합격한 외국 치과위생사의 취업기회는 어려움 없이 찾을 수 있다. 참고로 2011년 기준 호주의 치과위생사 수는 1,264명으로, 치과의사 13,154명에 비해 10분의 1 수준이다.

2. 치과위생사의 업무

■ **독립적 업무수행, 법적 보장**

호주는 치과위생사가 독립적으로 스케일링이나 치근활택술 처치를 할 수 있도록 허용하는 등 법적으로 그 독자적 고유성을 인정하고 있다. 따라서 치과위생사 업무는 일반치과와 치주과, 교정과, 보철과 등 전문치과에서 큰 비중을 차지한다.

주 치과처치업무로는 치주질환검사 및 기록, 방사선, 인상채득, 인상채득 연구, 불소 처치, 실런트, 보철 및 충전물 연마, 잉여접착제 제거, 스케일링, 치근활택술, 러버댐 장착, 봉합사 제거, 치주팩 장착 및 제거, 지각과민증 예방 약제와 재광화 약제의 적용, 전문적인 치아미백제 적용 등을 하고 있으며 이와 달리 일부 치과위생사는 치과전문의와 함께 교육기관에서 통계정보를 위한 자료 수집을 하는 학술연구를 수행하거나 치과의사와 치과위생사, 치과보조원에게 치과위생 관련 교육을 하고 있다.

또 지역사회보건클리닉과 요양기관 등에서 임상 및 공중보건업무를 하거나, 정부기관의 프로그램, 호주 군부대, 구강위생제품개발, 판촉 및 홍보 등 다양한 분야에서 활동하고 있다. 호주에서는 보건의료분야에 종사하는 직역을 대체로 '보건의료인에 관한 법률'을 통해 규정하고 그 면허 또는 자격에 관한 공통사항만을 다루고 있으며, 구체적인 직역별 정의 및 업무 등에 관한 사항은 별도의 법률 또는 규칙을 통해 정하고 있다. 치과위생사의 경우 각 주(州)별 형태가 다를 수 있다.

souce: dentalboard.gov.au

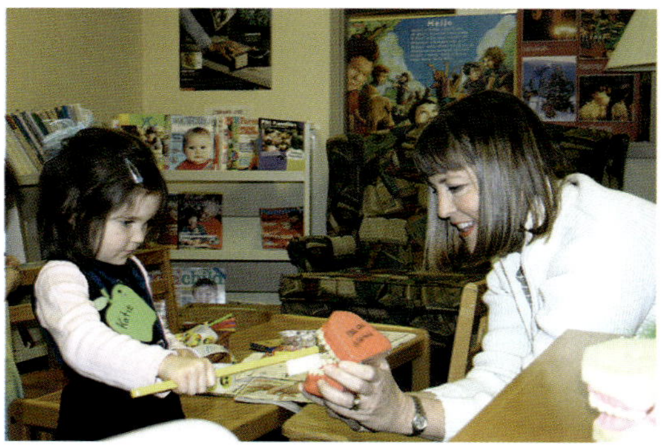

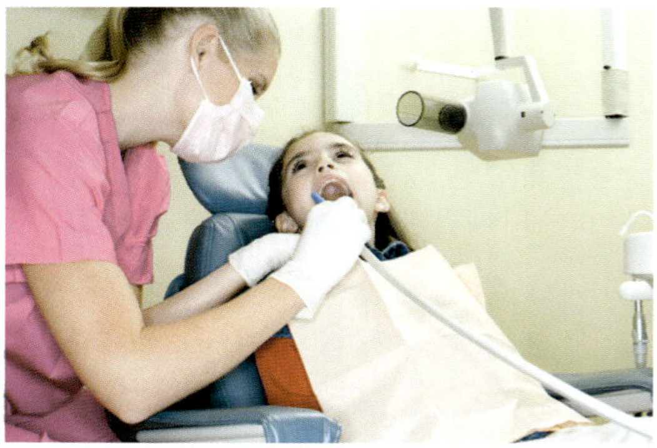

◆ 그림 4-1 호주의 치과위생사 활동

oregonstate.edu/ua/ncs/archives/2006/mar/children-work-su...
http://www.careercast.com/content/10-best-jobs-2012-4-dental-hygienist

3. 교육제도

호주에서 치과 위생사는 과정은 학사학위과정과 준학사 학위과정이 있다. 모두 5개의 교육기관이 있으며, New South Wales, Queensland, Victoria의 3곳에서는 방학없이 full time으로 3년 과정을 마치고 학사학위를 받거나 South Australia, Western Australia의 2곳에서 준학사 과정의 치위생프로그램을 마친 후 호주치과위원회(ADC/Australian Dental Council)에 등록해야 인증을 받을 수 있다.

호주 치과 위생사는 치과 의사에 의해 고용 될 필요가 없고 독립적으로 환자를 평가하고 지역 사회에서 일하는 동안 훈련된 범위 내에서 치료 계획을 세울 수 있다. 하지만 이는 치과의사부터 치과위생사, 치과치료사, 구강건강치료사까지 모두 전문적인 책임은 동일한 수준으로 모든 실무자가 자신의 전문 배상보험 및 방사선에 대한 라이센스를 가지고 있어야 한다. 3년 간격으로 평생 동안 60시간의 교육시간을 이수해야 한다.

치과위생사는 100여명정도가 배출되고 있는데 소수의 치과위생과 프로그램과 소수의 입학정원으로 인하여 치과위생과 경쟁률이 매우 높으며 치과위생사 수가 부족한 실정이다.

Part 04

(1) 교육내용

호주 치과위생과의 교육과정은 대학마다 부분적으로 다르나 최소한 2-3년 과정의 정규과정으로 구성하며 최소한 50%이상 임상실습으로 이루어져 있다. 치과위생교육과정의 목표는 치과팀의 일원으로 치과의사의 감독없이 치과의사가 규정한 치과위생사의 업무를 행할 수 있는 능력을 갖추도록 구성되어 있으며 법이 정하는 범위 내에서 치과위생사의 업무를 행하는데 필요한 과학적 지식과 업무이해에 대한 교육으로 전체적으로 환자의 구강건강을 관리하기 위한 안정성과 책임을 다하는데 초점을 두고 있다.

교과목의 구성은 크게 치과과학(Dental science), 임상치과학(Clinical dentistry), 사회과학 및 예방치과학(Social science and Preventive dentistry) 그리고 치과임상실습(Vocational clinical practice)의 4분야로 나누어져 있다.

4. 인증제도

호주에서 치과위생사 면허를 취득하려면, 주 현지에서 일정기간의 학업을 이수하고 호주 각 주의 치과위생사 관련 기관인 Dental Board에 등록해야 한다. 즉 호주, 뉴질랜드, 영국 대학의 치위생과를 졸업한 자는 별도의 국가시험 없이 Dental Board of Australia에 치과위생사로 등록되어 치과위생사로서의 자격이 주어지는데 호주 이외의 다른 국가에서 치과위생사 면허를 취득한 자는 치과위생사로 활동하기 전에 호주 남부에 위치한 Torrens Valley Institute of T.A.F.E.에서 심의를 거쳐야 한다. 호주 이외의 국가에서 치과위생사 면허를 취득한 자가 호주의 치과위생사 및 치과치료사가 되기 위해서는 다음 호주치과협회(ADC) 4단계의 평가를 거쳐야 한다.

1단계 초기평가: ADC(Australia Dental Council)
2단계 필기시험
3단계 영어시험: IELTS(International English Language Test System)
or OET(Occupation English Test)
4단계 임상시험: DBA(Dental Board of Australia)

Chapter 05
영국의 치과위생사 제도

1. 개요

영국의 치과위생사제도는 1942년 제2차 세계대전 중에 공군에서 양성을 시작으로, 1949년 민간치과의료기관에서도 양성하기 시작했다. 같은 해에 영국치과위생사협회(BDHA: British Dental Hygienists Association)가 설립되었고 현재 약 7,000여명의 치과위생사가 활동하고 있다.

활동분야는 주로 치과병·의원과 지역사회 진료실(Community clinics)에 90%이상이 종사하고 있으며 그 외에 교육분야, 연구원, 건강증진사업단체 등의 국내외 여러 단체에서도 활동한다. 또한 남성 치과위생사도 100여명에 이른다. 시간제 근무(part-time)가 많은 특성으로 근무시간선택이 용이해서 선호도가 높은 전문직종의 하나이지만 연 배출인원이 330여명으로 부족한 실정이다.

영국에서는 치과치료사, 치과기공사 치과간호사(Dental Nurse)등의 제도가 있다. 특히 치과위생사와 치과치료사의 경우 활동영역과 역할이 서로 겹치는 경우가 많은데 이는 좋은 구강건강을 유지하기 위해 임상 및 교육 등 모든 치과영역에서 활동할 수 있음을 의미한다. 따라서 치과위생사와 치과치료사는 작업 시 원활한 의사소통과 팀-웍을 통해 유연하게 접근하여 치과 팀으로 유지할 수 있을 때 효과를 극대화 시킬 수 있다.

영국에서 일반적인 치과진료보조업무는 Dental nurse(치과간호보조원)가 담당하는데 이곳에서 치과간호사는 일반적으로 치과간호조무사(Dental assistant)를 일컫는다.

치과위생사는 주로 예방업무에 종사하며 직접 clinic을 개설할 수도 있으나 일반적으로는 치면세마와 스케일링 등 예방업무에 주로 종사한다. 특히 구강위생관리 및 영양상담 등을 통해 치아건강증진을 위해 스스로 관리할 수 있도록 동기를 부여하는 역할의 중요성이 가장 크다. 따라서 치과위생사는 여러 유형의 환자에게 다각도로 접근할 수 있는 유연한 사고방식과 의사소통능력, 복잡하고 다양한 치과진료의 원활한 수행을 위해 관련 전문지식 및 기술을 높은 수준으로 겸비해야 한다.

2. 교육제도

영국의 치과위생사 교육제도는 1959년 최초의 민간 치과위생학교인 Manchester 치과병원에 설립된 이래 현재 21개 치과대학 내에 치위생과가 개설되어 있다. 교육코스는 다양한 방법으로 수행할 수 있도록 개설되어 있는데 2년 full time과정으로 개설된 준학사 과정과 치과위생사와 치과치료사를 결합한 27개월 full time과정, 그리고 구강보건학 전공의 3년제 full time과정이 있다. 즉 우리나라로 말하면 2년제, 3년제, 4년제 과정으로 나뉜다.

2년제 코스를 졸업하면 Dental Hygiene졸업장을 받으며, 3-4년제를 졸업하면 Oral Health Science를 전공하고 관련 학사 학위증을 받는다. 이 코스에 입문하기 위해서는 고등학교졸업자로 영어와 생물과목 등 최소 5개 이상이 어느 수준이상으로 이수되어야 하며, 교육과정을 마친 후 치과경력을 갖거나 치과간호사증명서를 취득하면 유리하다.

입학정원 수가 소수인 관계로 경쟁률이 높다. 교육과정은 학문이론 교과목(Theoretical instruction), 실습전단계과정(Pre-clinical training) 및 임상실습(Clinical Training)과정으로 구성되어 있다.

3. 인증제도

영국치과위생사는 정규교육과정을 거쳐 자격요건을 갖추면 치과전문인력(치과의사, 치과위생사, 치과치료사)의 자격 및 등록을 책임지는 기관인 GDC(General Dental Council)에 치과위생사로 등록할 수 있다. 취업을 위해서는 반드시 GDC에 등록해야 한다.

영국 또는 유럽국가(EU/EEA)에 속하지 않는 국가에서 면허를 취득한 치과위생사는 이민(영주권자) 또는 거주조건(시민권자)을 갖추고, 치위생(학)과 졸업장, 언어능력과 경력을 증명하는 증명서(영어 국가공인 자격: IELT, TOFFL, IBT)나 추천서 등 필요한 서류 등을 구비해서 GDC에 제출해야 한다. 이때 자격평가에 따라 재교육이나 추가교육이 요구될 수 있으며, 이 모든 과정이 끝난 후에 GDC에 등록될 수 있다.

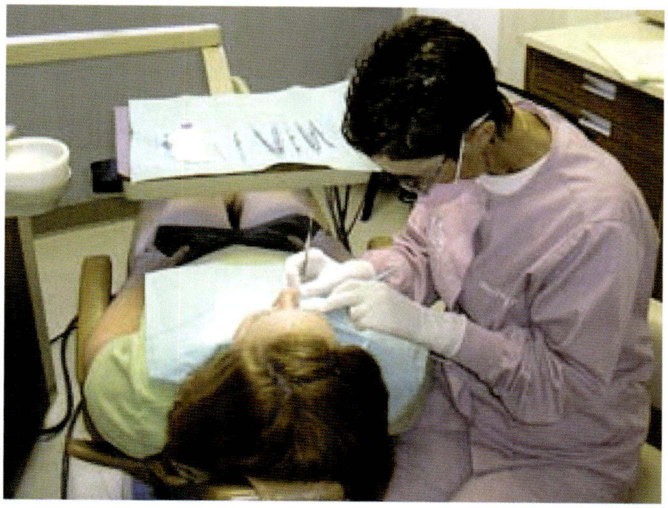

◆ 그림 5-1 치과위생사

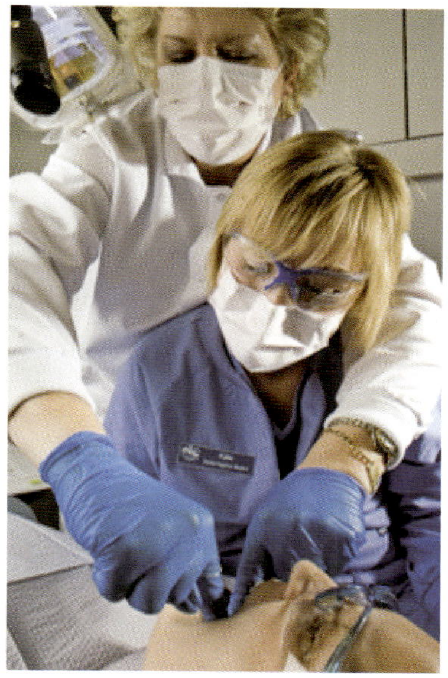

◆ 그림 5-2 실습광경

http://familydentistrywallpaper.blogspot.kr/2012/10/dental-hygienist.html

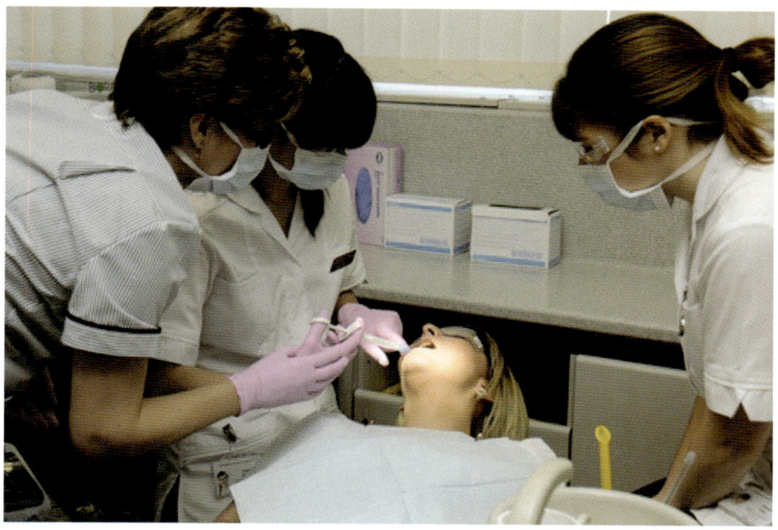

◆ 그림 5-3 Dental Hygiene and Therapy BSc

http://www.birmingham.ac.uk/undergraduate/courses/med/dental-hygiene-therapy.asp

Chapter 06
뉴질랜드의 치과위생사 제도

1. 개요

뉴질랜드는 세계에서 최초로 1921년 학교치과간호사제도로 시작하여 오늘날 그 명칭이 치과치료사로 변경된 제도를 가지고 있다. 치과위생사 제도는 원래 따로 되어있지 않았었으나 개원가의 치과진료 시 예방진료와 구강보건교육을 담당할 인력으로 치위생사의 필요성이 인정되어 1995년 처음으로 Otago Polytechnic's의 치과위생과가 신설되었으며, 2000년도에 University of Otago School of dentistry로 이동하여 교육되고 있다. 졸업생이 배출되면서 치과위생사의 면허 제도를 준비하고 있다.

치과위생사의 업무는 다른 나라와 마찬가지로 치과보건교육(Dental health education), 구강보건지도(Oral hygiene instruction), 및 식이지도(Dietary counselling)등의 예방업무와 치주질환검사 및 기록, 방사선사진촬영 및 판독, 인상채득, 스켈링(scaling), 치면세마(oral prophylaxis), 치근활택술(root plonning)의 치료처치업무, 이외에 기타 확장된 업무를 하고 있고 예전의 치과치료사의 업무였던 예방진료와 초기우식병소 충전, 국소마취하의 교환기 유치발치, 노출치수의 처치 등의 예방과 치료 업무에 종사하고 있다.

2. 교육제도

뉴질랜드에서 치과위생사가 되기 위해서는 University of Otago와 AUT(Auckland University of Technology)에서 학사학위를 취득해야 한다. 취득 후 뉴질랜드 치과의원회(Dental Council)에 등록을 하고 개업증명서(Annual Practising Certificate/APC)를 받아야 하는데 APC는 치과위원회회 의해 설정된 재인증 요구사항을 충족한 경우에 매년 3월31일까지 발급되고 12개월 동안 유효하다. 이것은 매년 전문적인 개발과 정기적 교육을 통해 치과위생사에게 필요한 실천기준을 충족할 수 있도록 하기 위한 것이며 재인증 요구사항에 대한 내용은 사전에 자료를 통해 제공된다.

이 두 대학에서는 입학전제조건이 약간 다르지만 생물학, 화학, 영어를 일정수준이상 취득하는 것이 필요하고 이것은 치과치료사에게도 동일하게 요구된다. 특징적인 것으로는 개인속성으로 치과위생사에게 필요한 것은 격려와 들어주기. 통증이나 고통에 민감한 환자에 대한 배려, 다른 문화나 배경이 다른 사람에 대한 수용, 환자에게 복잡한 정보에 대한 설명, 조직, 의사결정, 문제해결 기술을 가져야한다. 고용기회는 매우 다양하게 펼쳐져 있으며 보건학, 공중보건학 석사와 박사학위를 취득할 수 있고 호주 등 기타 국가에서 치과위생사를 취득한 사람에 대한 수요도 있다.

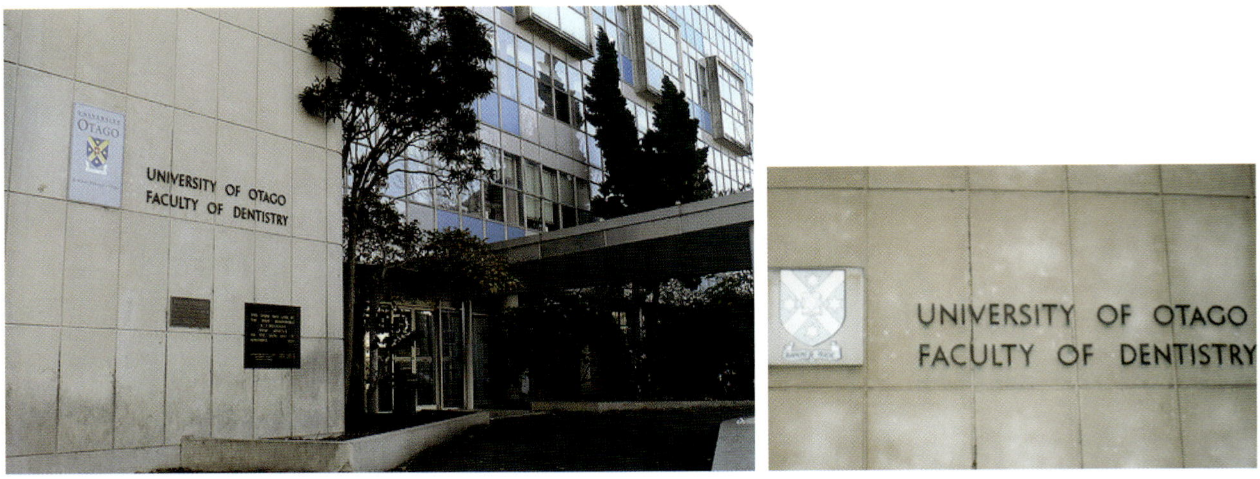

◆ 그림 6-1 오타고 치과대학(University of Otago, School of Dentistry)

faculty of dentistry is the only faculty of its kind in nz and it's got a world-class reputation for teaching excellence

특히 영국에서 취득한 치과위생 학위와 졸업을 인증하고 있으므로 뉴질랜드 GDC에 등록하면 된다. 한편 치과위생사와 치과치료사의 과정을 통합해서 이 과정을 이수하여 학위를 취득하면 치과치료사와 치과위생사 두 직종의 일을 할 수 있으며 치과진료조무사 과정도 같은 대학에서 배출되고 있는 것이 특징이다.

뉴질랜드 치과위생사는 치과의사와 함께 치주질환을 예방하고 치료하는 팀원으로서 특별하게 훈련된 인력으로 치주치료사 또는 치은치료사(periodontal therapist or gum therapist)라고도 할 수 있다. 따라서 치과위생사와 치과치료사를 통합한 과정으로 운영되고 있다.

3. 인증제도

뉴질랜드에서는 한국치과위생사 면허증이 있으면 뉴질랜드의 등록시험(면허시험의 개념: Registration exam)을 치르고 치과위생사로 활동할 수 있다. 뉴질랜드 치과위생사 자격증은 호주의 Queensland주에서도 인정된다.

뉴질랜드에서 치과위생사로 등록하기 위한 시험요건은 2년제 이상의 치과위생과를 졸업하고 영어시험 IELTS(academic part)7.5 이상이거나 또는 OET(Occupational English Test)의 모든 영역에서 B이상이어야 한다. 임상경험은 필요없으나 응시자가 많을 경우 임상경험이 6개월 이상인 자에게 우선권이 있다.

Chapter 07
기타국가의 유사제도

1. 싱가포르, 말레이시아의 학교치과간호사 제도

치과위생사라는 명칭대신 치과간호사라는 제도가 있으며 3년의 교육과정으로 운영되는데 2년의 학교교육을 마치고 최종시험에 통과한 사람은 학교구강보건실에서 1년간 실무교육을 받도록 되어 있으며 이 과정이 끝나면 학교 치과간호사로서 학교구강보건실에 배치된다.

업무는 학교구강보건실에서 구강보건진료를 담당하며 주로 교환기의 유치발치, 초기 우식병소충전 등의 간단한 치과처치를 행한다. 하지만 가장 중요한 업무는 구강보건교육업무 및 예방처치술로 구강위생관리를 위한 프로그램을 연구하고 학생들의 구강병 예방을 위한 업무를 수행하고 있다. 그러나 전국의 학교구강보건실에 모두 배치된 경우에는 교육기관의 개폐가 탄력적으로 운영되기도 한다.

구강건강치료와 관련된 유사직종으로는 Dental Hygienist, Dental Therapist, Dental Hygienist/Dental Therapist 3가지의 명칭으로 불리운다. 싱가포르에서의 구강건강치료사(Oral Health Therapist)는 여러 가지 주요한 역할을 하는 건강관리 팀(Health Care Team)의 일원으로 주로 국가기구인 건강증진기구에서 종사하고 있다.

한편 말레이시아에는 뉴질랜드의 학교치과간호사 제도가 도입되어 싱가포르와 마찬가지로 3년의 교육과정으로 2년간의 학교교육과 1년의 실무교육과정을 거쳐 초등학교 구강보건실에 배치되며 거의 싱가포르와 같다.

Part 04

2. 중국의 위생의사

우리나라 치과위생사와 치과기공사를 합한 형태의 인력으로 위생의사라 부르며 치과의사가 부족한 관계로 이들의 역할은 무시할 수 없고 그 수도 전국적으로 약 수만 명에 육박한다. 업무는 주로 구강보건교육과 치과진료보조업무를 행하며 필요시 치과기공업무도 시행하고 있다.

3. 스웨덴의 예방치과간호사

스웨덴에서는 1968년부터 치과위생사 교육이 시작되었고 지역사회 보건소에도 치과위생사 교육기관이 설립되어 있다. 또한 2년 과정의 치과위생사 교육을 받고 난 뒤에 1년의 수련기관을 거치게 되면 예방치과간호사(Prophy Dental Nurse)라는 칭호를 주어 학교 구강진료실에서 예방과 초기치료와 같은 1차 치과치료를 맡기고 있다.

Chapter 08
치과치료사 제도

1. 개요

치과테라피스트(Dental therapist), 즉 치과치료사는 의과의 NP(Nurse Practitioner)와 비슷한 개념으로 치과위생사와 치과의사의 주간적인 진료수행 능력을 갖춘 치과인력을 일컫는다. 이 제도는 처음 호주에서 시작되었다. 이 제도는 1921년 뉴질랜드의 학교치과간호사 제도가 호주로 도입되면서 치과치료사로 개칭되었고 오히려 이 명칭이 뉴질랜드로 역수출되어 뉴질랜드에서도 치과치료사라고 공식적으로 부르게 되었다.

이 치과치료사는 뉴질랜드에서 당시 만성적으로 심각한 치과인력부족현상을 겪고 있는 지방의 유아 및 초, 중등 학생의 구강건강문제를 해결하기 위한 인력 충원방법으로 도입되었고, 어린이로 그 진료대상을 제한하여 학교를 기반으로 진료를 시행하였다.

뉴질랜드의 이러한 시도는 장, 단기적으로 긍정적인 성과를 보여 왔으며, 현재 호주, 캐나다, 말레이시아, 탄자니아, 영국, 네덜란드를 포함한 53개국에서 동 직종을 활용하여 보다 접근적이고 적극적인 공공 구강보건활동을 시행하고 있다.

시행하는 국가에 따라 교육프로그램, 진료형태나 범위 등은 다르지만 대부분의 국가에서 치과 테라피스트(Dental therapist)는 치과의사의 간접지도(원거리)하에 학교의 구강보건실이나 공공진료소 및 개인진료실에서 규정된 진료범위에 따라 치료를 수행할 수 있다.

이 제도는 최근 미국에서도 도입되었는데 먼저 6명의 알래스카 원주민이 뉴질랜드의 Otago치과대학에서 2년 과정을 수료하고 2005년부터 알라스카 보건 컨소시움을 통해 자치구의 시골지방 공공기관에서 진료를 시작했고 2009년에는 미국 미네소타 주에서 치과치료사(Dental therapist)를 저소득, 무보험 환자 및 취약계층, 또는 구강보건인력 부족지역에 거주하는 미국 원주민이 아닌 주민을 대상으로 진료를 제공하는 직종으로 공식 입법화 했다.

하지만 알래스카의 치과치료사와 교육과정과 교육기간은 물론 업무도 차이가 많다. 현재 미국에서는 치과치료사(Dental therapist)에 대한 찬성과 반대의견이 서로 엇갈려 미국치과계의 가장 큰 이슈가 되고 있으나 반대보다는 찬성하는 단체가 더 많아 추후 귀추가 주목된다. 이후 2009년 10월 미국 보건복지부는 의학연구원으로 접근성 확대를 위한 구강보건 전달체계 모델에 대한 연방 정부 투자의 연구를 의뢰하고 11월 미국 상원은 건강혁신법안에 중간 치과보건진료 직군의 교육 시범사업을 포함시켰다.

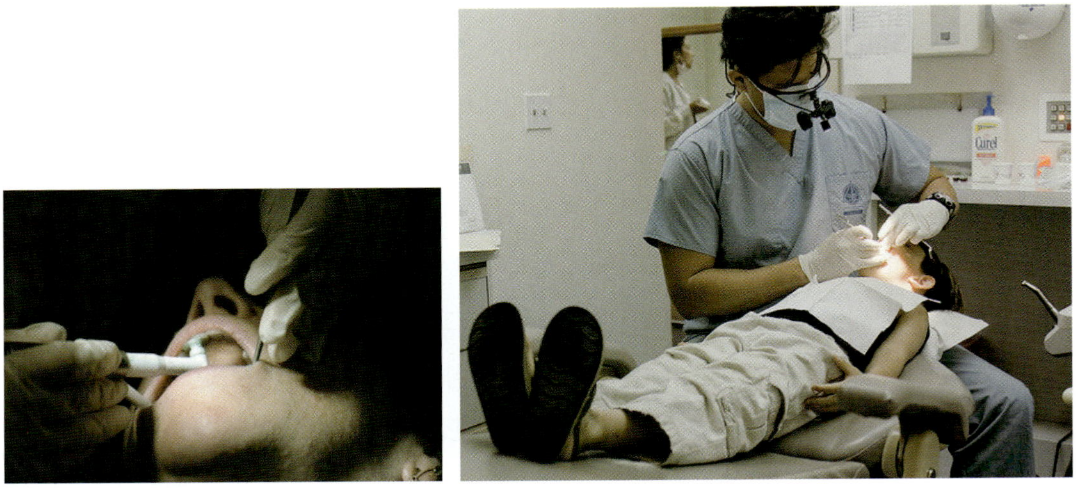

◆ 그림 8-1 치과치료사(Dental therapist)

2. 치과치료사의 업무

최초의 도입사유가 의료접근성이 떨어지는 곳에 대한 파견인력의 충원이었다는 것을 고려하면 치과치료사의 진료영역, 진료방법 및 진료범위 등에 관하여 어느 정도 짐작할 수 있는데 일반적인 진료범위는 다음과 같다.

1) 전체적인 예방관련 진료
2) 단순발치
3) 아말감 및 충전치료
4) 치수절단술과 같은 치수치료
5) 스케일링을 비롯한 치주치료
6) 스테인레스 스틸크라운

뉴질랜드를 비롯한 몇몇 국가에서는 학교를 기반으로 한 어린이 진료를 진료대상의 한계로 규정하고 있고, 캐나다를 비롯한 몇몇 국가에서는 교육과정에 변화를 주고 적절한 평가 및 시행 행정절차를 마련하여 성인까지 진료할 수 있도록 하고 공공기관 및 일반 치과의원에서 모두 진료를 시행할 수 있도록 제도를 운영하고 있다.

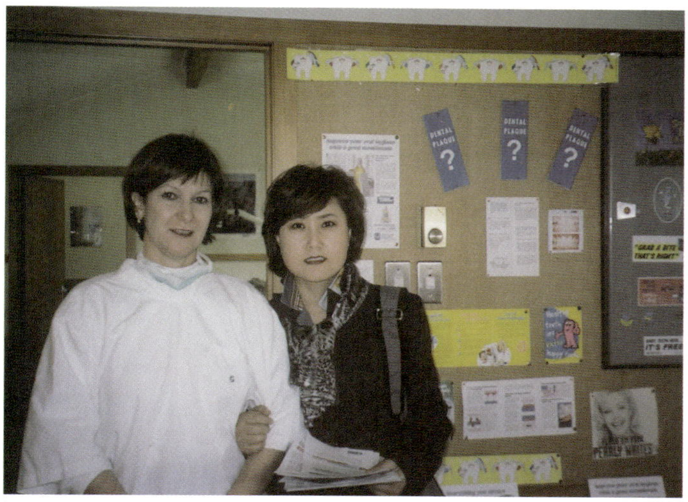

◆ 그림 8-2 호주 치과치료사(초등학교 구강보건실에서)

3. 교육제도

초창기의 치과치료사는 학교구강보건사업을 전담시키기 위해 정부기관에서 전문대학 수준인 TAFE(Technical and Further Education)에서 2년간의 집중적인 교육을 이수하여 수료증을 받고 예방진료와 단순발치 및 충전치료의 수행이 가능한 인력으로 양성되었다.

하지만 이 교육기간 2년은 방학없이 교육시켰으며, 이러한 집중교육으로 진단, 예방진료 및 우식병소 충전, 유치발치 및 국소마취 등으로 임상실습과 더불어 짧은 기간 동안 예방과 조기치료까지 할 수 있도록 했다.

현재는 뉴질랜드를 중심으로 3년의 학사과정으로 치과치료사와 치과위생사의 과정을 통합하였고 이 과정을 이수하여 학위를 취득한 사람은 치과위생사와 치과치료사 모든 직종에 응시할 수 있는 자격이 주어진다.

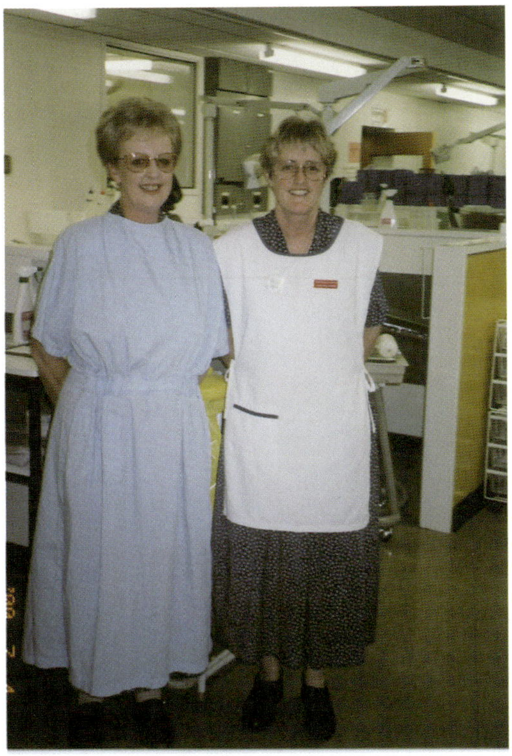

◆ 그림 8-3 치과치료사와 치과위생사

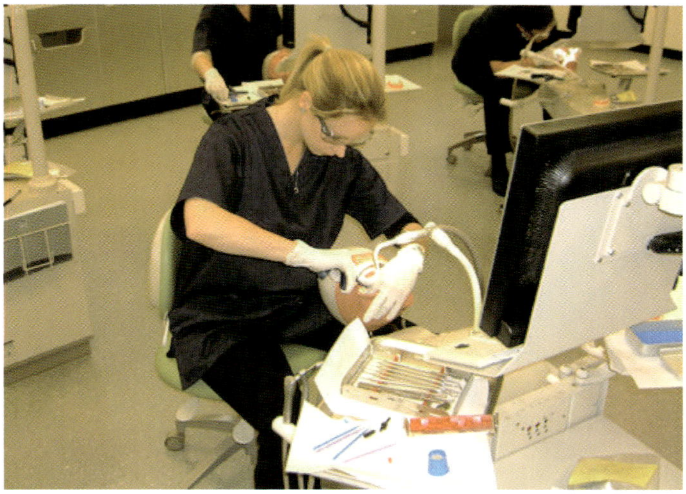

◆ 그림 8-4 Dental College에서의 훈련과정

Part 04

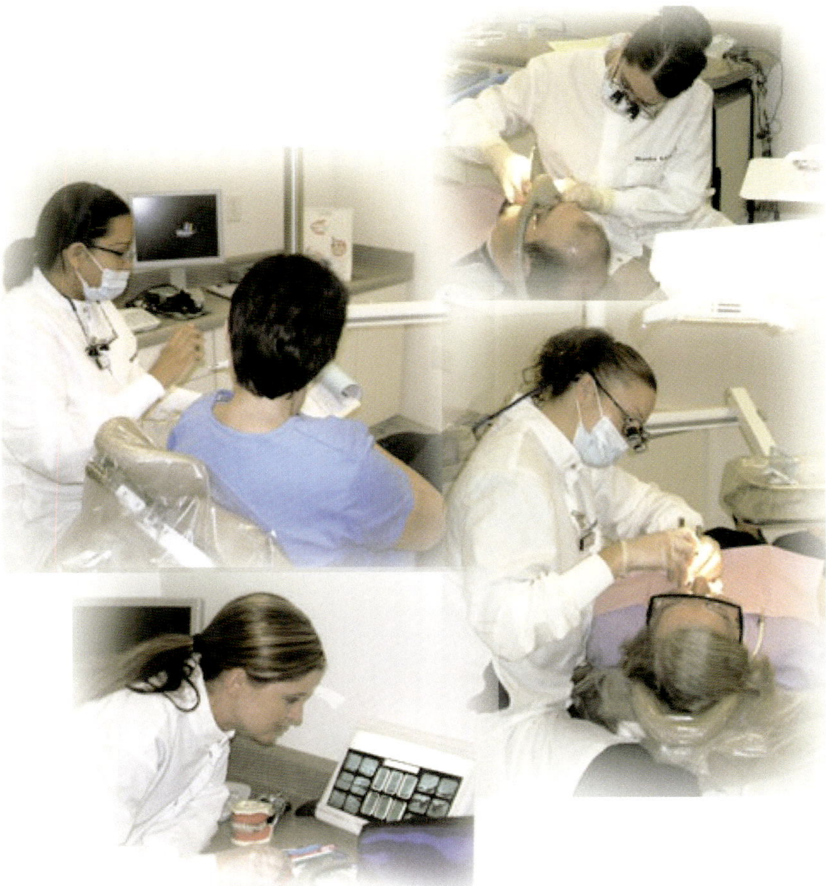

◆ 그림 8-5 University of Central Lancashire wellington school 치과치료사

working with Ganta UM Hospital Dental Therapist Steve Caldwell. We screened 559 patients.

Chapter 09
치과진료조무사 제도

미국을 비롯한 대부분의 나라에서는 치과진료조무사(Dental assistant)제도가 활성화되어 있어 진료보조업무의 대부분을 치과진료조무사가 담당하고 있으며 치과위생사의 경우 주로 구강건강이나 예방진료, 구강보건교육업무를 전문적으로 행하고 있다.

교육은 사설교육기관이나 공공교육기관에서 단기 교육과정으로 양성되거나 치과대학에서 단기과정(6개월)으로 양성되기도 하고 치과위생사를 교육하는 기관에서 함께 교육이 이루어지기도 한다. 국가에 따라 자격시험을 통과하여 자격증을 갖고 업무에 종사한다. 업무는 진료보조영역을 확장하여 부여한다.

일본과 한국의 경우는 치과진료조무사제도가 별도로 없고 일부 개원치과의사들의 필요에 의해 단기간 실무능력을 습득시켜 치과에서 활용하고 있거나 한국의 경우 간호조무사 자격증 취득자가 치과진료조무사로 활동하고 있다. 2010년 한국의 치과의사협회에서는 특별 고등학교에 치과진료조무과정을 만드는 체결을 하기도 했지만 활성화되지 못하고 있다.

Part 05

전문직업인으로서의 치과위생사

치과위생사라는 직업에 입문하기 위해 필요한 능력과 전문직업인으로서의 활동현장에 대한 특성을 알고 행하는 일은 매우 중요하다. 따라서 이 장에서는 치과위생사라는 직업을 갖고 활동하는데 필요한 다양한 현장과 그 현장에서 행하는 여러 가지 업무들에 대해 자세히 살펴봄으로써 치과위생사의 활동현장과 역할에 대한 지식을 가질 수 있도록 살펴보았다.

Chapter 01
치과위생사와 직업

1. 고용의 역사 (Historical employment opportunities in dental hygiene)

다른 보건 관련 직업에 비해 치과위생사는 비교적 새로운 분야이다. 1800년대 중반부터 후반까지 미국의 치과 분야 개척자들은 규칙적인 칫솔, 치약 및 치실 사용으로 치아 질환 및 치주염을 예방할 수 있는 가능성에 관해 많은 저술들을 발표해왔다. 회복 작업에 소요되는 시간에 대한 우려와, 최소한의 외과 기술 교육을 실시하는 데 관심을 가진 일단의 예지력있는 치과의사들은, 구강 질환 예방 작업이 진정으로 효과를 얻기 위해서는 규칙적인 치아 청결과 환자 교육 활동에 종사하는 다른 구강 보건 전문가들이 필요하다는 사실을 인식했기에 치과위생사가 탄생된 것이다.

초기에는 치과위생사들의 직업이 희소성이 있었기 때문에 치위생사들의 서비스에 대한 수요가 있었다. 하지만 재정의 문제 때문에 많은 치과의사들은 치위생사들을 곁에 두지 못하였다. 따라서 몇몇 치과 위생 졸업생들은 직업을 구할 수 있었지만 많은 사람들이 직업을 구하길 기다리거나 일이 생기기만을 기다렸다. 이후 제2차 세계대전의 발발로 인해 경제가 부흥됐고 치위생사들은 취업의 기회가 열리게 되었다. 이후 1935년에 미국치과위생사협회(ADHA)는 치과위생학 교육과정 과목들에 대한 설문조사를 통해 치과위생학 커리큘럼의 연구 방향을 결정했는데 이 설문조사에는 치과위생사들의 임무, 급여 그리고 감지할 수 있는 여러 필요 정보들도 기록되었다.

이후 80년간 존속해온 치과위생의 고용역사는 많은 사건과 많은 변화가 있었지만 어떤 의미에서 보면 찰스 다윈(Charles Darwin)이론의 중심인 적자생존(Survival of the Fittest) 형태와 비슷하다. 즉, 치과위생사라는 직업은 원시적 시작으로부터, 매 순간을 거치면서, 최상의 잠재력을 추구하고 정체로부터 벗어나려는 불굴의 의지를 과시하며, 때로는 다른 직업의 질시를 받아가면서 엄청나게 복잡하고 다양한 보건 치료 분야의 독립된 직업으로 진화해왔다.

2. 최근 고용기회(Employment opportunities today)

오늘날의 치과의학이나 기술은 더 복잡하고 전문적이기 때문에 면허를 가진 치과위생사를 더 많이 채용하고 있다. 오늘날 사회는 일반적으로 예방적인 종합 건강관리에 중점을 둔다. 이것이야말로 치과위생 분야의 가장 중요한 존재 이유인 것이다.

미국의 우드워드는 이 기회를 절대 놓치지 말아야 한다고 생각하고 "치과위생은 금세기의 통용어가 된 예방 개념에서 나온 것이므로 예방에 뿌리를 둔 치과위생은 반드시 질병 예방과 건강 유지 및 복지를 다루어야 하는 치과기술과 분리될 수 없는 이유를 제공한다. 우리 자신이 진화하고 우리가 속한 국가가 진화함에 따라 이제는 도처에서 사람들이 예방에 관해 이야기하는 것을 들을 수 있게 되었고 이것이 비용면에서 치료와 건강을 보장하는 가장 효율적이고 경제적인 방법이다." 라고 하였다. 대부분의 전문가와 치과위생사들은 이 말에 동의한다. 따라서 치과위생 분야는 당연히 전문 집단으로 부상될 것이고 지금이야말로 치과위생사 면허소지자들은 이러한 모든 요인을 고려해서 직업을 선택해야 한다. 즉 우리의 전문성에 관련된 역할을 할 수 있는 인식의 변화가 필요하고 이것을 바탕으로 고용의 측면에서도 행동할 때이다.

이런 우리 스스로의 고용에 대한 인식의 변화가 사회적 인식의 변화로 바뀌게 되고 치과위생사의 직업적 위치와 임금도 상승할 수 있다. 고용의 기회를 어떻게 창출해나가느냐는 것이 곧 변화를 가속화 시킬 수 있는 것이다.

3. 신규 치과위생사가 가져야할 능력 (Competencies identified by dental hygiene organizations)

능력(competency)이란 특별한 치과위생 기술을 안전하고 효과적으로 행할 수 있는 힘으로 미국 치의학 교육협회, 그중 치과위생 교육 분야의 역량강화위원회는 치과위생사로 입문하기 위해 반드시 필요한 역량을 다섯 가지 항목으로 나뉘어 제시하고 각각의 개별 항목들은 치과 위생과 치과 위생 교육과 관련 된 다양한 측면들을 제시했다. 이 문서에 정의 되어진 것처럼, 치과위생사들은 아래 다섯 가지 항목에서 경쟁력을 나타내야만 한다.

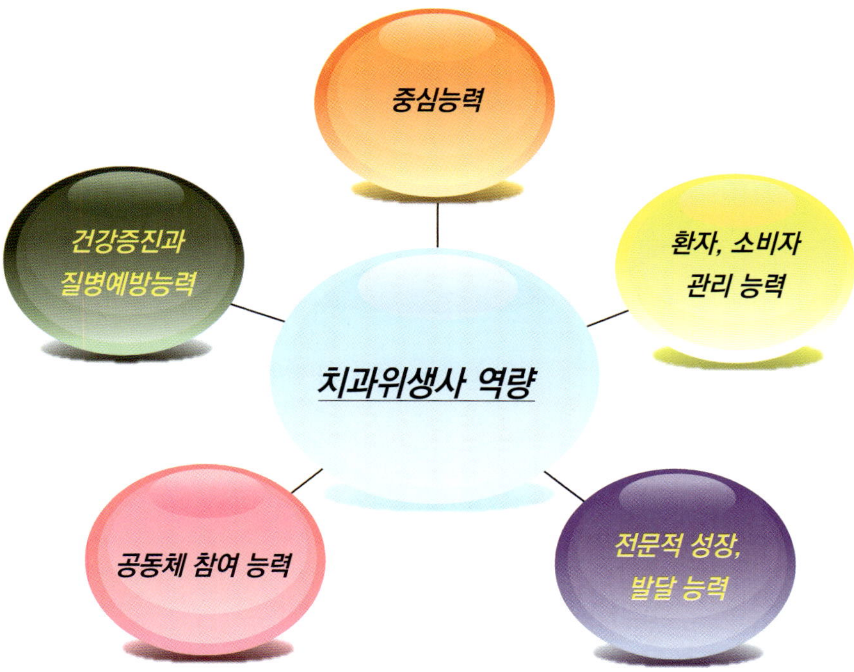
중심능력
건강증진과 질병예방능력
환자, 소비자 관리 능력
치과위생사 역량
공동체 참여 능력
전문적 성장, 발달 능력

◆ 그림 1-1 치과위생사로 입문하기 위한 5가지 입문능력 (미국 치의학교육협회)
(As approved by the 2003 House of Delegates)

(1) 치과위생사로 활동하기 위해 필요한 5가지 입문능력

1) 핵심능력(core competencies)

치과위생사는 관련지식과 윤리, 가치, 기술 그리고 전문가로써의 모든 관점에서 통합적인 핵심역량을 소유해야 한다. 이것은 모든 역할을 위한 기초가 되며 가장 중심적인 능력이다.

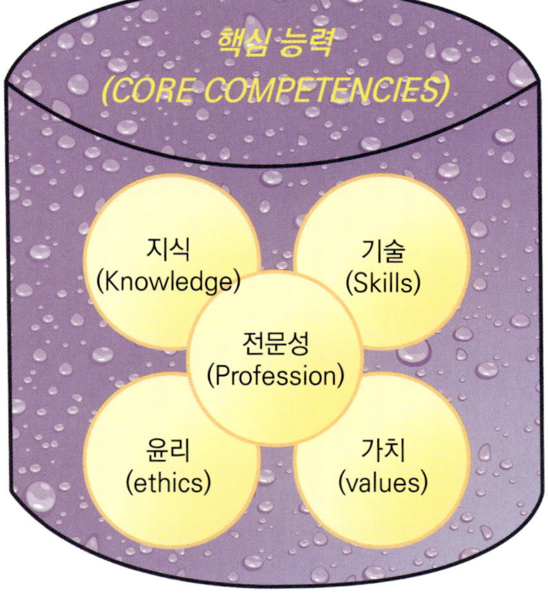

◆ 그림 1-2 핵심 능력(Core Competencies)

2) 건강증진과 질병예방 능력 (Health promotion and Disease prevention)

치과위생사는 모든 질병의 예방뿐만 아니라 효과적으로 건강증진을 유도할 의무도 강조되어야 할 필요가 있다. 다양한 환자 또는 고객 집단을 특성 짓는 일반적인 지식을 요구하여 보건 의료 환경을 변화시키는 역할을 하기 때문이다. 따라서 치과위생사가 되기 위해서는 사람들의 건강을 증진시키고 질병을 예방할 수 있는 능력배양이 필수이다.

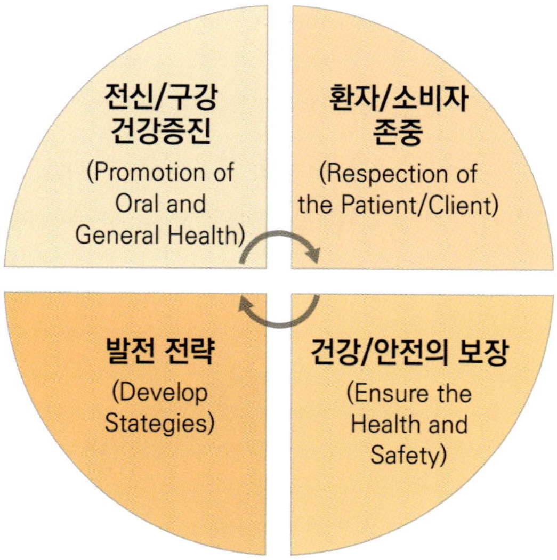
전신/구강
건강증진
(Promotion of
Oral and
General Health)
환자/소비자
존중
(Respection of
the Patient/Client)
발전 전략
(Develop
Stategies)
건강/안전의 보장
(Ensure the
Health and
Safety)

◆ 그림 1-3 건강증진과 질병예방능력
(Health Promotion and Disease Prevention)

3) 공동체 참여능력(Community involvement)

치과위생사는 복합적인 역할을 해야 하므로 지역 그리고 국가적인 차원에서의 보건 전문가로서의 역할도 인지해야 한다. 이러한 역할에서 치과위생사는 다른 사람들이 의료적인 치료 및 서비스에 대한 접근이 용이하도록 할 수 있다.

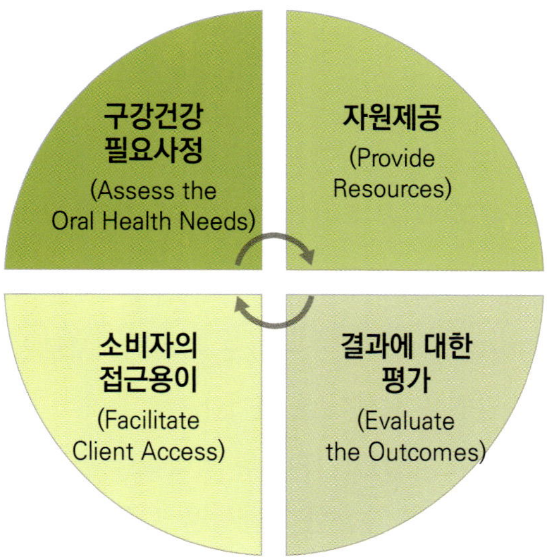
구강건강
필요사정
(Assess the
Oral Health Needs)
자원제공
(Provide
Resources)
소비자의
접근용이
(Facilitate
Client Access)
결과에 대한
평가
(Evaluate
the Outcomes)

◆ 그림 1-4 공동체 참여능력
(Community involvement)

Part 05

4) 환자/소비자 관리능력(Patient/Client Care)

건강유지를 위한 중심적인 역할로써 치과위생사는 환자의 상태를 평가, 진단하며 이를 위한 적절한 치료를 계획 및 수행함으로써 최종적으로는 이 모든 과정이 잘 이루어졌는지를 평가하기까지 그들이 가지고 있는 기술을 효율적으로 사용해야만 한다.

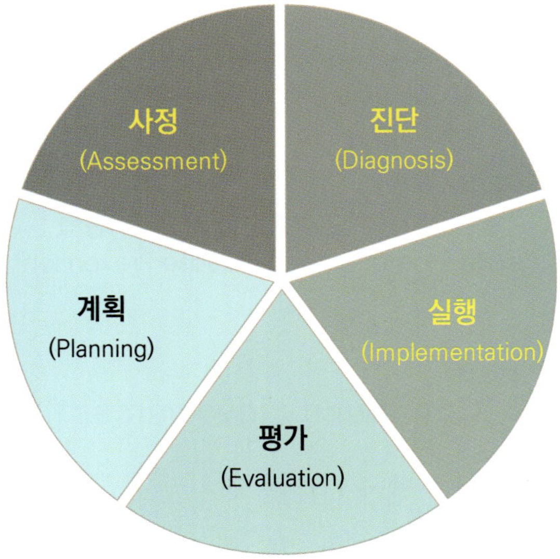

◆ 그림 1-5 환자/소비자 관리능력 (Patient/Client Care)

5) 전문적인 성장, 발달할 수 있는 능력 (Professional growth and Development)

다른 건강 전문가들처럼, 치과위생사들은 반드시 전문적으로 성장하고 발전할 수 있는 다양한 기회들을 인식해야만 한다. 이는 아마도 치과위생사로써의 전문성과 보건 의료 환경을 변화 시킬 수 있는 방법을 제시해 줄 것이다.

치과위생사는 반드시 이처럼 다양한 기회들의 이점을 얻을 수 있도록 의사소통, 문제해결 그리고 비판적 사고와 관련하여 가능한 기술들을 소유해야만 한다.

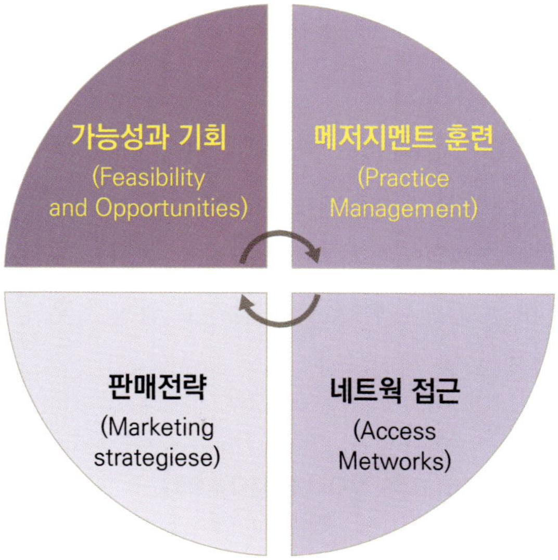
가능성과 기회
(Feasibility and Opportunities)
메저지멘트 훈련
(Practice Management)
판매전략
(Marketing strategiese)
네트웍 접근
(Access Metworks)

◆ 그림 1-6 전문적인 성장과 발전능력
(Professional Growth and Development)

4. 개인의 치과위생경력 목표(Personal career goals)

바람직한 치과위생사가 되기 위해서는 목표설정 과정을 거쳐야 한다. 많은 치과위생사가 목표에 대한 가치를 인식하지만 자신의 삶에 적용시키지는 않는다. 하지만 목표설정 없이 표류하는 삶을 살게 될 것이므로 치과위생경력에 대한 목표를 세워보는 것이 필요하다. 목표설정 과정은 먼저 목표에 대한 초점을 맞추고 설정한 후 능력을 강화할 수 있도록 하고 이후 현실적인 목표를 한번 세워본다.

(1) 목표의 초점(Focusing your goals)

목표의 초점은 기능적인 틀에 따르고 있다. 목표를 결정할 때 의학적 분야, 치의학적 분야, 치과위생 시설 등의 기능적 틀의 관계를 고려하여 설정한다.

(2) 목표의 설정(Setting your goals)

첫 단계는 자기사정이다. 고용주와 자신의 기대에 부응하는 능력을 사정한다. 건강과 특성을 고려하고 지리적 기동성을 고려해야 한다. 목표는 장기와 단기목표가 필요하다. 오늘날 세계의 치과위생은 빠르게 변하고 있기 때문에 목표도 유연성이 있어야 한다.

(3) 능력유지의 강화 (Maintaining and enhancing your competence)

모든 치과위생사는 질적 치과위생 수행과 능력의 의무를 갖는다. 계속적인 교육은 직업을 통해서 책을 읽거나 강의를 들으면서 이루어 질 수 있다. 그 중에 TV 프로그램도 있을 수 있다.

5. 현실적인 목표설정

(1) 잠재적 고용주 확인

효과적인 직업선택을 위해서는 잠재적 고용주의 확인이 필요하다. 학생 때 실습을 했거나 아르바이트 등을 해본 기관을 찾아본다. 또 다른 방법은 졸업한 학교를 방문하여 상담하거나, 지역신문을 보거나 치과위생관련 신문이나 잡지의 구독, 그리고 인터넷을 통해서 알아볼 수 있다.

(2) 구직원서 접수

고용주에게 접근할 방법으로 편지나, 이력서를 보내거나 그 시설의 안내자나 정보실에서 정보를 확실히 알아야 한다.

1) 이력서

이력서는 업무에 대한 질적 능력을 보여주는 문서이다. 기본적인 능력과 정보를 빠르게 확인할 수 있도록 정보를 제공하고 관심있는 취업기관에 대해 고려될 만한 좋은 면을 보여줄 수 있다.

2) 외관

이력서는 자신에 대한 기본적인 인상을 남기게 되므로 외관도 중요하다. 지저분하지 않고 실수가 없으며 적절한 정보를 제공해야 한다. 오늘날은 컴퓨터를 이용한 이력서는 기본이다.

3) 내용

이력서는 이름, 주소, 전화번호로 시작한다. 이사를 갈 계획이 있다면 그 날짜와 이사 후에 연락을 할 수 있는 방법도 알려주어야 한다.

① **목표:** 개인적인 목표를 포함시켜야 한다. 개인적인 장, 단기 목표를 포함시킨다. 예를 들면 "단기-병원에 취직하기, 장기-핵심 관리부서에서 일하기" 등이다. 목표는 자신의 관심분야와 관련하여 신중히 세워야 한다.

② **자격증:** 면허증과 다른 자격증에 관한 정보를 포함해야 한다. 면허증 교부날짜와 치과위생사로 일할 수 있는지 여부를 알리고 만약에 아직 면허를받지 못했다면 언제 받게 될지도 알린다.

③ **경력:** 경력은 매우 중요하다. 의미 있는 정보를 제공해야 한다. 일반적으로는 주소, 고용 날짜, 맡은 역할, 근무시간을 포함한 정보를 각각의 경력에 포함시킨다. 나이가 많거나 다양한 경력이 있는 사람은 경험을 연대순보다 기술에 중점을 두는 것이 가장 효과적이다. 만약 영어가 유창하다면 확실히 강조하고 컴퓨터를 다루는 능력이 있다면 이도 포함한다.

④ **교육:** 교육배경은 치과위생(학)과 특별교육과정, 또는 졸업 후 받은 것을 나누어 작성한다. 졸업날짜와 최종학위를 알리고 그 자리에 관련된 특별교육을 받았다면 포함해서 쓰도록 한다.

⑤ **추천서:** 추천의 첫 번째는 학교선배나 교수의 추천이다. 이들은 치과위생과 관련된 실무능력을 확증할 수 있기 때문이다. 추천인에 대한 정보는 주소, 전화번호 등 세부적인 사항을 제공한다. 단, 추천인에 대한 정보를 제공할 때는 그 사람의 동의를 얻는다.

4) 면접

긴장된 상황에서 주제를 잊지 않고 명확하게 진술하기 위해서 질문을 적어본다. 면접하는 동안 그 시간을 적절히 사용한다. 면접은 고용주에게 자신을 소개할 기회이고, 치과위생사로서 가치를 보여줄 수 있는 기회이며, 고용될 수 있는 방법을 결정하는 기회이다. 면접 시 태도, 접근성, 면접내용, 외모를 고려하여 적절한 옷을 입도록 한다. 면접 때 자신이 제출한 이력서 복사본도 가져간다.

면접 시에는 면접관에게 민감해져야하며 태도도 중요하다. 이에는 몇 가지 규칙이 있는데 앉으라고 하기 전에는 기다려야하고, 껌을 씹거나, 머리, 얼굴, 옷 등을 만져서 혼란스럽게 하지 않고 신중하되 웃음을 잊지 말며 미리 면접관이 물어볼 만한 질문을 예견해 본다. 질문에 답할 때 간단하게 '예' '아니오' 의 대답은 피하고 자신에 대한 좀 더 완성된 정보를 주기 위해 노력한다. 만약에 면접과정에 대해 부담이 되어지면 관련된 책을 많이 읽는 것도 도움이 될 것이다.

(3) 구직 지연시의 관리

보건의료계의 변화가 많아짐에 따라 신규 졸업생들의 구직이 길어지는 경우도 생긴다. 이럴 때 구직이 길어지는 동안 지식과 기술을 유지하기 위해서는 지속적인 교육 행사에 참석하거나 전문잡지를 읽고 완전 고용직을 찾는 동안 시간제 고용직을 찾는 것도 방법이다. 이것은 기술을 유지하거나 능력을 증대시키는데 도움이 될 것이다.

또한 무엇보다도 긍정적인 태도를 유지하고 낙심을 피해야 할 것이다. 부정적인 태도는 잠재적 고용주들과 접촉하면서 전달되어서 바람직한 고용인이라는 것을 나타내지 못할 수도 있다.

(4) 사직(Resignation)

직장에서 떠나려고 마음먹었을 때 고용주에게 후임자를 찾기 위한 적당한 시간을 주는 것이 중요하다. 책임있는 자리에 있을수록 고용주는 더 많은 시간이 필요할 것이다. 적어도 한 달 전에는 통지를 해야 하며 사직의 통지는 문서로 해야 한다. 사직서는 고용주와의 관계를 긍정적으로 맺는 것이 중요하다.

사직할 때 남긴 느낌들은 추천서와 장래에 고용될 기회에 영향을 미칠 것이다. 유효한 확실한 사직 날짜뿐만 아니라 그 사유도 쓴다. 고용환경의 긍정적인 요소에 대해 이야기하고 자신이 발전하는데 이래서 특별한 지원을 했고 도움을 준 사람들에 대해서도 언급한다. 직업 환경의 문제로 사직하며 그것들에 대해 쓰고 싶다면 확실하고 실질적이며 감정을 배제하고 쓴다. 사적으로 어떤 사람을 공격하지는 말고 부정정인 언급은 피한다.

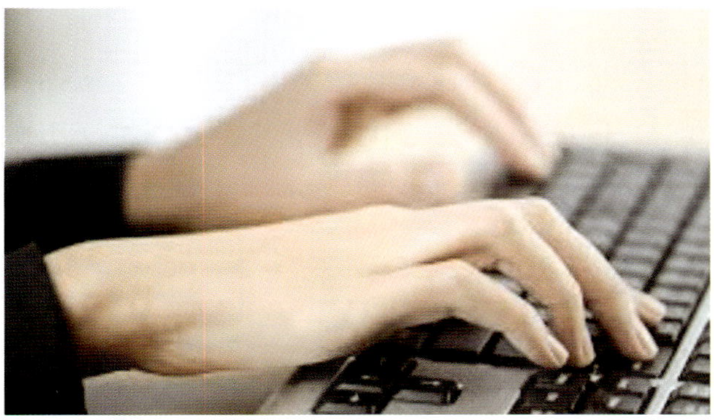

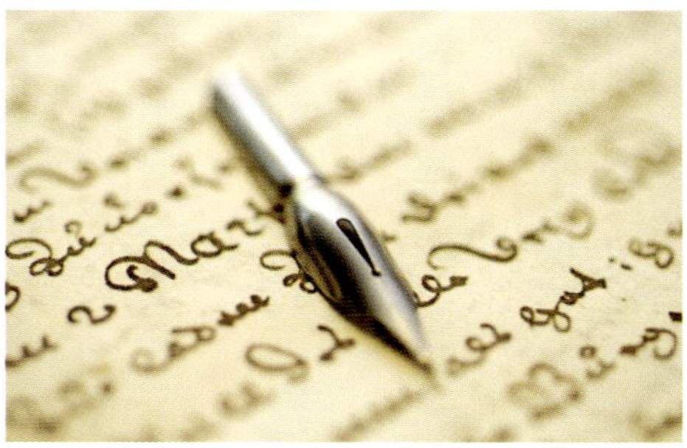

6. 치과위생사가 입문하면서 겪는 문제

치과위생의 교육과정을 이수하고 치과위생사 면허를 취득하게 되는 것은 오랫동안 간직해온 목표가 현실화되는 것이다. 학생으로서 느꼈던 재정적 어려움으로부터의 자유, 시험의 압박으로부터의 해방, 이상적인 상태라고 여겨왔던 것들이 기대했던 바와 매우 다를지도 모른다. 따라서 학생에서 직업인으로 바뀔 때 겪게 되는 몇 가지 문제들을 살펴보자

(1) "아마추어에서 전문가로"의 변화

초보자에서 전문가로의 과정은 도전적인 과정이다. 기술습득 드레퍼스모형(Drefus, 1980)의 과정모형에 따르면 개인은 초보자(novice), 진전된 초보자(advanced beginner), 능력자(competent), 숙달자(proficient), 전문가(expert)로 이동한다.

(2) 현실충격

신규졸업생이 당면하는 하나의 문제는 기존 시스템에서 양질의 치료를 하는 것이 불가능하게 여겨진다. 어떤 변화를 일으키는데 영향을 끼치지 못하는 것에 대해 무력감을 느낄 것이고 그 상황에서 자신의 영향력의 부족에 대해 낙심할지도 모른다. 이와 같은 상황에서 기인한 감정을 '현실 충격' 이라고 최초로 명명한 사람이 바로 말린 크래머(Marlene Kramer)이다.

신규 치과위생사는 종종 상당한 심리적 스트레스를 받는데 이 스트레스가 문제를 더 일으킬지 모른다고 기술되어 있다. 이런 스트레스를 받는 사람은 전반적인 상황을 잘 인지할 수 없고 문제들을 효과적으로 해결 할 수도 없다.

어떤 기관들은 신규 졸업자들이 현실 충격을 극복할 수 있도록 좀 더 이해하기 쉬운 오리엔테이션 프로그램들을 마련한다거나, 경험있는 치과위생사가 신규졸업자의 지도 치과위생사로 도와주도록 하고 있다. 하지만 이런 현실 충격의 해법은 이론적 지식과 기술의 완전한 습득, 자기 인지, 의사소통기술, 숙달도, 직업윤리 등의 능력에 스스로를 접근시키는 것이다.

Chapter 02
치과위생사의 활동현장

1. 치과위생사의 작업 환경의 변화

현대는 '지구촌'이라는 공간으로 새롭게 형성되면서 지식기반사회의 도래, 산업구조개편, 직업세계와 가치관 변화 등의 출현으로 세계 질서는 눈부시게 빠른 속도로 변화하고 있다. 새로운 정보와 지식을 배우지 않으면 낙오자가 되기 쉽고, 자고 나면 새로운 직업과 산업과 문화가 만들어지는가 하면 어떤 직업들은 하루아침에 사라지기도 한다. 이렇게 급변하는 사회에서는 모든 것이 불확실하고 모호하며, 변화의 소용돌이 속에서 살아남기 위해 우리는 수많은 선택을 하도록 강요당하고 있다. 이러한 환경의 변화는 기존의 교육체제를 근본적으로 변화시켜, 교육의 새로운 사명과 역할을 재정립해야할 필요성을 느끼게 만든다.

치과위생교육도 지식기반 사회변화의 중심에 위치하고 있는 고등교육의 한 분야이므로 변천하는 시대와 사회적 요구에 대응하고 신속하게 적응하려면 역할과 업무기능 및 업무범위 등에 많은 변화가 있어야 하는 것이다. 그러나 치과위생교육이 양적으로 팽창하여 많은 발전을 이룩하였지만 질적인 면에서 미흡한 수준이라는 사실에 대해 많은 사람들이 수긍하고 있다.

치과위생사들은 이제는 치과위생실무현장인 취업현장에서도 새롭고 다양한 지적, 사회적, 직업적 요구와 변화에 직면하고 있다. 많은 문제를 수반하고 있는 급격한 사회변화, 특히 가치관의 변화는 적응하기 어려우리만큼 정신적인 혼미를 겪게 만들 수도 있다.

이와 같이 지나치게 많은 선택의 기로에 서 있는 치과위생사들은 현재와 미래의 역할에 대해 방향을 결정하지 못하여 정체성혼란을 경험할 수도 있다. 어떤 의미에서 80년간 존속해온 치과위생은 다윈 이론의 적자생존 형태와 비슷하다. 즉 이러한 치과의료 환경에 대한 변화를 수용하지 못하면 도태되어지고 저항하게 되면 치과위생이라는 직업은 소멸될 수 있다는 것을 우리는 감지하고 대처해 나가야 한다.

2. 치과위생실무의 활동현장(영역)

현재 우리나라 치과위생사의 실무현장은 크게 나누어 치과의료현장인 임상현장과 공중구강보건현장인 지역사회구강보건현장으로 구분된다. 두 현장에서의 치과위생사의 업무는 활동하는 현장에 따라 업무체계에 약간의 차이가 있으나 기본적인 치과위생사의 역할이 다르다고 할 수 는 없다.

(1) 임상현장

주로 치과의료 행위가 이루어지는 곳이다. 일반적으로 치과의료라 함은 개개인의 치아나 구강에 발생한 질병이나 이상을 치료 또는 예방하기 위해 어떠한 형태나 수단으로 행하는 전문적인 시술(professional care)을 의미하며 이러한 의료행위가 행해지는 장소를 임상현장, 즉 치과임상(dental clinic)이라고 말한다.

치과위생사의 주된 활동장소로서 일반치과 및 전문치과의원(주로 치주과, 교정과 및 보철과, 임플란트), 치과대학병원, 치과병원, 종합병원 치과에서의 임상업무가 큰 비중을 차지하고 있다.

1) 임상현장의 종류

① 치과의원

일반적으로 구강질환에 대한 일반적인 치과치료를 수행하는 주된 현장으로 대부분 그 규모가 작아 한명의 치과의사 또는 2-3명의 치과의사가 직접 자영하는 형태로 운영되는 곳이다. 일반적으로 진료실 과 대기실을 설치하고 소독시설을 갖춘 1차 구강보건의료기관의 하나이다.

치과환자의 경우 거의 대부분 일상생활을 영위할 수 있는 환자이므로 주로 외래환자로 통원치료를 할 수 있기 때문에 입원실은 구비하지 않는 것이 일반적이다. 최근에는 특정 진료과목만을 취급하는 전문치과의원이 많아지고 있는 추세이고 입지조건, 진료범위, 치료방침 등에 따라 차이가 있다.

② 치과대학 부속병원

치과대학 부속 치과병원은 치과대학 학생의 진료실 교육을 위한 기관으로서 운영되며 구강보건 의료체계 전달상의 2차 치과진료 기관으로서 1차 구강보건의료기관에서 후송

된 치과환자에게 전문적인 치과의료를 제공하는 기능을 한다.

치과대학 부속병원은 구강진단과, 구강악안면방사선과, 소아치과, 치주과, 보철과, 교정과, 구강악안면외과, 예방치과 등으로 구분되며 기타 특수클리닉 등 복합적인 전문 치과진료의 형태로 개설되어 있다. 각 분야에는 해당 진료를 전공한 스텝들의 수련과 교육으로 업무를 수행한다. 이곳에서의 치과위생사의 역할은 분야에 따라 다르겠지만 기본적으로는 구강보건교육 및 환자상담과 관리 등의 업무를 행하고 있다. 아직 우리나라에서는 치과진료 분야별로 전문치과위생사제도가 법적으로 제도화 되어 있지 않지만 최근 각 단체 등에서 교정, 임플란트, 스케일링, 코디네이터 등 전문치과위생사 연수과정을 거쳐 그 분야 전문성을 키우는 전문가로서의 역량을 키우는 프로그램이 개설되고 있다.

치과대학부속병원에 개설되어 있는 치과진료분야는 다음과 같다.

가. 구강내과(Oral Medicine)

병력청취, 전신평가, 진찰 및 기본검사 등을 통해 치과질환에 대해 진단하고 치료계획을 수립한다. 치과위생사는 문진사항 기록, 구강검사를 통한 구강 내 상태기록, 기본구강 검사기구 준비, X-선 촬영 및 현상 등을 수행하게 된다.

나. 보존과(Operative Dentistry/근관치료(Endotreatment)

치수와 주위조직에 발생한 질병의 원인, 진단, 예방, 치료를 다루는 분야로 치과위생사는 치료준비, 임시충전재 장착 및 제거, 충전물 연마, 진료협조, 구강보건교육 등의 역할을 담당하게 된다

다. 보철과(Prosthodontic Dentistry)

자연치아와 같은 구강기능을 회복하고 유지시켜주며 상실된 치아나 구강악안면 조직을 보철물(prosthesis)로 회복하여 주는 분야로 치과위생사는 인상채득, 구강위생관리 및 보철물관리법 교육, 진료협조 등의 역할을 수행하며 또한 치과기공사의 절대적 협력이 요구되는 분야이다.

라. 구강악안면 외과(Oral Maxillo Facial Surgery Dentistry)

구강악안면의 질병, 손상 및 기형 등을 진단하고 수술을 시행하는 분야로 치과위생사는 생징후 측정(vital sign check), 감염관리, 진료협조, 시술후 주의사항 전달 등의 역할을 수행하게 된다.

마. 교정과(Orthodontic Dentistry)

성장 중이거나 성숙된 치열과 안면구조의 모든 부정치열 또는 비정상적인 형태를 진단

하고 교정한다. 치과위생사는 인상채득 및 모형제작, 방사선사진촬영, 환자상담, 구강위생관리교육, 진료협조, 교정장치 사용 및 관리법 교육 등의 역할을 담당하게 된다.

바. 소아치과(Pedodontic Dentistry)

출생부터 사춘기 18세까지의 아이의 구강건강을 관리하는 분야와 청소년기 이상의 환자라도 정신적 신체적 정서적으로 구강진료를 받을 때 특별한 도움이 필요한 경우를 다루는 분야로 치과위생사는 어린이관리(child management)가 특히 중요하며 칫솔질 교습, 치면열구전색 및 불소도포 등의 예방처치, 진료협조 등의 역할을 하게 된다

사. 치주과(Periodontic Dentistry)

치아를 지지하며 이를 둘러싸고 있는 조직에 발생한 질병을 진단하고 치료하는 분야로 치과위생사는 칫솔질 교습, 치석제거(scaling), 수술후 환자교육, 기구소독 및 감염방지, 치주수술시 진료협조 등의 역할을 수행하게 된다.

아. 예방치과 처치(Preventive Dentistry)

구강질환이 발생되지 않도록 예방하거나 발병 초기에 조기처치를 행함으로써 구강건강을 증진시킨다. 구강환경관리에 따른 칫솔질 교습, 각종 보조구강위생용품 사용법 교습, 불소도포, 치면열구전색, 지각과민처치, 구취관리, 치아우식활성검사, 식이조절 등이 치과위생사에 의해 주로 수행된다.

③ 치과병원

법적으로 정해진 전문 진료과목을 개설해야 한다. 우리나라의 경우 치과병원의 시설기준은 치과의사가 치과 의료를 행하는 곳으로 진료에 지장이 없는 시설을 갖춘 의료기관으로서 병상 수에 제한이 없는 것으로 규정되어 있다.

이곳에서 치과위생사의 역할은 대부분 치과진료실에서 처치업무 및 협업업무를 담당하며 선임 경력치과위생사의 경우 치과마케팅이나 직원들의 교육도 담당한다.

보편적인 시설은 보철과, 교정과, 보존과 등 10여개의 전문분야가 개설되어 있어 각 전문치료로 시술이 이루어지며 각 전문분야에는 전문의와 수련의 등의 전문치과진료 요원이 진료를 담당하고 있다.

④ 종합병원 치과

일반 종합병원의 공동시설로서 병원 내에 치과진료실과 대기실 등을 설치하고 치과의사가 치과의료를 행하는 곳으로 기타 시설은 종합병원의 시설을 이용할 수 있다. 종합병원

이란 의료법상 입원환자 100인 이상을 수용하는 시설과 병상을 갖추고 있도록 규정된 곳으로 이곳의 치과의 경우 규모에 따라 차이가 있으나 일반적으로 규모가 작은 경우에는 치과의원과 유사하고 규모가 큰 경우에는 치과병원이나 치과대학부속병원과 유사한 진료분야와 진료과목이 개설되어 있다. 특히 종합병원은 전신질환을 가진 환자들이 이용하는 곳이므로 치과위생사도 관련성이 있는 분야의 질환 등에 대해서도 알아둘 필요가 있으며, 행정부서나 타 진료 부서와의 연계체계를 익히는 노력도 필요하다.

이곳에서의 치과위생사의 업무는 진료내용에 따라 차이가 있으나 치면세마와 구강보건교육 및 예방술식 등을 수행한다.

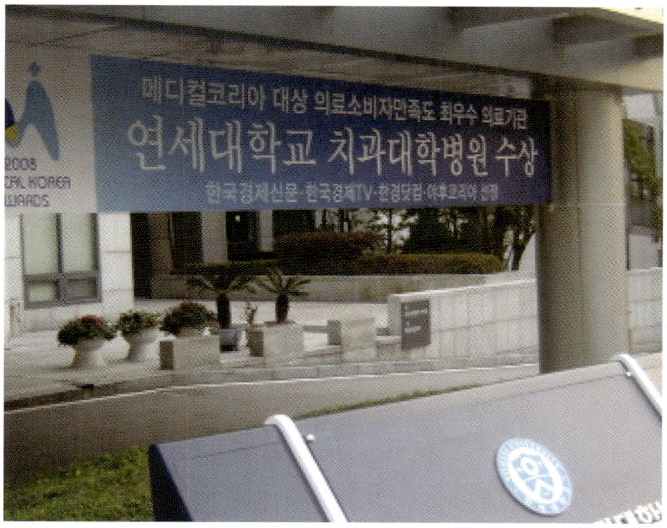
메디컬코리아 대상 의료소비자만족도 최우수 의료기관
연세대학교 치과대학병원 수상
한국경제신문·한국경제TV·한경닷컴·야후코리아 선정

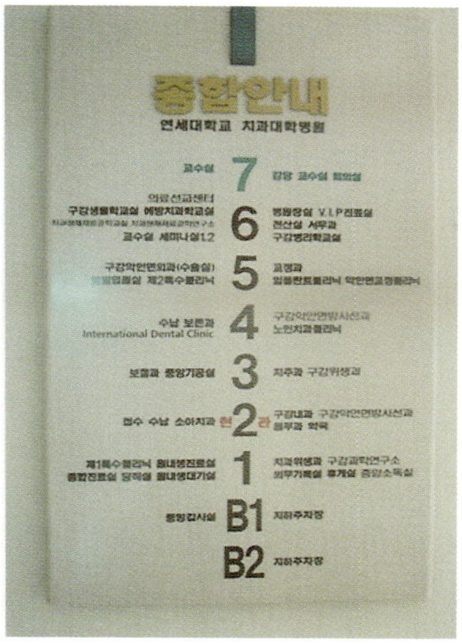

(2) 지역사회구강보건현장

지역사회 구강보건활동업무는 우리나라 보건소의 구강보건사업이 1979년 공중보건치과의사제도가 시행됨으로써, 비로소 전국적인 규모로 개발되기 시작하였다. 이전에는 예방사업이 거의 이루어지지 않다가 이후 1983년 불소용액양치사업을, 1985년에는 학교계속구강건강관리사업을 개발하였고 1986년 농어촌특별조치법에 근거를 두고 대도시 보건소를 제외한 전국의 보건소에 치과위생사를 배치하여 지역사회 구강보건활동을 개시했다. 현재 약 1,200여명의 치과위생사가 활동하고 있다.

치과위생사의 주된 지역사회 구강보건활동장소로는 대표적으로 보건소, 보건지소, 치과위생관련 교육기관, 연구기관(각 대학 및 관련업체 연구실), 대학교부설 보건소, 학교보건원 구강보건실, 치과관련 유관업체 등이 지역사회 구강보건활동현장으로 볼 수 있다.

① 보건(지)소

보건(지)소는 전형적인 공중구강보건활동의 현장으로 지역주민의 보건향상을 위해 실제적으로 일선활동이 전개되는 현장이다. 1979년에 보건소 내에 치과를 설치하고 공중구강보건치과의사를 배치하여 진료위주의 사업이 실시되다가 1986년에 전국적으로 치과위생사를 배치하면서 예방 및 교육사업 등의 확장업무를 통해 지역주민의 구강건강을 책임지는 중추적 보건기관으로 정착되었다.

보건소 치과의 치과위생사 활동은 크게 소내 활동과 소외 활동으로 구분되며, 소내 활동이란 보건소를 방문한 지역주민을 대상으로 1차 구강진료를 제공하고 예방치과처치 및 구강보건교육 등을 수행하는 것을 말하며, 소외 활동이란 관내 유치원 및 초등학교, 복지시설 등을 방문하여 구강검진 및 상담, 예방처치, 구강보건교육 등의 구강보건활동을 말한다. 이외에도 임시적인 활동으로서 6, 9제 행사를 비롯한 구강보건행사 등 특별한 행사나 순회봉사활동 등에 지원을 하는 경우도 있다.

보건(지)소에는 관장업무가 다양함에 따라 여러 직종의 사람들이 관여하고 있으며 치과영역에서는 공중보건치과의사와 치과위생사로 구성되어 있다. 그러나 치과대학의 여학생 증가로 공중구강보건 치과의사가 부재한 보건(지)소도 상당수에 이르고 있다. 치과위생사는 전국 각 보건(지)소마다 거의 1명씩 배치되어 있고, 치과의사가 부재한 지역에 있어서는 통합보건지소의 형태로 구강보건실을 설치하여 수명의 치과위생사가 공동협력으로 구강보건사업을 전개하고 있기도 하다.

보건(지)소에 있어서 치과위생사는 치과예방처치나 구강보건교육 등 전문적 업무이외에도 구강보건 사업계획수립 및 조정, 사무관리적 업무나 업무연락 및 조정 등 행정적인 업

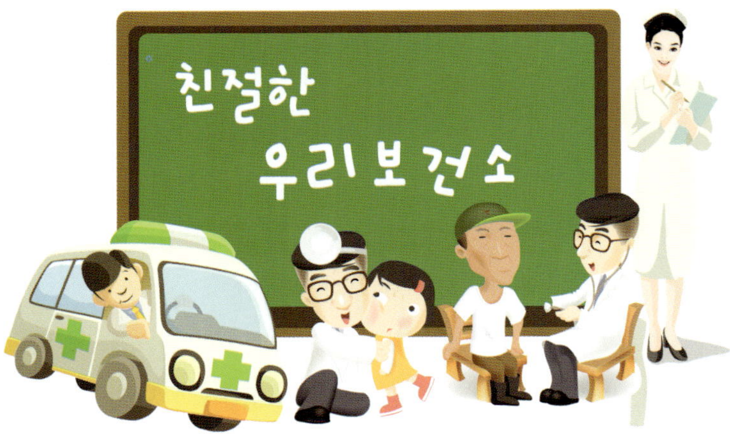

무도 많이 수행하게 된다. 구강보건법 제13조에 근거하여 보건소 구강보건실을 구강보건센터로 전환하고 인적, 물적 토대를 강화함으로써, 보건소와 보건지소로 분산되어 있는 지역구강보건진료사업을 보다 효율화 시킬 수 있는 목적으로 설치, 운영되고 있다. 보건(지)소에서 이루어지는 주요사업은 다음과 같다.

가. 구강보건사업계획 및 평가
나. 대상별, 생애주기별 구강건강관리
다. 구강보건교육 및 구강보건관리 홍보
다. 불소용액 양치사업
라. 치면열구 전색사업
마. 수돗물 불소농도 조정사업
바. 금연 등 일반보건사업과 연계사업 등

② 학교구강보건실

초·중등학교의 학생을 대상으로 하는 학교보건은 학교보건법에 근거하여 설치하고 학생들의 구강병 예방진료와 필요한 초기치료를 계속적으로 제공함으로써 구강질환 진료비를 절감하고 아울러 구강건강관리를 효율적으로 실시하는 것이 목적이다.

현행 학교보건법상에는 규모에 따라 의사, 약사, 양호교사를 위촉하여 학생들의 보건관리를 하도록 되어 있으나 모든 초·중등학교에 양호교사만이 배치되어 있어 아직도 형식적인 면에 치우치고 있는 것이 현실이다. 더구나 구강건강관리는 학교구강보건실이 설치되어 치과위생사 또는 치과치료사에 의해 전체 학생을 대상으로 계속관리가 이루어지는 선진외국에 비해 우리나라는 매년 1회씩 구강검사만 시행되는 정도에 그쳐 상당히 미흡한 실정이다.

이에 1999년부터 정부차원에서 시범적으로 학교구강보건실을 설치하여 구강검사, 불소도포, 불소용액양치사업, 칫솔질교습, 치면열구전색, 계속구강건강관리사업 등의 학교구강보건사업을 전개하고 있으며 해마다 그 대상학교가 늘어나고 있는 추세이다.

그러나 이와 같은 학교구강보건실 운영이 관내 보건(지)소에 근무하는 치과의사나 치과위생사의 출장형식으로 운영되고 있어 상근 치과위생사가 배치될 수 있는 제도적 장치가 시급하며 이를 실현시키기 위해 관련단체 및 기관에서도 끊임없는 노력을 하고 있다.

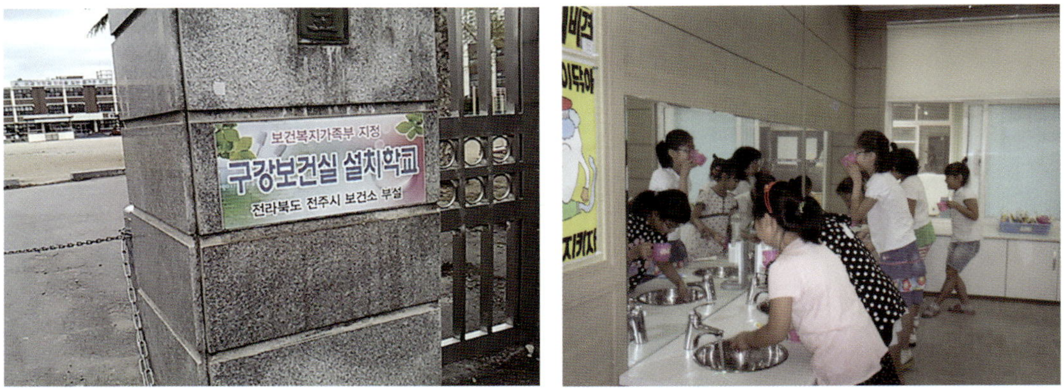

◆ 그림 2-1 학교구강보건실 설치안내 및 양치교실(전주, 봉화초등)

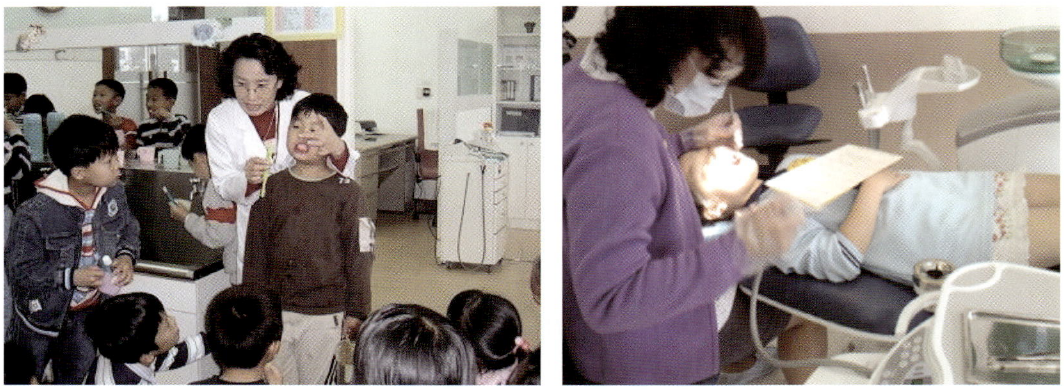

◆ 그림 2-2 학교구강보건실활동을 하고 있는 치과위생사

③ 치과위생관련 교육기관/연구기관

2014년 현재 전국에는 82개 대학에 치과위생(학)과가 개설되어 있으며, 치과위생사가 교수, 겸임교수, 시간강사, 조교 등으로 근무하고 있다. 현재 수백명의 전임교수들이 연구활동과 교육활동을 하고 있으며 겸임교수와 시간강사, 조교 등을 합하면 그 수는 1,000여명에 육박할 것으로 예상되며 점차 늘어나고 있는 추세이다. 치과대학에서 조교나 강사로 근무하고 있고 실험실에서 연구 활동을 하고 있는 치과위생사도 점차 많아지고 있다.

최근에는 치과위생사와 관련된 현안들에 대한 연구의 필요성으로 사설 연구소들도 하나 둘 개설되고 있어 연구자로서의 치과위생사 수요도 늘어나고 있는데 이외에도 민간기업체, 위탁시험 및 교육자료 개발을 수행하는 기관에서도 치과위생사의 수요가 발생되고 있다.

④ 대학교 부설 보건소 치과/산업체 의무실 치과

대학의 구성원은 적게는 몇 백 명에서 많게는 만 명 이상의 구성원으로 이루어져 있다. 따라서 많은 대학들은 학생 및 교직원의 건강유지 및 증진을 목적으로 대학 내에 대학교 부설 보건소 또는 건강센터를 개설하고 있다. 이곳에는 학생 및 교직원의 구강건강 증진을 목적으로 치과가 포함되어 있는데 보통 치과의사 1인, 치과위생사 1인이 근무하고 있으며 치과의사는 파견의사로 근무하는 경우가 많다. 진료내용은 구강검사, 간단한 충치치료, 구강건강상담이나 스케링 등이 포함된다. 이화여대, 숙명여대, 연세대학교 등에서 보건소 치과를 운영하고 있다.

한편 비교적 규모가 큰 관공서, 회사, 은행 등 각종 산업체에서도 구성원 및 가족의 복리후생지원을 위해 부속진료기관 또는 의무실 등을 설치하여 진료서비스 및 보건활동을 병행해 나가고 있다. 이 곳에 치과가 개설되어 있을 경우 치과의사가 상근하는 경우도 있으나 소규모로 운영되는 곳에서는 시간제로 방문하여 약속된 환자에 대한 진료위주의 서비스를 제공하기도 한다. 그러나 치과위생사는 부속기관이 설치된 대부분의 치과진료실에 상근하면서 구성원 및 그 가족에게 예방치과처치, 구강보건교육 등을 시행하며 기타 사무 관리적인 일도 치과위생사에게 분담되고 있다.

⑤ 사회복지시설 및 심신 장애인 시설

현재 우리나라의 장애 인구는 120만 명에 이르고 있으나 장애시설에 수용된 사람은 그 중 일부에 국한되어 있다. 특히 장애시설의 장애인들은 구강위생관리의 부족, 열악한 진료환경으로 인해 진료수요에 비해 원활한 공급이 이루어지지 않아 구강건강상태가 비장애인에 비해 저조한 상태이다.

대표적인 장애인들의 구강건강증진을 위한 기관은 재단법인 스마일로 장애인 치과네트워크를 통해 저소득 장애인의 보철지원, 치과관련 자료 지원 등의 사업을 펼치고 있다. 재활학교나 장애인들의 학교에서 구강보건실을 배치하여 치과위생사가 활동을 하고 있으며, 상근치과위생사가 없는 경우에는 보건소 치과위생사가 그 역할을 담당하고 있다. 장애인에 대한 치과위생사의 역할은 진료 시 구강건강유지,관리를 위해 구강청결관리를 위한 교육, 예방처치가 일반인에 비해 더욱 필요하며 이외에도 원활한 진료를 위한 진료협조자로서의 역할도 필요하다.

장애인들이 가지고 있는 특수한 상황을 고려하여 여러 가지 방향으로의 치과위생사의 역할을 할 수 있는 방법과 접근방식의 연구와 활동이 필요하다. 따라서 치과위생사 교육과정이나 훈련내용에서도 이 분야에 대한 교육이 보완되어야 할 것이다. 이러한 움직임의 일환으로 대한치과위생사협회에서도 협회산하에 장애인 구강보건특별위원회를 두고 장애인의 구강건강향상을 위한 프로그램을 개발, 운영하고 있다.

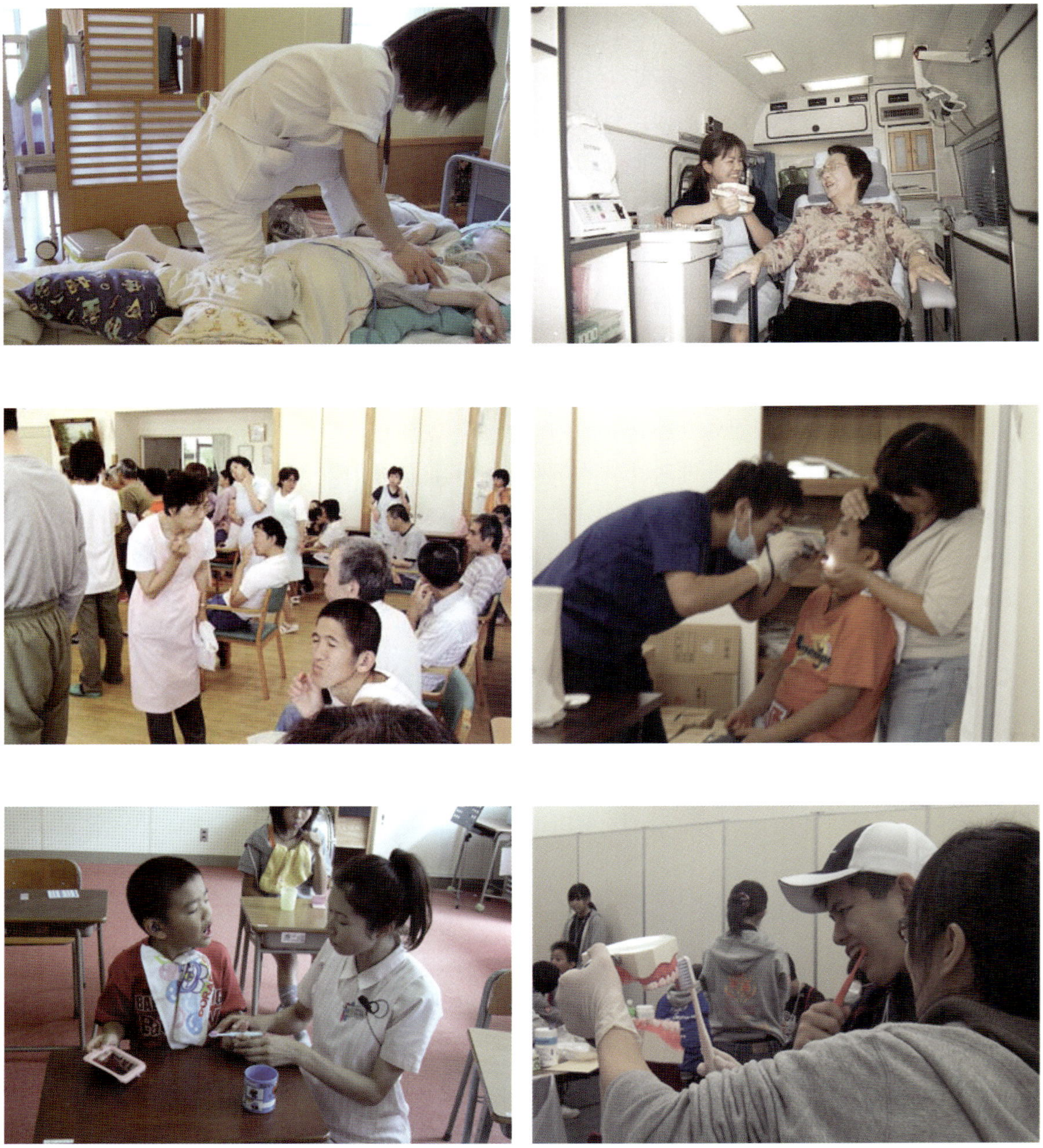

◆ 그림 2-3 심신 장애인시설에서의 치과위생사 활동

⑥ 산업체 / 의무부사관 / 국민건강보험공단 등 기타의 현장

치과위생사와 관련이 있는 기자재나 치약, 칫솔 등을 생산, 판매하는 기업이나 취급하는 기관에서 제품홍보와 관련된 기획업무, 판촉담당을 하기도 한다. 또한 구강위생용품을 개발하기 위한 연구원이나, 치과위생 관련자들에게 구강보건교육을 실시하는 업무를 담당하는 홍보부서 등에서도 치과위생사가 활동한다.

2007년부터는 대한민국 육군 특수 부사관 의무분야에 치과위생사 7명이 선발되면서 육·해·공·군의 여군부사관 의무병으로 근무할 수 있게 되었으며 이는 일반 공무원직에 해당되고 일정기간 후 부사관으로 승진할 수 있다. 현재 치과위생사 부사관은 일반공무원직 9호봉, 부사관6호봉의 대우를 받는다. 치과위생사 부사관 시험은 필기시험을 위주로 1차시험과 면접, 신체검사로 진행되는 2차 시험으로 이루어진다. 학사학위 취득 후 에는 장교로 승진할 수도 있다.

그리고 국민건강보험공단의 건강보험심사평가원에서 보험청구서류심사업무를 담당하는 치과위생사활동현장이 있으며 노인장기요양보험법에 의해 노인장기요양보험제도가 실시되면서 장기요양이 필요한 65세 이상 노인 및 치매노인 등 노인성 질환을 가진 64세 이하의 국민에게 시설급여와 재가급여 등이 서비스되므로 주로 경로당이나 노인대학 등 노인관련시설이나 가정방문을 통해 구강관리를 제공할 수 있는데 치과위생사의 경우 방문치과위생사로서 활동이 가능하다.

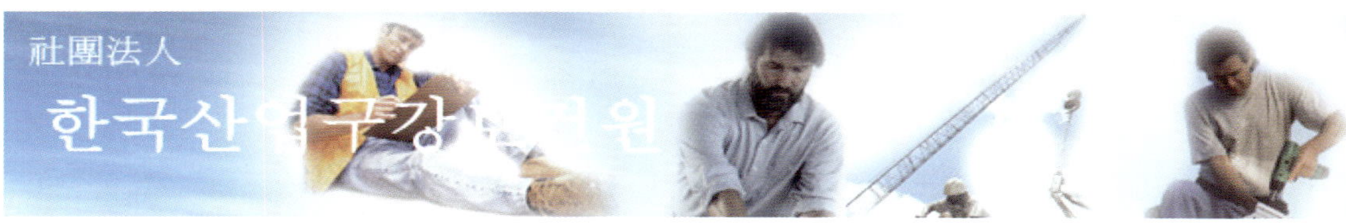

◆ 그림 2-4 산업구강보건원 홈페이지(http://www.oralhealtheducation.com)

⑦ 학교보건진흥원

치과위생사의 지역사회 활동현장으로 서울특별시 산하 학교보건원이 있다. 학교보건원은 서울특별시의 학생 및 교직원의 건강유지 및 증진을 목표로 하는 기관으로 1945년 서울시청 내 의무실로 진료를 시작하여 1995년 서울특별시 학교보건원으로 기관 명칭을 개편하여 사용하다가 2006년 서울특별시학교보건진흥원으로 다시 이름을 개정하였다.

이곳은 주로 학교보건, 환경, 급식과 이와 관련된 교육 및 연수에 관한 사업을 행하고 있는데 이전에 있었던 구강보건실은 폐지되었으나 학교보건사업의 일환으로 구강보건관리 사업은 활발하게 진행되고 있다.

구강보건관리사업의 내용으로는 구강보건교육, 집단잇솔질, 불소용액양치사업 등을 실시하여 학생들의 구강건강증진 및 구강질환예방을 도모하고 있다.

(http://www.bogun.seoul.kr)

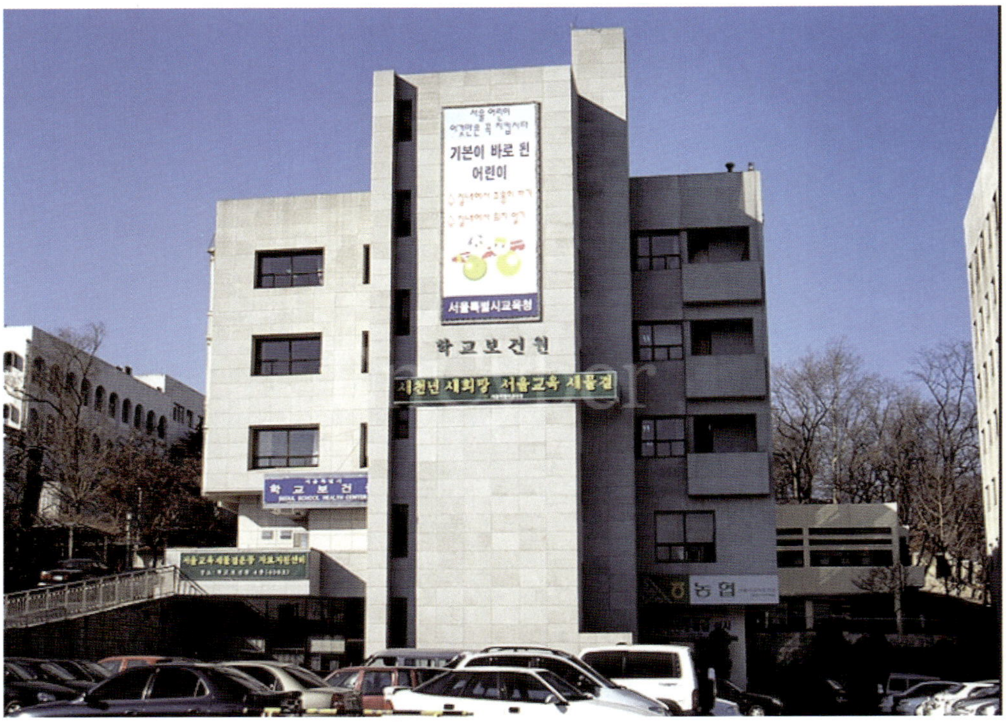

Chapter 03
치과위생사의 업무(역할)

치과위생사는 임상현장과 지역사회 구강보건현장 활동에 있어 중요한 역할을 맡고 있다. 임상현장에서의 역할은 주로 구강병의 치료나 예방을 위한 전문적인 시술을 하게 되며 공중구강보건현장에서의 역할은 다양한 대상이나 장소에서 치아와 구강의 건강이 손상되는 것을 예방하여 구강보건의 유지와 증진을 실현하려고 하는 활동을 하게 된다. 이러한 치과위생사의 각각의 현장에서의 치과위생활동이 효과를 거두기위해서는 여러 사람의 공동 노력이 필요하며 치과위생사는 그 중 한 사람으로서 활동의 중심이 되는 치과의사와의 협업관계를 유지하게 된다.

치과위생사의 활동현장에서 행하는 업무는 폭넓고 매우 다양하다. 치과위생사가 일반적으로 현장에서 수행하는 업무를 크게 분류해 보면 예방치과업무(Preventive Duties), 구강보건교육업무(Oral education Duties) 및 진료협업업무(Chair-side assisting)와 기타 확장된 업무(Extended Duties)로 구성되어 실시하고 있다.

1. 현장에서의 치과위생사 역할의 중요성

치과위생사는 활동현장에서 아주 중요한 역할을 맡고 있다. 치과의료행위에서는 술자로서 예방치과처치를 행하는 것 이외에도 치과진료협업자로서 환자의 입속에서 행해지는 여러 가지 처치를 하고 있기 때문이다. 이와 같은 일은 누구에게나 허용되는 것이 아니고 환자의 안전 확보를 위해서 법적으로 일정한 자격 즉 면허제도에 의한 것이다. 이것은 법적으로 이미 법제화되어 있으므로 자격을 갖지 못한 사람은 시행할 수 없기 때문이다.

또 하나의 치과위생사의 업무 중에서 중요한 일은 개개인의 환자나 집단에 대한 구강보건지도(교육)를 담당하는 전문가로서도 큰 역할을 하고 있다. 하지만 이 중요한 치과위생사의 역할도 여러 사람의 공동노력이 원활하게 이루어져야 국민의 구강보건증진에 최종적으로 연결될 수 있다.

2. 업무에 따른 역할 분류

치과위생사의 역할을 크게 분류해보면 예방업무, 처치업무, 진료협업업무, 기타 확장업무의 4가지로 정리할 수 있다.

(1) 예방 업무(Preventive Duties)

치과 위생의 역사는 만약 치의학 교육과 임상적인 예방 서비스에 대한 진정한 요구가 없었다면 치과위생사는 아마 존재하지 못했을 것이다. Fones는 1896년에 Oral prophylaxis의 아버지로 불리는 Dr. Smith를 처음 알게 되었고 그의 치과예방학 치료에 대한 이야기를 듣고 그의 환자들의 구강상태를 관찰하기 위해 Smith의 오피스를 방문하여 구강청결관리에 대한 인식을 한 후에 코네티컷 브리지포트 에서 청결관리와 예방에 관한 원칙들을 자신의 방법에 더하여 실행했다.

그는 아버지와 함께 진료실을 사용했기 때문에 아버지의 환자와 자신의 환자들을 비교하게 되었는데 어느 순간 자신의 환자들의 구강상태가 더 건강하다는 것을 알게 되었다. 그는 자신이 배워왔던 회복기간의 청결과 예방진료에 대한 부분을 대신 할 수 있도록 훈련받아야 한다는 결론에 이르렀다.

따라서 치과위생사는 처음 탄생부터 학문으로서 교육받은 전문인력인 치과위생사들에게 치과위생활동, 즉 예방활동을 초점을 두고 만들어진 인력으로 이 치과예방업무는 치과위생사라는 직업의 근간을 이루고 있다고 할 수 있다.

1) 치과보건교육(Dental Health Education)

치과보건교육은 피교육자에게 치아와 구강의 질병예방에 대해 단순한 지식만을 전달하는 것이 아니고 반드시 구강보건상의 구체적인 문제를 해결하는 방향으로 태도를 변화시키고 행동으로 유도할 수 있도록 동기를 부여하는 것이다. 즉 사람들이 스스로 구강건강을 증진해 나가기 위해 자신의 의사대로 행동하고 노력할 수 있도록 의식의 변화가 요구되므로 구강보건교육이 필요한 것이다.

구강보건교육의 대상은 건강한 일반대중은 물론 구강질환을 앓고 있는 환자 및 연소자, 연장자 등 모든 계층에게 제공되어야 한다. 따라서 구강보건교육을 실제로 시행하기 위해서는 우선 상대방을 잘 이해하고 개인 생활 습관를 존중하면서 보다 좋은 인간관계를 맺어 가는 것이 필수적인 요소이다.

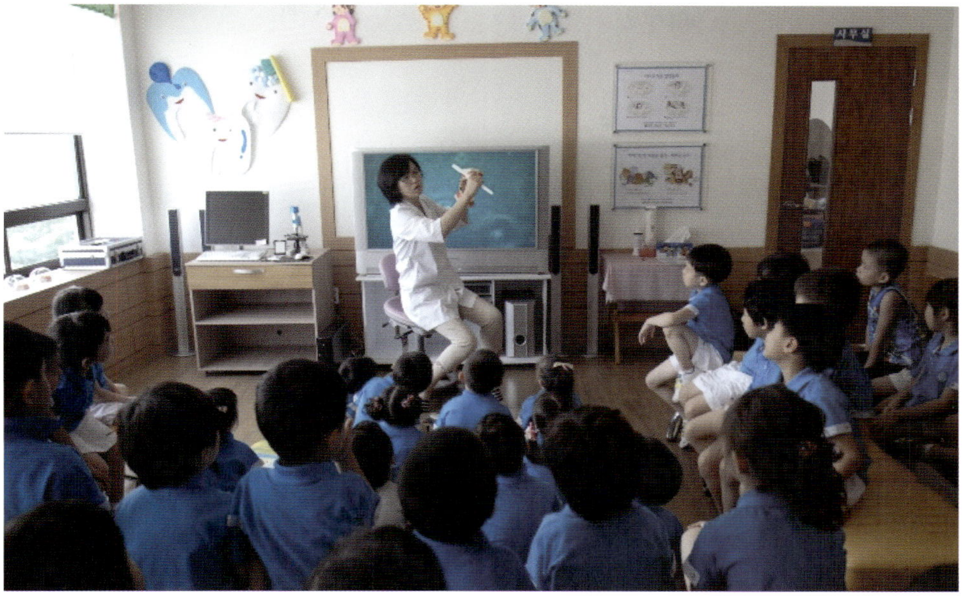

◆ 그림 3-1 초등학교에서의 구강보건교육(집단)

또 시대에 부응하는 유효한 지도를 하기 위해서는 지도자가 먼저 현상을 정확히 파악하는 것이 중요하며, 전문가의 입장에서 필요한 정보를 제공할 수 있는 지식과 그것을 상대방에게 바르게 전할 수 있는 기술을 갖는 것도 중요하다. 그리고 이 모든 것과 함께 구강보건교육과 피교육자 스스로가 동기부여 되어 실천하는 자세도 필요하다.

구강보건교육은 구강질환 발생 이전 단계에서부터 구강질환의 치료과정과 치료종료 후까지 필요하다. 특히 질병발생 이전의 구강보건교육은 올바른 구강건강관리를 유도하여 구강건강을 더욱 증진시키며, 치료과정이나 치료 종료 후의 구강보건교육은 치료의 예후를 좋게 하는 효과를 얻을 수 있게 해준다.

현대는 사회생활이 복잡·다양화되고 고령화되고 있기 때문에 더욱 더 구강건강을 유지해야 할 필요성이 요구되고 있으며, 구강보건교육의 내용에 있어서도 피교육자별, 교육내용별 다양성이 요구되고 있다. 일반적인 구강보건교육의 주된 내용은 우리나라 국민의 중대구강병인 치아우식증과 치주병 예방을 위한 치면세균막 관리방법과 식생활 개선지도이다. 치면세균막 관리방법은 치아를 올바르게 닦도록 유도하는 칫솔질 교육이 중심이다.

2) 구강보건지도(Oral Health Instruction)

구강보건지도라는 것은 무엇이든지 보건과 관련된 것을 전하는 것이 아니고 반드시 보건 상에 뭔가 구체적인 문제에 대해서 그 사람의 태도나 그 문제를 해결하는 방향으로 바꿀 수 있도록 지도하지 않으면 안 된다. 따라서 막연한 치아에 대한 지식을 전하는 것과는 조금 다르다.

구강보건에 있어서 실제로 자신은 구강보건에 관한 문제가 있음을 의식하지 못하는 경우가 많다. 따라서 구체적인 지도에 들어가기 위해서는 그것을 인식시킬 필요가 있으며 이것을 동기부여라고 말한다. 구강보건지도에 있어서 이 동기부여에 힘을 쏟지 않으면 실패하는 경우가 많다. 따라서 구강보건지도는 반드시 구체적으로 그 사람의 그 당시의 상태를 고려한 것이 아니면 안 된다.

치과위생사가 구강보건지도 역할을 충분히 수행하기 위해서는 단지 칫솔질 방법을 잘 알고 그것을 사람에게 가르치는 방법이 탁월한 것 이상으로 그 사람의 성격이나 구강상태 등을 정확히 파악한 뒤 실제적인 문제점을 알아야 한다는 것이 대단히 중요하다.

이렇듯 구강보건지도는 개개인의 구강보건에 적응한 것이 아니면 안 된다. 극히 일반적인 지식 몇 가지로는 안 된다는 것이다. 따라서 구강보건지도를 할 때는 반드시 치과의료의 경우같이 개별적이 되어야하며 나아가 상대방의 여러 가지 태도 변화를 요구하는 것이기 때문에 상대를 충분히 알지 못하면 안 된다. 그리고 그것을 바꾸기 위한 어떤 지식, 기술이 필요하다. 이러한 의미에서 구강보건지도를 실제로 잘 하기 위해서는 상당히 깊은 지식과 특별한 기술이 필요하게 된다.

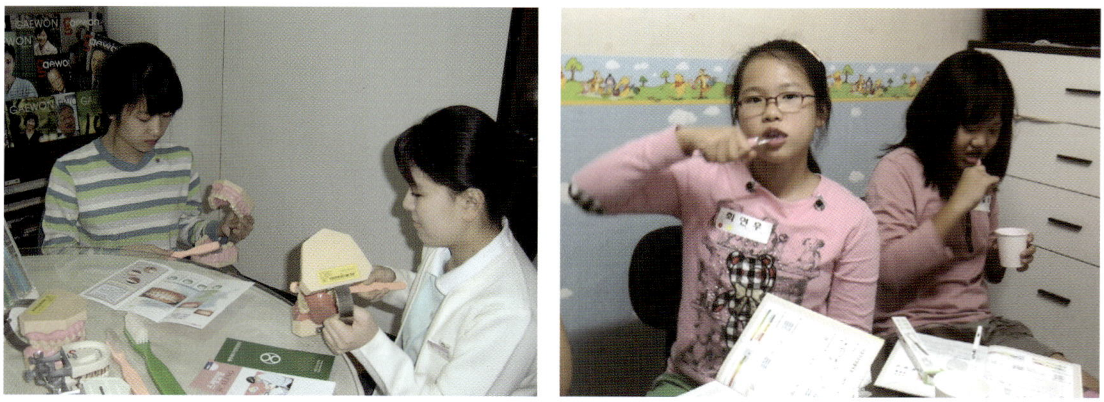

◆ 그림 3-2 개별 구강보건지도 중 칫솔질 지도

3) 식이지도 및 상담(Dietary Counseling)

치아우식증과 치주질환의 예방을 위한 노력은 다양하게 진행되어 왔다. 그러나 그 요인 요소가 매우 복합적으로 적용되어 발생되므로 이를 예방하기 위해서는 이러한 여러 원인 요소들을 효율적으로 관리해야 한다. 이러한 질환의 예방을 효과적으로 하기 위한 방법 중의 하나가 식이지도와 상담을 통한 식이조절(Diet Control)이다. 이는 적은 노력으로 훌륭한 효과를 거둘 수 있으므로 치과위생사의 예방업무 중 주요한 업무이다.

식이조절은 개인의 섭식습관과 식단을 크게 변화시키지 않으면서 당분 섭취의 횟수와 양을 줄이고 이상적인 영양소를 공급할 수 있도록 식단을 조절하는 과정을 말하는데 식이조절의 대상자는 누구나 될 수 있지만 주로 10대 환자, 다발성 우식증환자, 치열교정환자, 치아예방에 관심이 많은 사람이 주요 대상이다. 일반적으로 식이조절 과정은 대략 식이조사, 식이분석, 식단상담, 식단처방의 과정으로 이루어진다.

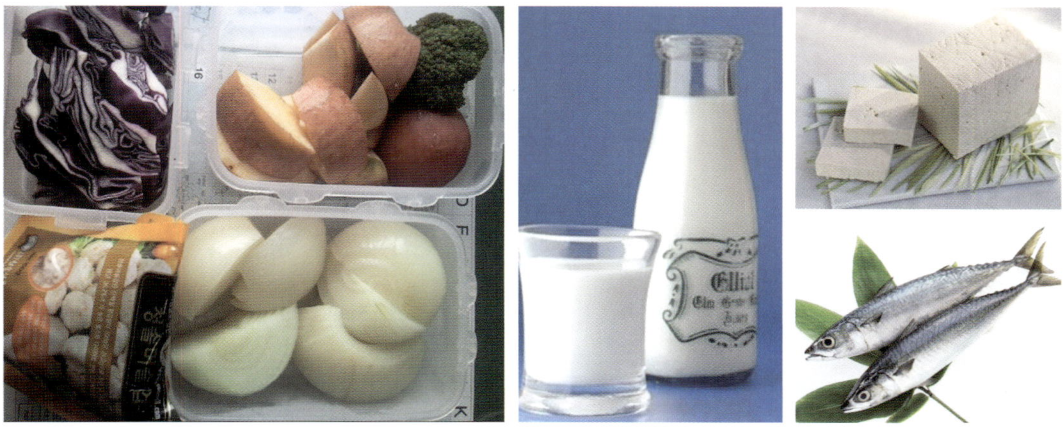

◆ 그림 3-3 청정식품(과일, 채소류, 우유, 두부, 생선 등)

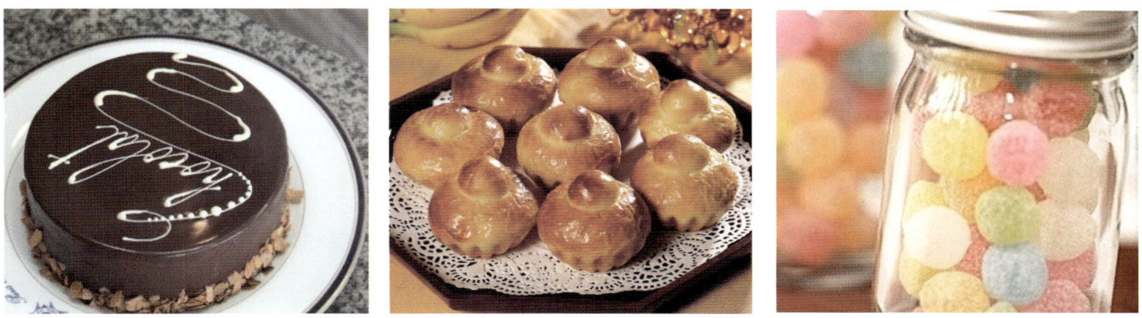

◆ 그림 3-4 우식성 식품(빵, 사탕, 초콜릿)

(2) 처치업무(Operative Duties)

치과위생사가 행하는 처치업무는 예방처치업무와 진료보조처치업무로 대별된다.

1) 예방처치업무

① 치주질환(Periodontal disease) 검사 및 기록

치주조직의 건강상태에 대한 정보를 얻기 위해서 주로 치주탐침자(periodontal probe)나 탐침(explorer)을 이용하여 치주조직의 건강상태, 치아의 해부학적 구조, 치아 표면의질감을 평가하는 치주조직의 건강여부를 사정(assesment)하여 기록하는 행위로서 치과위생사의 예방처치업무로 매우 중요하고 전문성이 요구되는 시술이다.

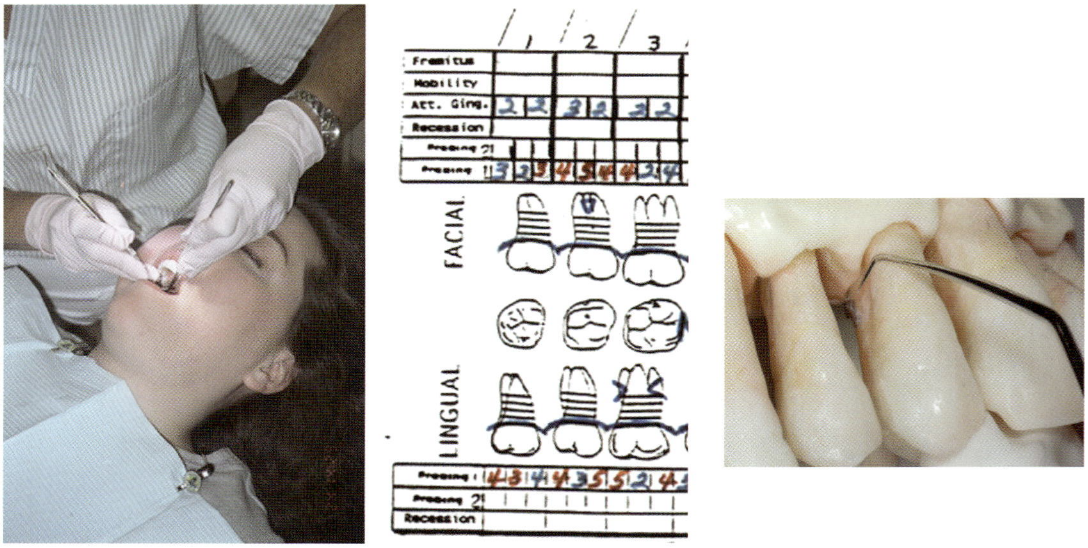

◆ 그림 3-5 치주질환 검사 및 기록부(치주탐지 기록부)

② 스켈링과 치면세마(Scaling and Prophylaxis)

치면세마(prophylaxis)란 치아 표면에서 치아우식증과 치주병의 원인이 되는 치면세균막, 음식물잔사 등의 연성부착물과 치석 등의 경성부착물 그리고 외인성 색소 등의 국소적인 요인을 기계적으로 제거하고 거칠어진 치아 표면을 활택하게 연마함으로써 부착물의 재부착을 방지함으로써 구강병을 예방하는 모든 행위를 말하며 이 범위 내에 스켈링이 포함되어진다. 이 기술은 매우 섬세하고 통제된 조작이 요구되어지므로 많은 훈련이 필

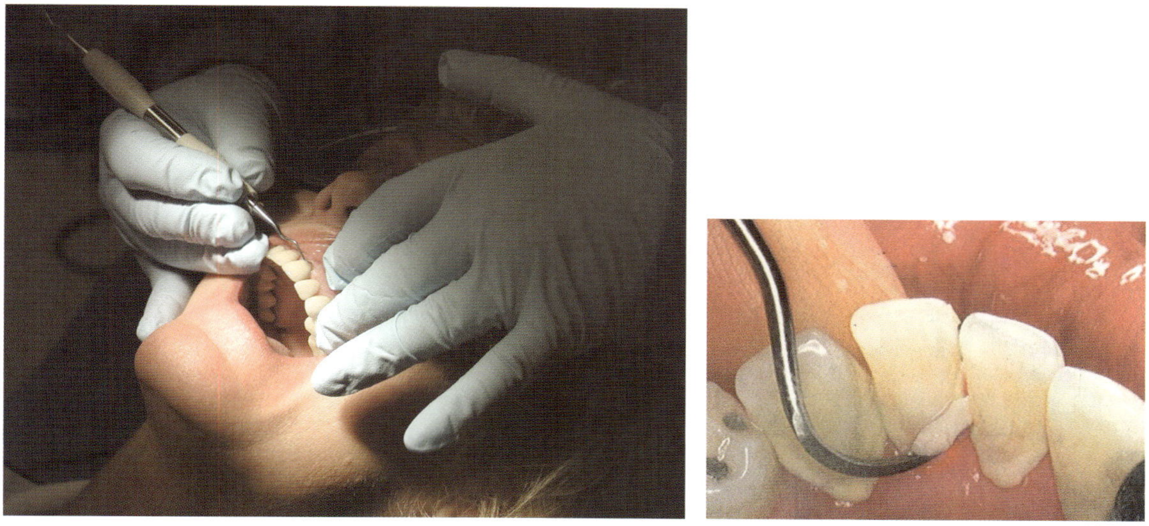

◆ 그림 3-6 스켈링과 치면세마

요하다. 습득이 불충분할 경우 환자에게 좋지 못한 영향을 미치기 때문에 미숙한 조작을 환자에게 시행하지 않도록 시술 뿐만 아니라 충분한 지식도 뒷받침되어야 한다. 따라서 완벽한 술식이 가능하도록 체계적인 학습과 충분한 반복 훈련이 요구되고 반드시 자신을 갖게 될 때까지 습득해야 한다. 아울러 치면세마의 최종적인 대상은 인간이라는 것을 염두에 두고 철저한 훈련에 임해야 한다.

이 기술에 필요한 수기구나 초음파기구 등 다양한 기구의 능숙한 조작법과 환자진료기록부 작성 및 철저한 기구소독과 관리 등에 대한 폭넓은 지식과 기술을 갖추어야 한다. 현재 치과위생사의 업무중 가장 전문성이 요구되어지는 기술 중 하나로 치과위생사 면허를 취득하기 위해서는 치과위생사 국가실기시험에 합격해야하는데 이 종목이 바로 실기시험 항목이다.

Part 05

③ 치주정화(Root debridement/Periodontal debridement)

치근활택술(root planning)은 치주질환에 이환된 치아에 기구조작을 수행하여, 유해한 세균성 산물로 오염이 되거나 표면이 거친 백악질을 제거하는 술식이다. 치근활택술은 치주질환에 이환된 치아의 치근을 대상으로 시행하는데 지금에 와서는 추천되지 않는 술식이 되었다.

치근면에서 백악질을 제거하는 것이 꼭 필요한 것은 아니라는 사실이 밝혀졌기 때문에 치관과 치근면 또는 치주낭의 치근면으로부터 세균성 치면생물막(Biofilm)과 치석침착물을 제거하는 술식으로 치주정화(Periodontal debridement)라는 새로운 용어를 대체하여 사용하고 있다.

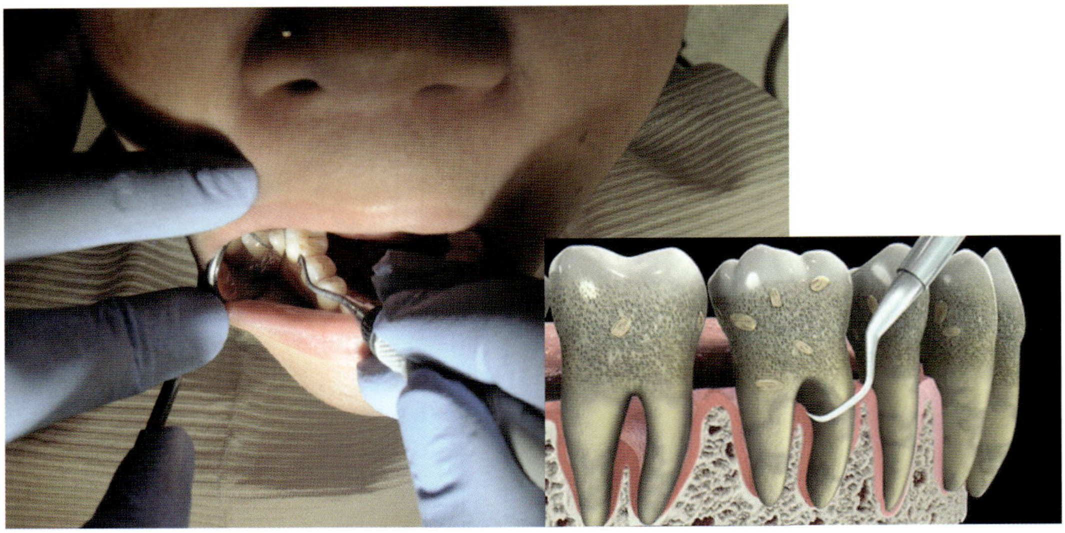

◆ 그림 3-7 치근단의 치주정화(Periodontal debridement)

④ 불소처치(국소도포)(Fluoride therapy)

불소화합물의 치아우식예방효과에 대해서는 널리 알려져 있다. 불소(Fluorine)는 무색, 무취의 할로겐족 기체상태의 원소로서 자연 속에서 단독으로는 존재하지 못하고 다른 원소와 화합물(Fluoride)을 이루어 존재한다. 불소를 이용하여 치아우식을 예방하는 방법은 음료수나 정제에 넣어 복용하거나 고농도의 불소화합물을 직접 치아표면에 발라서 일부가 치아 법랑질에 침투되도록 하는 국소도포법으로 분류된다. 진료실에서 하는 처치방법으로는 불소용액을 바르는 방법과 불소겔을 트레이에 담아서 구강 내에 3-4분간 물고 있게 함으로써 도포하는 방법이 있으며, 최근에는 전극을 이용하여 불소용액을 이온화시킨 다음 치아 법랑질에 침착시키는 방법이 사용되고 있다.

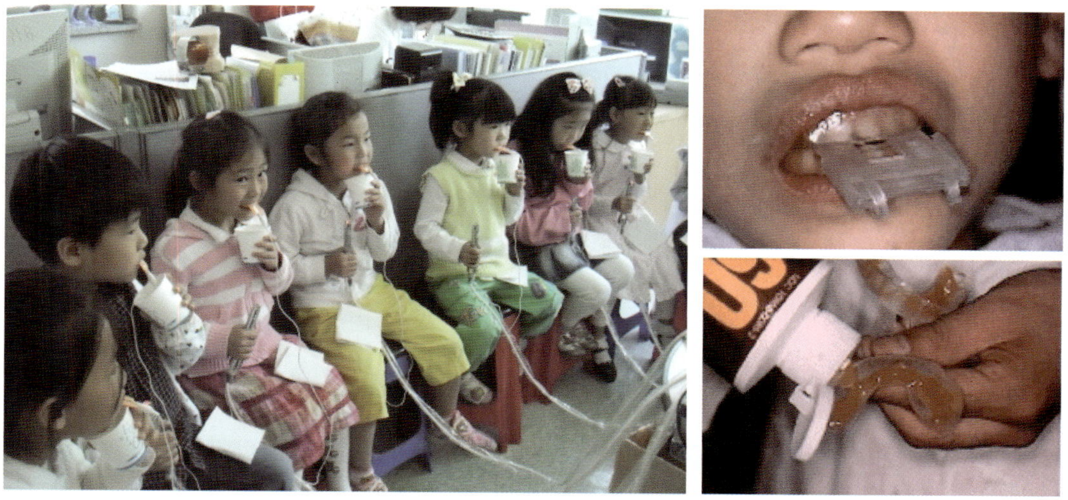

◆ 그림 3-8 불소도포를 하고 있는 모습(이온도포/겔도포)

⑤ **치면열구전색(Fissure sealants)**

치면열구전색은 치아우식증의 대부분이 교합면의 소와(Pit)와 열구(Fissure)에서 시작되므로, 이를 예방적으로 막아버리는 술식이다. 치면열구전색의 대상이 되는 치아는 일차적으로 교합면이 있는 소구치나 대구치 및 유구치이다. 임상적으로 탐침(explorer)으로 긁어봐서 걸릴 정도의 교합면 소와나 열구가 존재할 때는 전색을 한다. 열구전색에서 제외시켜야 할 대상은 소와나 열구가 얕고 넓은 치아이며 대략 30대가 넘은 성인이나, 교모가 많이 된 노인치아이다. 교합면 우식예방효과는 상당히 높으므로 우식예방을 위하여 반드시 시술해 주어야 할 예방치과 시술이다.

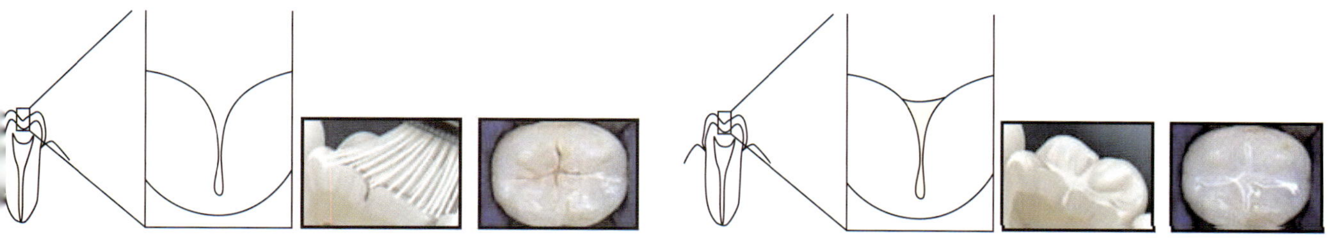

◆ 그림 3-9 열구전색의 대상치아(교합면의 소와, 열구) 및 열구전색을 한 모습

⑥ 치관연마 및 회복물 연마(Polishing tooth/ polishing restoration)

치관연마는 법랑질 표면에 침착된 외인성 착색을 제거하는 심미적 술식이다. 즉 외관을 개선하기 위해 심미적으로 시행하는 부가적인 술식이므로 치면세마를 한 후에 관례적으로 시행하지는 않아야 하며 전치부위에 심미적인 문제가 있을 경우에만 행한다. 또한 치아의 수복물을 장착 한 후에 면을 매끄럽게 만들기 위해서도 연마를 시행할 수 있다.

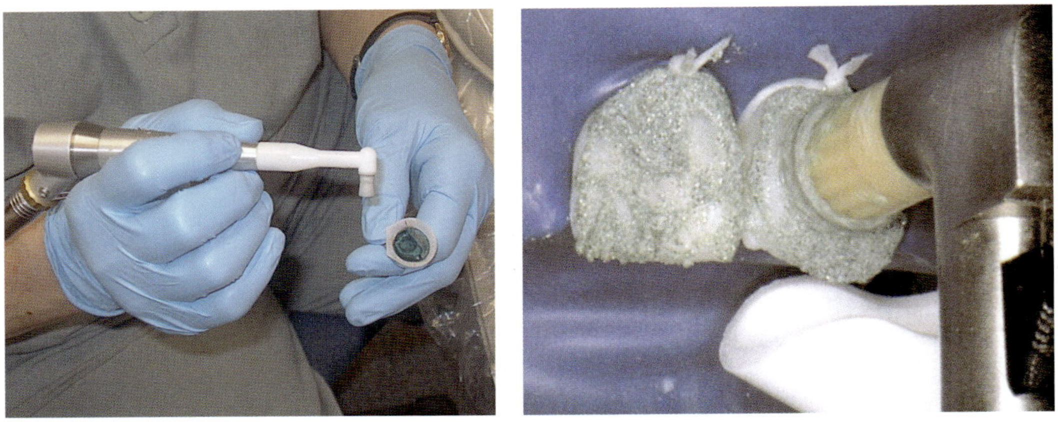

◆ 그림 3-10 치면연마를 수행하는 모습

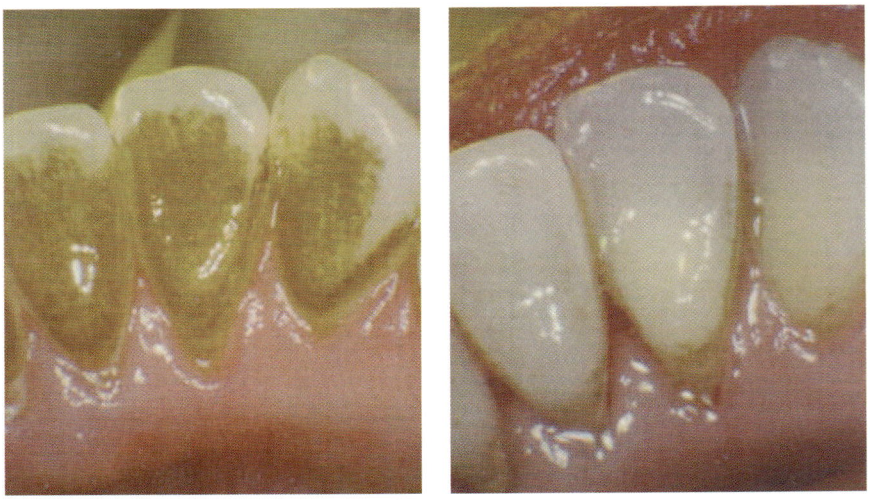

◆ 그림 3-11 치아연마 전과 후

2) 진료보조 처치업무

① 방사선 촬영(Radiography taking)

치과임상에서 방사선촬영 및 판독은 이제 필수이다. 따라서 진료실에서 치과위생사에게 비중이 많은 업무 중의 하나이다. 방사선과 관련된 업무 중에서 방사선 사진 촬영 및 현상업무는 거의 전적으로 치과위생사에 의해 이루어지는데 치과위생사는 이러한 업무를 수행하는 과정에서 특히 방사선 방호에 대한 특별한 주의가 필요하다.

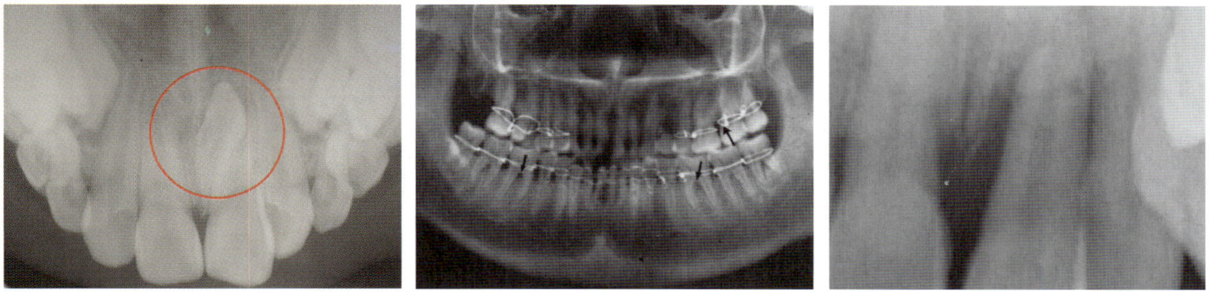

◆ 그림 3-12 촬영된 방사선 사진(교합/파노라마/표준필름)

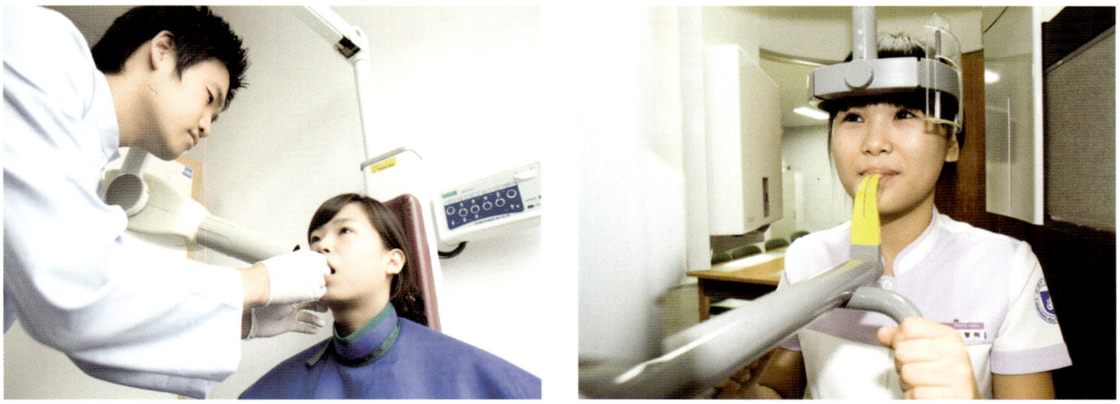

◆ 그림 3-13 방사선 촬영 업무(표준촬영/두부계측촬영)

② 인상채득 및 모형제작(Impression & study model)

구강은 상당히 복잡한 형태를 하고 있으며, 입구가 좁고 속은 넓다. 또 구강을 후방이나 측방에서 관찰하는 것은 불가능하다. 이러한 조건하에서 복잡한 치료를 위해서는 치아와 치열, 교합상태를 검사하는 것은 매우 곤란하다. 그 때문에 정밀한 보철물 등을 만들거나 바르게 진단하기 위해서는 석고 등으로 만든 정확한 모형이 필요하다. 이 모형을 제작하기 위해서 형(mold)을 뜨는 것을 인상(impression)이라고 하며, 이 형을 이용하여 석고를 사용해서 모형을 제작한다.

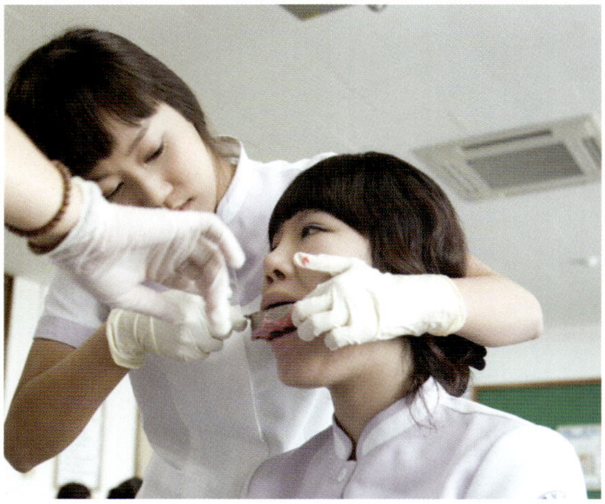

◆ 그림 3-14 인상채득 과정

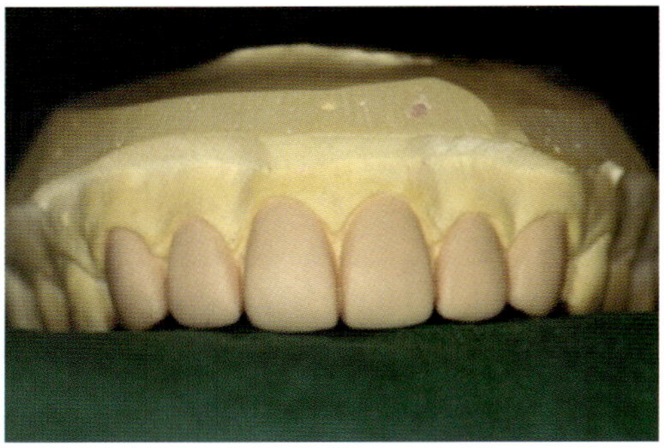

◆ 그림 3-15 제작된 모형

③ 러버댐 장착 및 제거

러버댐 장착은 치과에서 충치치료, 특히 신경치료를 받을 때 장착하는 경우가 많은데 러버댐의 장착은 시술치아를 격리시켜 시술받는 해당치아의 시술부위가 타액이나 다른 이물질에 노출되는 것을 예방할 뿐만 아니라 치과의사의 시야를 선명하게 해주고 흡입기나 보조를 할 때 매우 용이하므로 시술시간을 절약할 수 있어 빠른 시간 내에 완벽한 치료를 마무리할 수 있도록 돕는 역할을 한다.

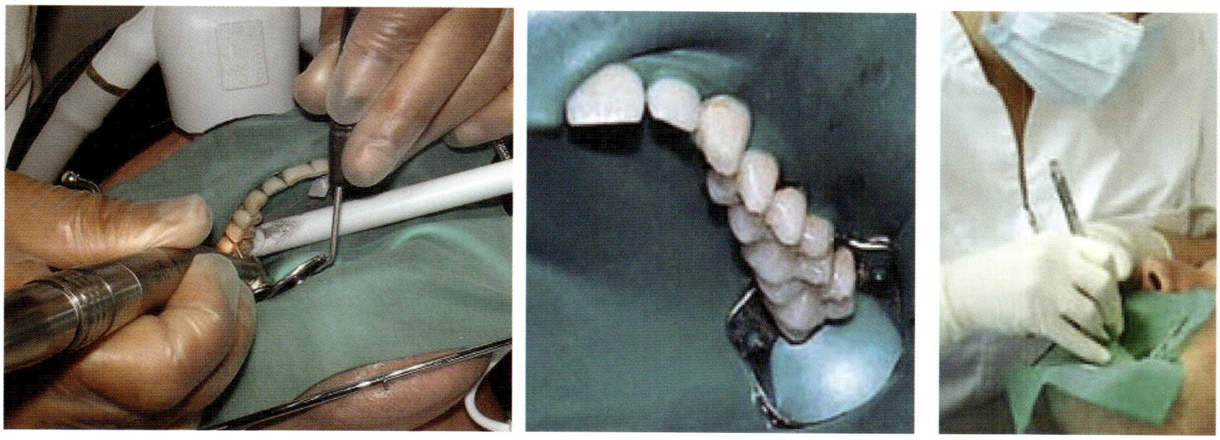

◆ 그림 3-16 러버댐 장착 후 시술모습과 러버댐이 장착된 모습

④ **Periodontal dressing(pack) 장착 및 제거**

치주수술 후 창상면을 덮고 보호하는 것을 말하는데 일반적으로 수술 후 1주일 정도 후에 봉합사와 함께 제거된다.

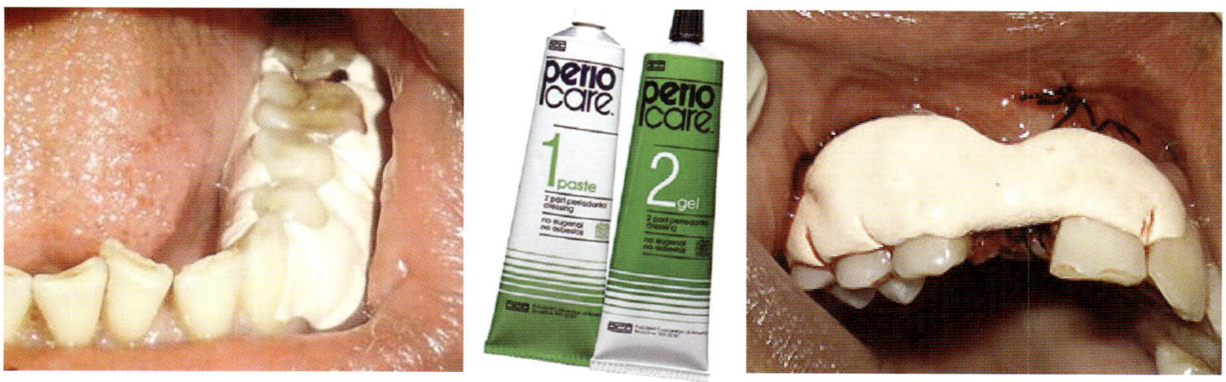

◆ 그림 3-17 팩이 부착된 상태와 periodontal dressing

⑤ **봉합사 제거(Suture removal)**

봉합(dental suturing)은 보통 치은의 절제를 필요로 하는 수술을 시행한 후에 다시 봉합사(suture silk)를 이용하여 치은을 봉합하는 것을 말하는데 봉합을 한 후 일정한 시간이 흐른 뒤에 조직이 아물게 되면 봉합사를 제거하게 된다.

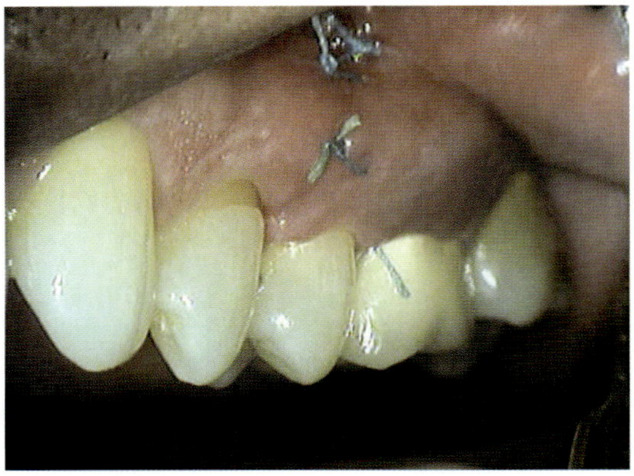

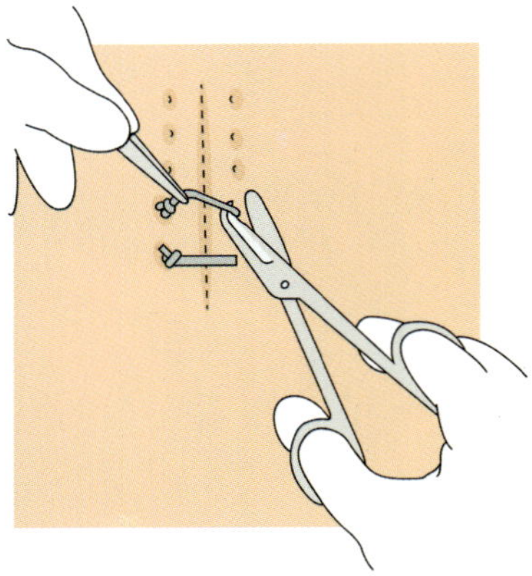

◆ 그림 3-18 치은의 봉합상태와 봉합사(suture silk) 제거

(3) 진료협업(보조)업무(Chair-side assisting)

치과위생사의 업무범위를 법률상 또는 국제적 동향과 비교해 볼 때 치과진료협업(협조) 업무는 치과위생사 본연의 업무가 아닌 것만은 사실이다. 그러나 전문 인력의 업무범위는 나라마다 차이가 있으며 한 국가 안에서도 진료기관마다 차이가 있다. 실제로 현재 한국 치과위생사의 임상업무 중 많은 비중을 차지되고 있는 업무가 치과진료협조 업무인 것으로 나타나고 있어 대학 교육과정에서도 이러한 현실이 반영된 강의가 이루어지고 있다.

치과진료보조란 치과의사의 의료행위의 일부를 치과의사의 의뢰 하에 치과위생사가 시행하는 것으로 술자의 영역 중 보조적인 업무를 치과위생사에게 대신 할 수 있도록 함으로써 진료의 효율을 향상시키고자 하는 의도에서 대두되었다.

치과진료의 효율성과 생산성을 향상시키고 환자에게 양질의 진료를 제공하기 위해서는 치과의사 혼자의 능력만으로는 기대하기 어렵다. 치과진료는 환자의 좁은 구강 내에서 이루어지며 치아의 삭제를 위해 기계에서 배출되는 물을 구강 내로부터 제거하거나 치과치료에 사용되는 재료들을 혼합해야 하고, 이것들이 시간 경과에 따라 경화되므로 적절한 시간에 맞춰 준비되어야 하며, 구강진료 시 치료치아를 타액으로부터의 격리시키는 등 진료의 협조가 반드시 있어야 원활한 진료가 이루어질 수 있다.

환자 한명을 진료하는데 치과의사 한명에 협조자 한명이 필요하지만 진료의 종류에 따라 치과의사 한명에 두 명의 협조자가 필요하기도 하다. 이러한 협조자를 진료보조자 (chairside assistant) 라고 한다.

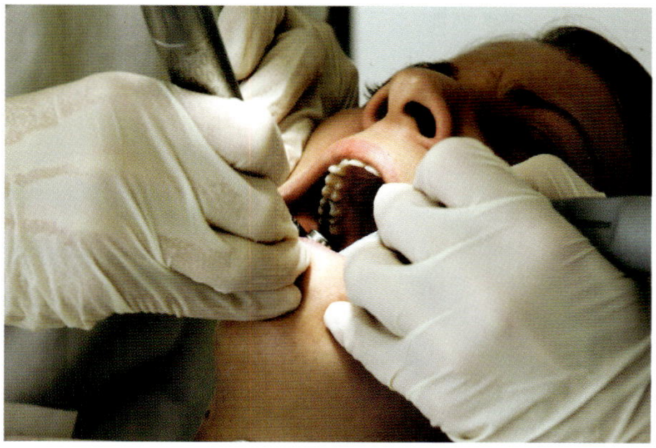
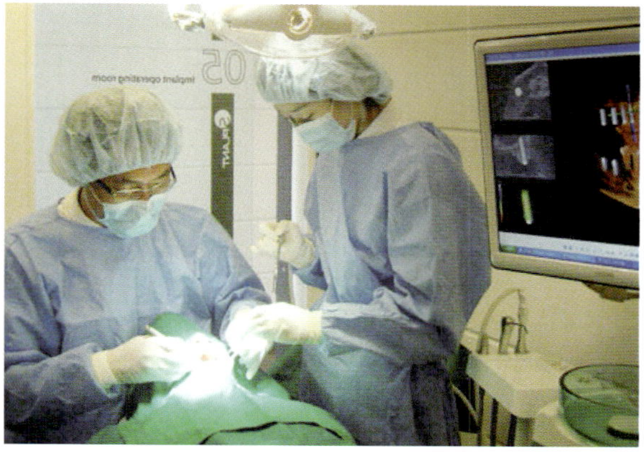

◆ 그림 3-19 사수구강진료(4 handed dentistry)

1) 사수구강진료(4 handed dentistry)

사수구강진료(4 handed dentistry)란 치과의사가 진료 시 피로를 줄이며 스트레스를 최소화하고 진료의 질을 높이는 생산성을 늘리게 하는 것이 바로 4수 진료의 개념이다. 치과의사가 진료 시 진료의자 옆에 협조자가 있어 치과의사의 두 손과 협조자의 두 손이 협업을 통해 마치 4개의 손을 가진 것처럼 진료함으로써 시간과 진료를 효율적으로 관리할 수 있게 되는 개념이다.

이렇게 함으로써 치과의사는 그들의 기술과 판단을 온전히 환자의 문제점과 직접 관련되는 작업에 집중시킬 수 있고 많은 환자를 만날 수 있으며 각 환자와 많은 시간을 가질 수 있고 여유시간을 다른 활동(activities)에 활용할 수 있는 장점이 있다.

(4) 기타 확장업무(Extended Duties)

1) 임상사진촬영(Clinical photography)

임상사진촬영은 최근 들어 진료를 할 때 많이 활용된다. 처음 진료를 시작할 때의 이미지를 만들게 되는 것은 과거이고 치료를 받고 난 후에 전후 비교를 할 수 있어서 임상 사진을 만들어 놓는 것이 환자관리나 치료효과를 알 수 있는 자료가 되기 때문이다. 하지만 이 일은 중요한 전문 지식과 노력을 필요로 하는 정확한 기술이 필요하다. 정확한 촬영을 통해 정확한 결과를 알 수 있기 때문이다. 유능한 치과위생사가 되기 위해서 익혀두면 많은 도움이 될 수 있는 업무이다.

Part 05

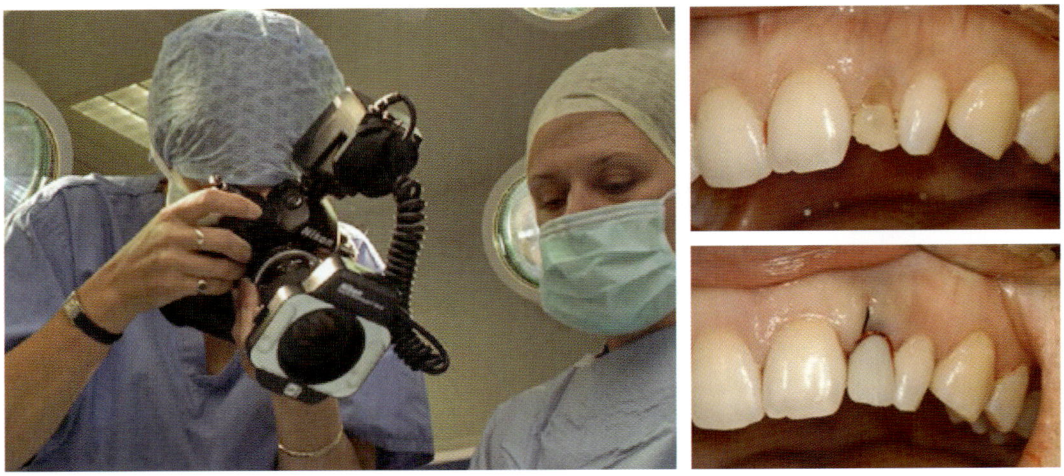

◆ 그림 3-20 임상사진촬영과 전후의 비교가 가능한 임상사진

2) 병원 코디네이터(Hospital Coordinator)

최근의 치과의료 시스템은 진료의 필요성을 인정하여 내원하는 진료수요자에게 적절한 진료서비스를 제공해 왔던 진료제공자 입장의 경영방식에서, 환자를 고객으로 소중하게 여기는 고객중심의 경영전략적 방식으로 전환되고 있다. 또한 치과의료기관이 점점 대형화됨에 따라 환자와 의사, 또는 진료 스텝간의 관계를 조정하는 중간자적 역할을 담당할 사람을 필요로 하고 있는데, 이러한 역할을 하는 사람을 중간관리자(middle manager) 또는 메니저(manager)나 코디네이터(coordinator)라고 부르고 있다.

코디네이터는 총칭으로 하는 역할에 따라 리셉션코디네이터, 상담코디네이터, 진료코디네이터, 행정코디네이터, 마케팅코디네이터 등 다양한 분야로 세분화되고 있다. 최근 치과에서는 리셉션이나 마케팅코디네이터만을 생각하고 있는 경우가 많은데 사실 코디네이터의 역할은 매우 광범위하다.

코디네이터란 '조정자' 또는 '조화롭게 하는 사람'을 뜻한다. 병원에서는 환자의 입장과 병원의 상황을 모두 알고 있으면서 쌍방 모두에게 도움이 되고 양쪽의 사이를 매끄럽게 연결해주는 사람이 필요하다. 따라서 병원코디네이터는 병원의 본래 업무인 진료 이외의 모든 업무영역, 즉 경영, 원무, 서비스 등을 총괄하여 전문적으로 지원하는 인력을 의미하며, 기존의 병원은 의사와 치과위생사 등 진료부서를 중심으로 운영되는 인력구조상 진료 이외의 분야를 감당하는데 한계가 있었다.

코디네이터는 넓은 의미에서 병원의 환자 대응체계를 점검하고 방문고객에 대한 차별화된 서비스를 제공하는 업무를 담당하며, 내부 직원과의 조종자로서 병원 직원에 대한 서비스교육 및 병원경영의 중간관리자로서 환자관리와 병원홍보, 인사관리 등 병원 문화를 창의적으로 주도해 나갈 새로운 전문직종을 의미한다.

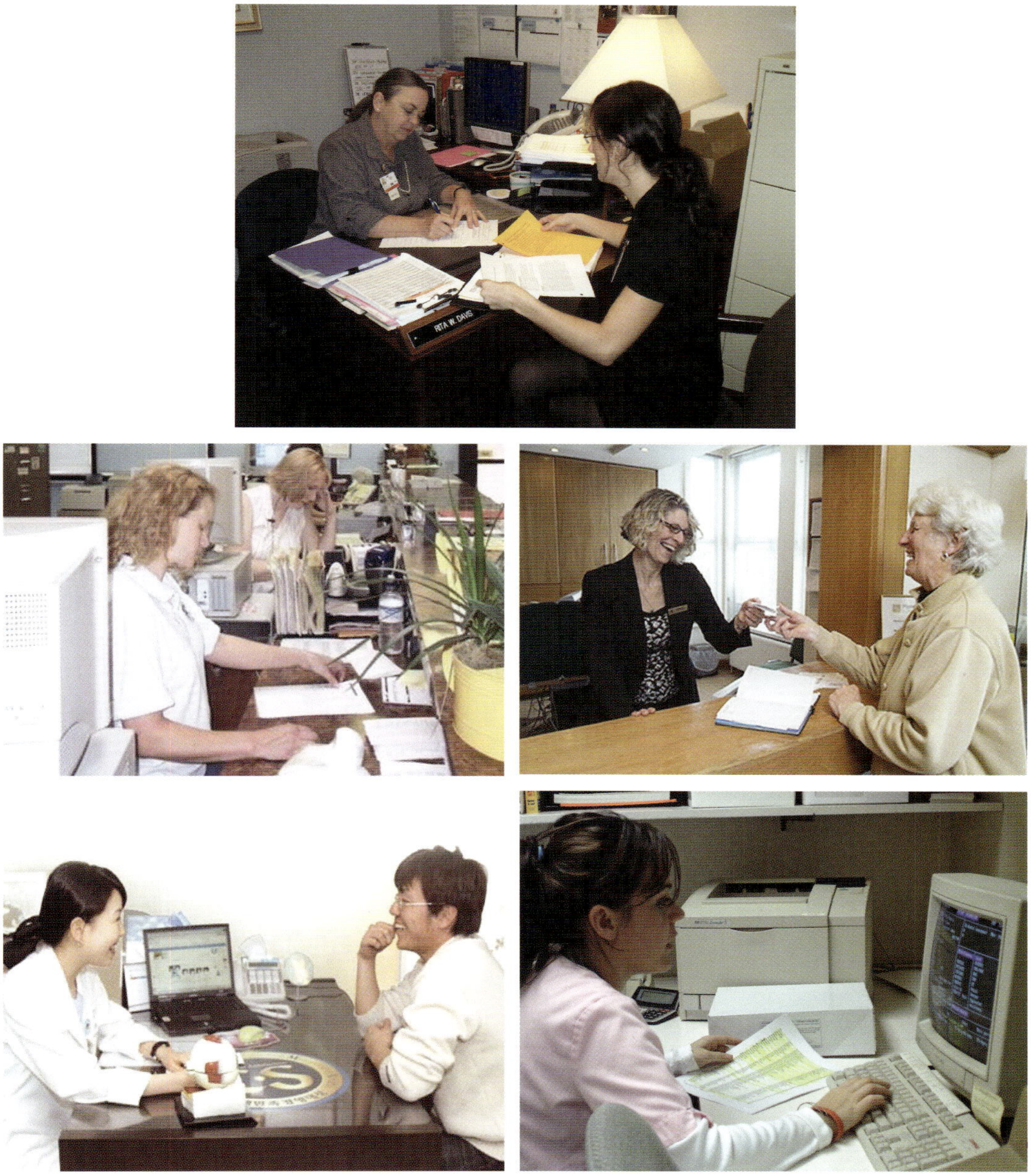

◆ 그림 3-21 병원코디네이터 활동

3) 기타 업무(Extra Duties)

① 소독 및 멸균(Disinfection & Sterilization)

아주 중요한 업무 중의 하나로 진료실에서 교차감염을 방지하기 위해서 반드시 숙지해야하는 업무이다. 치과의사, 치과위생사는 물론 환자의 안전을 위해서 소독이나 멸균을 행하게 되는데 이러한 감염방지를 위한 방법으로는 기구나 물품의 표면으로부터 살아있는 모든 미생물을 파괴하여 미생물이 전혀 없도록 만듦으로써 감염을 방지하는 멸균법이나 모든 미생물을 파괴하지는 못하지만 대부분의 미생물을 제거하여 감염을 방지하는 소독법이 주로 진료실에서 사용된다. 이를 수행하기 위해서는 멸균기나 화학약품을 사용한다. 기구의 감염방지에 관한 방법이나 내용은 관련교과목에서 자세히 습득해야 한다.

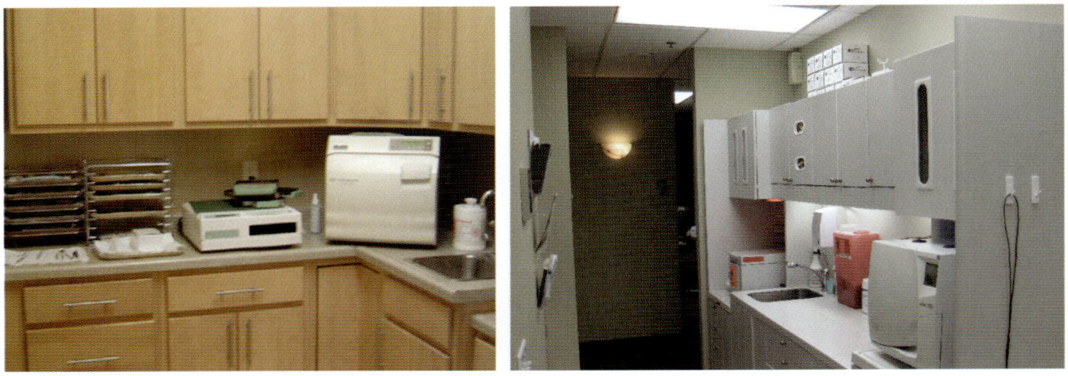

◆ 그림 3-22 멸균/소독실

○ 기구세척 및 멸균처리 과정

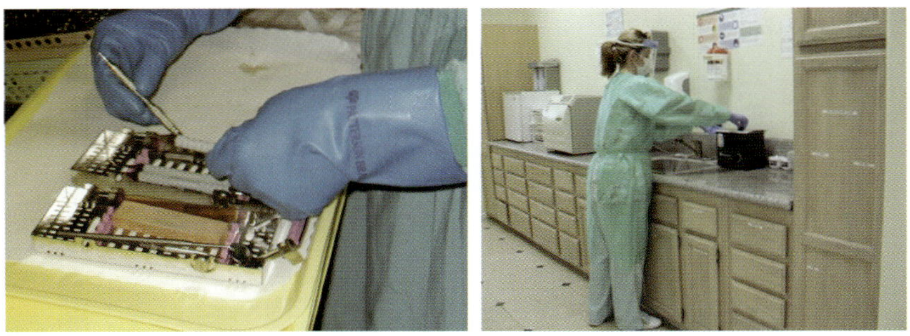

◆ 그림 3-23 사용한 기구분리(세척용장갑착용)
기구세척(초음파를 이용한 세척)

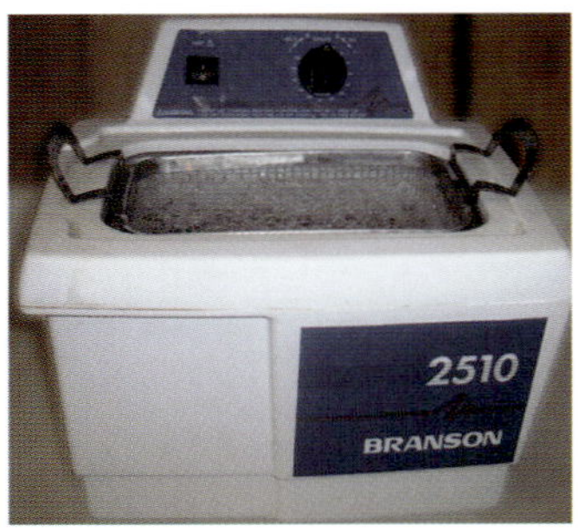

◆ 그림 3-24 초음파 세척기

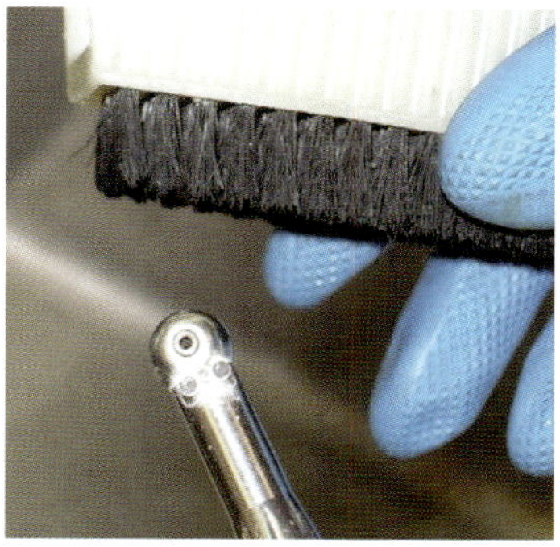

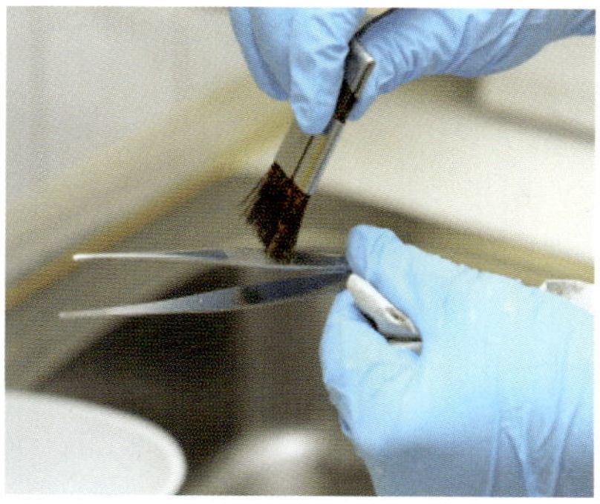

◆ 그림 3-25 Scrub brush를 이용한 세척

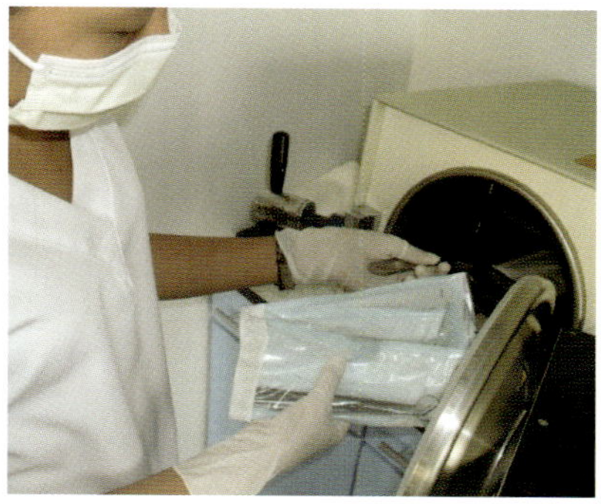

◆ 그림 3-26 파우치에 담아 autoclaving

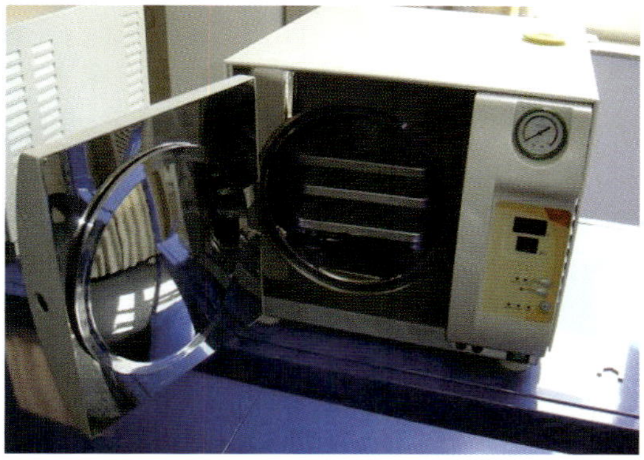

◆ 그림 3-27 기구건조
(멸균처리 후 멸균기 문을 열어)

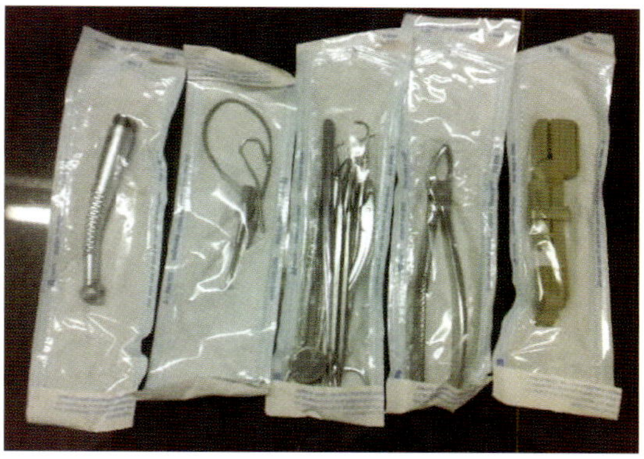

◆ 그림 3-28 멸균처리된 기구

② 환자 맞이(Patient entry)/환자 배웅

치과용진료의자를 환자가 접근하여 앉기 편하도록 위치시키고 작동여부와 준비물을 확인하여 발생될 수 있는 시간적인 손실뿐만 아니라 교차감염의 확률을 줄일 수 있도록 철저히 준비한 후 대기실로부터 환자를 안내한다.

환자의 이름을 호명한 후 시간은 많이 걸리지 않았는지 등의 짧은 대화를 나누어 환자가 안정된 상태에서 술자에게 약간의 친근감을 느낄 수 있도록 노력한다. 특히 처음 방문하는 신환인 경우에는 환자에게 그날의 방문목적을 확인하고 간단하게 치과위생과 실습과정에 대한 설명을 하고 질문사항이 있으면 충분히 설명해 줄 수 있는 시간적 여유를 가져 환자로부터 오해가 생기지 않도록 신경을 쓴다. 진

진료나 치과위생과정을 마친 후 진료의자를 환자가 내려오기 쉽게 만들고 환자에게 불편하거나 어지러움이 있었는지 확인하고 환자를 대기실로 안내한 후 맡겨진 물건이 있으면 전달하고 다음 약속을 위한 예약된 상황을 확인 한 후 다음약속의 진료내용을 확인한 후에 환자를 배웅한다.

③ 계속관리(Follow up)

팔로업(Follow up)은 진료의 연장이다. 치과에서 흔히 말하는 계속관리란 치과진료가 끝난 후라도 계속해서 정기적으로 검진하여 장기 예후를 좋게 하는 것이다. 따라서 계속관리제도는 당연하게 그 진료의 연장으로 생각할 수 있다.

환자에 대해서는 구강내의 기능이 언제나 충분히 유지되도록 의사의 체크가 필요한 것이다. 계속관리의 목적은 치료의 문제점 등을 조기 발견할 수 있고, 처치에 대한 예후를 좋게 할 수 있으며, 환자에게 자기위생관리를 습득시킬 수 있는 점이다. 따라서 적절한 계속관리로 환자와의 상호신뢰를 증가시켜 효율적인 시스템을 만들어 나가야 한다. 보통 계속관리 기간은 6개월에서 1년 간격으로 한다.

최근에는 기존의 계속관리와는 다른 의미로 정기검진의 의미를 강하게 하는 리케어(Recare)가 있다. 이는 환자의 치료상태를 개별적으로 데이터화해서 환자의 상황에 맞게 예후를 좋게 하고 수명을 연장하는 관리방법으로 기존 리콜의 문제점인 단순히 3-6개월 간격으로 일률적으로 전화하거나 엽서를 보내 환자를 내원한다는 수동적의미에서 한발 앞으로 나간 환자의 '맞춤식 유지관리방법'이다.

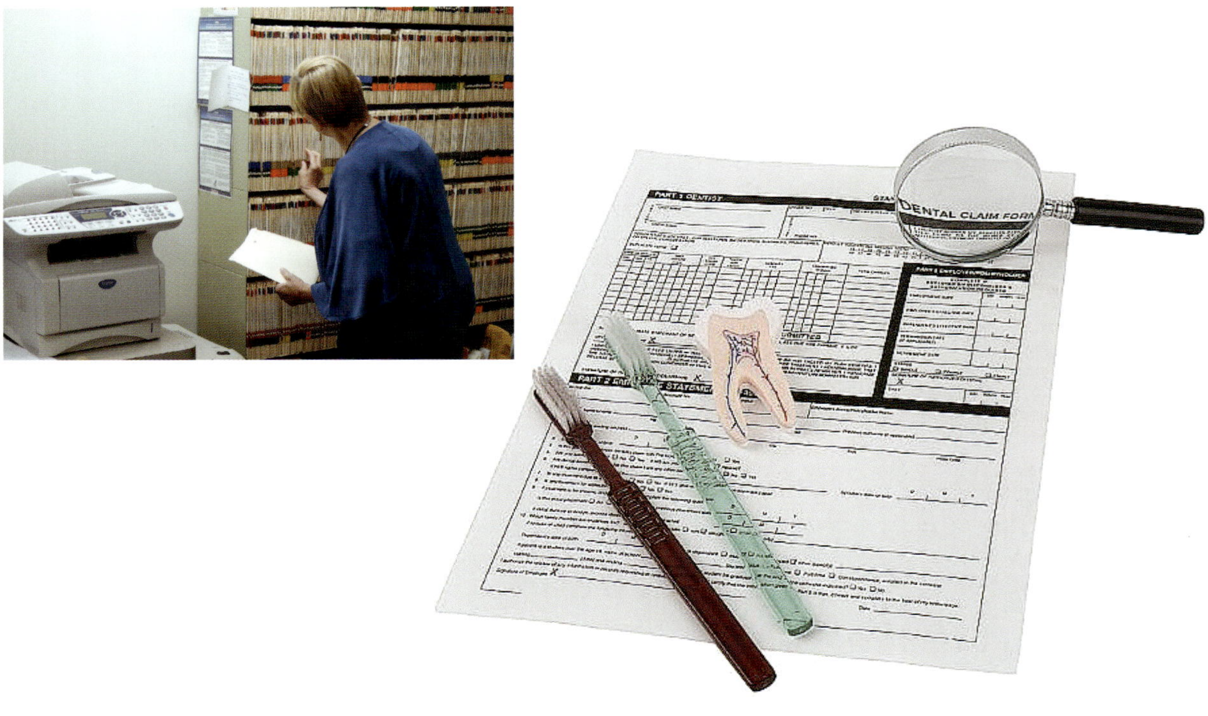

◆ 그림 3-29 계속관리(차트관리)

3. 치과위생실무와 관련된 스텝(Team, Staffs)

치과위생사와 관련된 치과진료 팀은 진료실 내 인력으로는 시술인력으로 치과의사(Dentist), 치과위생사(Dental Hygienist)가 있고 비시술인력으로는 간호사(Nurse), 간호조무사(Assist nurse)가 있으며, 진료실 밖에서 간접적으로 치과의료의 흐름을 원활하게 진행되도록 하는 자로 치과기공사(Dental laboratory technician)와 치과재료공급자(Dental material supplier) 등이 있다.

(1) 치과의사(Dentist)

우리나라에서 치과의사가 되기 위해서는 치과대학 또는 치의학전문대학원을 졸업하고 국가에서 시행하는 면허시험에 합격하여야 한다. 치과대학을 졸업할 때 부여되는 학위명칭은 DDS(Doctor of Dental Surgery) 또는 DMD(Doctor of Medical Dentistry)이다.

면허를 취득하게 되면 일반치과의사는 모든 구강진료를 행할 수 있도록 법적으로 인정되어있지만 고도의 전문성을 요하는 진료의 경우 전문 치과의사에게 진료를 받을 수 있다.

(2) 치과위생사(Dental Hygienist)

치과위생사는 구강건강관리팀의 중요한 일원으로서 치과위생사가 되기 위해서는 인가된 교육기관에서 소정의 교육과정을 이수하고 반드시 국가에서 시행하는 필기시험과 실기시험에 관한 자격시험을 통과하여 보건복지부장관이 인정하는 면허를 취득한 자이다.

치과위생사의 교육과정은 현재 3년제, 4년제의 학위과정과 석사학위과정이 있다. 치과위생사는 한국치과위생사협회(Korea Dental Hygienists Association)의 회원이 될 수 있다.

(3) 치과기공사(Dental laboratory Technicians)

법적으로 치과의사의 기공지시서에 따라 기술적인 기공업무에 종사하는 인력을 말한다.

많은 치과기공사들은 스스로 치과기공소를 운영하며 치과의사의 지시에 따라 가공물을 제작하거나 치과병(의)원에 소속되어 이와 관련된 업무를 수행한다. 치과기공사가 되기 위해서는 인가된 교육기관에서 소정의 교육과정을 이수하고 반드시 국가에서 시행하는 필기시험과 실기시험에 관한 자격시험을 통과한 후 보건복지부장관이 인정하는 면허를 취득한 자이다. 치과기공사 교육과정은 현재 3년제, 4년제의 학위과정과 석사학위과정이 있다.

(4) 치과진료조무사/간호조무사 (Dental clinical assistant/Nursing assistant)

치과진료보조인력(Nursing assistant)으로 치과의사, 치과위생사를 보조하는 업무를 담당한다. 직무는 환자의 안내와 준비, 진료실관리 및 소독, 진료대 옆에서의 치과의사보조업무 등 주로 치과의사의 측근에서 진료를 보조하게 되는 비시술인력이다. 우리나라의 경우 정식 치과진료보조원자격증제도가 확립되어 있지 않아 간호조무사자격증을 가진 사람이 활동하고 있다.

(5) 기타 인력

이외에 관련된 인력으로는 치과기자재 공급업자, 치과장비 기술자를 들 수 있다. 치과병(의)원에서는 이들을 통해 필요한 물품을 구입하고 새로운 제품에 대한 정보를 얻을 뿐만 아니라 구강진료장비 설치, 수선 등 필요에 따라 서비스를 제공받는다.

Part 06

치과위생 윤리

치과위생사는 직업인이기 이전에 인간이다. 인간이 인간답게 살아가기 위해서 필요한 윤리도덕적 개념을 통해 치과위생사로서의 윤리도덕의식을 바탕에 두고 활동하는 것은 기본이다. 따라서 이 장에서는 일반적인 도덕 윤리의 학습을 통해 치과위생사로서 갖추어야 하는 윤리에 대해 살펴보았다.

Chapter 01
인간과 윤리

인간은 흔히 사회적 동물이라고 부른다. 본래 인간의 행위 규범은 사회의 공동목표 달성과 구성원들의 욕구충족을 위해서 도움이 된다고 판단되는 행동제시에 대해서 긍정과 지지 또는 비난과 같은 반응에 따라 성립된다.

사회 대중에게 도움이 되는 행위는 사회적 인정을 그 반대의 행동들은 사회적 비난을 받게 되며, 이런 사회적 인정과 비난이 반복되는 인간의 생활과정 속에서 윤리나 도덕과 같은 인간행위의 규범이 만들어진다. 따라서 인간과 윤리는 인간과 인간이 살아가는 주위 환경에 대한 지지와 인간과 인간을 초월하는 절대적 가치와의 관계에서 고찰되는 것이다.

1. 윤리 개념

윤리란 '사람이 지켜야 할 도리, 곧 실제 도덕규범이 되는 원리, 인륜' 으로 사전적으로 정의되고 있으며, 살아가는 동안 해야 할 것과 하지 말아야할 것, 삶의 목적과 방법, 책임과 의무 등과 관련된 것으로 결국 윤리란 '인간이 인간으로서 마땅히 해야 할 도리 내지 규범'을 뜻한다.

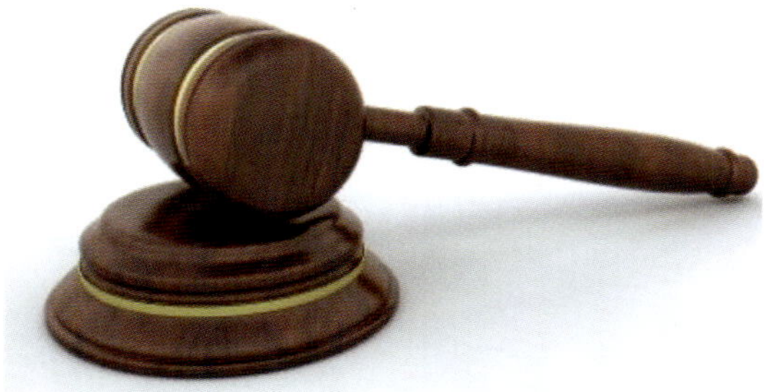

윤리적 행위란 도덕적으로 옳다는 기본적인 원리 위에 기초를 두고 형성된 가치판단에 의한 행위로서, 윤리적 행위규범은 보다 깊은 신념과 보다 높은 가치관으로부터 형성되므로 쉽게 변화되지 않고 오랫동안 유지되는 경향 속에서 사회의 흐름과 관습, 전통, 가치체계, 시대와 사회변화에 따라 점진적으로 변형하되 그 민족이 가지고 있는 정신적 바탕을 완전히 변화시킬 수 없을 정도의 관념으로서의 가치가 행동으로 나타난 것을 말한다.

따라서 윤리는 내적으로는 인간의 품성, 양식, 인격 등과 관련이 있으나 외적으로 나타나는 표준이나 형태에 있어서는 그 시대 그 사회의 풍습과 예의, 전통(생활양식), 문화수준 등과 관련이 있으므로 시대적 영향과 사회적 또는 지역적인 영향을 받는다. 보편적인 도덕의 기준으로 되새겨야 할 중요함의 요건은 다음과 같다.

약속: 선약의 우선성
용서: 무조건성/조건성
책임: 일반적 타인에 대한 책임우선
배려: 무차별적 /차별적
소유: 내 것/우리 것/남의 것/임자 없는 것/

(1) 윤리학의 정의

윤리학이란 인간 삶의 도덕적 차원을 다루는 철학의 한 분야로 흔히 도덕철학(moral philosophy)이라 불리우며, 윤리학을 도덕의 본질과 근거에 의거한 철학적 탐구라고 정의할 수 있다. 일반적으로 윤리학을 구성하는 기본개념은 다음과 같다.

1) **도덕/도덕과 무관함:** 도덕적이란 관습에서 유래된 말로 인간으로서 마땅히 지켜야할 도리 또는 그에 준하는 행위를 지칭하는 말로 인간의 내면과 외적인 행위를 규제하는 두 가지 의미로 사용된다.

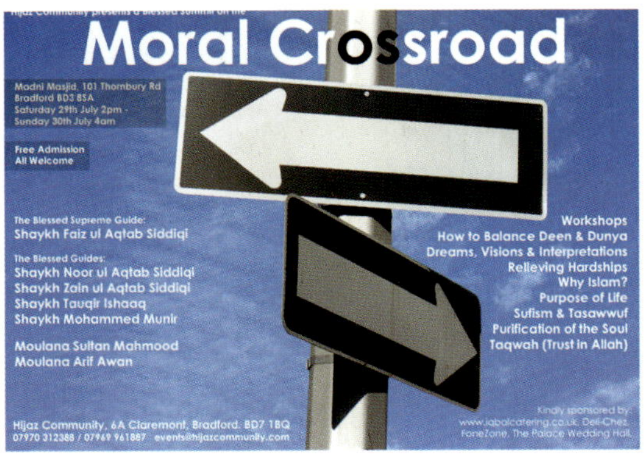

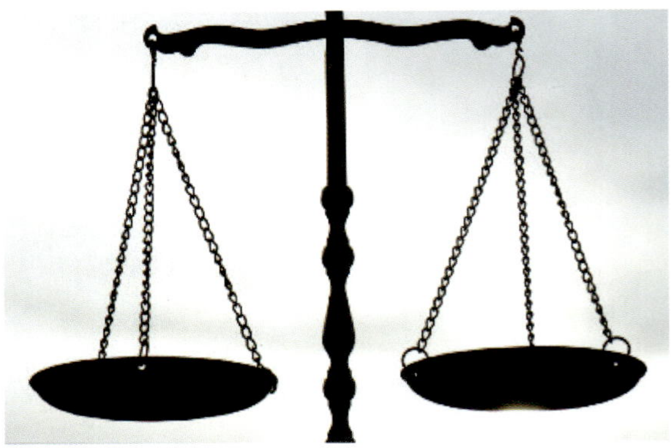

2) **옳음, 그름, 착함:** 옳음(right)은 의무나 마땅함이 도덕적으로 쓰이는 경우를 의미하며 어떤 행위가 옳다는 것은 그 행위나 결정이 도덕적 원칙과 규칙에 합당한 것을 의미하고 반면 그르다는 것(wrong)은 옳다와 반대되는 말로, 하지 말아야 할 것 혹은 도덕 원칙이나 규칙에 위배된 것을 칭한다. 착함이란 인격이 깃들어 있는 좋음을 의미하는 것으로 도덕적으로는 선한 것을 의미한다.

3) **좋음, 나쁨:** 좋다(good)는 것의 의미는 인간행위의 목적이 될 수 있는 궁극적인 가치로서의 선(善)을 뜻한다. 즉 좋음은 도덕성이 있는 의향이나 행동, 올바른 의견 등을 의미하고 그 반대가 나쁨(bad)이다.

4) **권리, 의무:** 권리의 법률상의미는 특정한 이익을 주장하고 누릴 수 있는 능력을 의미하지만 윤리적으로는 남에게 바라고 기대할 수 있는 정의(正義)를 의미한다. 의무는 권리의 반대어로 어떤 사람이 맡은 직분이거나, 마땅히 하거나 혹은 강제로 하지 말아야 할 것을 의미한다.

5) **도덕적 딜레마:** 딜레마란 '만족스럽지 않은 양자 혹은 두 가지 이상에서 한 가지를 선택해야 하는 상황'으로 표면상 만족스러운 해결을 할 수 없는 문제 또는 상황을 말한다. 어느 쪽을 선택해도 만족스럽지 않으나 반드시 선택을 해야 하는 경우를 의미한다.

(2) 윤리학의 분류

윤리학은 철학 중에서도 인간 행위의 옳고 그름의 보편적 원리나 행위의 일반적 가치를 추구하는 학문으로서 사고 형태나 영역에 초점을 맞추어 기술윤리학(descriptive ethics), 도덕윤리학(meta ethics), 규범윤리학(normative ethics)로 분류할 수 있다.

1) 기술윤리학(descriptive ethics)

윤리적인 문제의 기본 본질이나 내용을 평가하는 학문으로 도덕현상을 서술하고 설명하여 윤리적 문제에 관련된 인간성에 관한 이론을 전개하는 것을 목적으로 하는 서술적이면서 경험적인 탐구분야이다. 치과위생사의 도덕적 판단과 합리적인 행동형태를 분석하는 것 등이 포함된다.

2) 도덕윤리학(meta ethics)

도덕적 정당성에 관한 논리와 윤리적 탐구에 이용되는 도덕적 언어와 개념을 분석하는 학문이다. 도덕윤리학의 전형적인 사고는 인간 행위와 도덕성간의 관계, 윤리적 신념과 실제 사실과의 관계, 윤리이론이나 원칙, 규칙, 인간 행동 간의 관계를 고려한 것이다. 치과위생에서 행해지는 책임성, 옹호성, 협동성 등에 관한 탐구 등이 포함된다.

3) 규범윤리학(normative ethics)

규범윤리학은 옳게 행동하는 방법에 중점을 둔다. 즉 삶의 지침으로 정당하게 채택될 수 있는 표준과 규칙에 대해 탐구하는 체계적인 시도로 공리주의, 의무론, 권리이론과 같은 이론규범윤리학과 특수한 사회분야에서 발생하는 도덕적 문제를 해결하기 위한 응용규범윤리학으로 분류되며, 사회정의문제, 시민불복종, 인종 및 성차별, 전쟁과 평화 등을 다루는 사회윤리학을 포함하여 임신중절, 안락사, 자살과 죽음, 환자의 자율성 등을 다루는 생명윤리학, 그 외에도 직업윤리, 환경윤리, 성윤리 등이 포함된다.

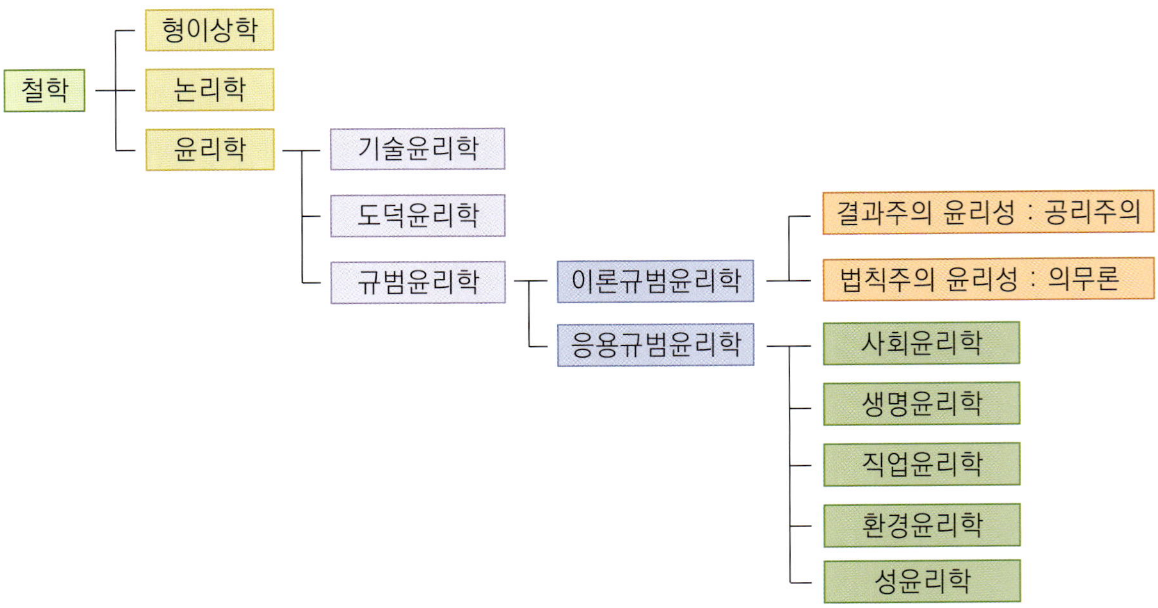

◆ 그림 1-1 철학 및 윤리학의 분류

2. 윤리 이론

치과위생사가 현장에서 일을 하다보면 윤리적인 의사결정을 해야 하는 상황에 직면할 수 있다. 이때의 의사결정은 치과위생사 개인의 윤리적 추론 구조에 의해 결정하게 되는데 실천적 윤리의 기본 생각은 어떤 종류의 행위를 해야 하는가? 어떤 결정이 정당한 것인가? 이 결정이 어떤 결과를 낳을 것인가? 하는 윤리적 추론은 개인적 가치체계를 근거로 한 가치판단에서 출발하게 된다. 여기서의 가치란 궁극적으로는 윤리이론에 근거하고 있는데 윤리이론이란 윤리적 문제를 해결하기보다 윤리적 구조를 설명함으로써 문제를 명확하게 해준다. 가장 관심을 받고 있는 윤리이론으로 결과주의의 대표적인 이론인 공리주의 이론(utilitarianism)과 비결과주의의 대표적 이론인 의무주의 이론(deontology)이 있다.

(1) 공리주의 이론(utilitarianism)

공리주의는 흔히 '최대 다수의 최대 행복'을 추구하는 윤리이론으로 알려져 있으며, 19세기 영국의 철학자 제러미 밴담(J. Bentham)과 존 스튜워트 밀(J. Mill)이 함께 발전시킨 이론이다. 공리주의는 이타주의적 결과주의면서 비쾌락주의적 형태를 말하는데, 모든 도덕적 판단의 결정기준은 행동의 결과에 의한다는 이론이다.

그 근본원리에 따르면, 어떤 행위는 행복을 증진시키는 경향을 가질 때 옳은 행위이고 반대의 경우는 그른 행위이다(→ 가치론). 여기서 말하는 행복이란 행위자의 행복이 아니라 행위의 영향을 받는 모든 사람의 행복이다.

공리주의는 각자가 자기 이해(利害)를 추구해야 한다는 견해인 이기주의에 반대하며, 어떤 행위를 그 결과와 무관하게 옳거나 그르다고 여기는 윤리이론과도 대립한다. 또 행위자의 동기를 바탕으로 행위의 옳고 그름을 따지는 윤리이론과도 다르다. 공리주의에 따르면 나쁜 동기에서 한 행위도 옳은 것이 될 수 있기 때문이다. "윤리학, 즉 모든 도덕적 판단의 결정기준은 행동의 결과에 의하며 수단은 중요시 되지 않는다."는 논거에 의한 이론이지만 이는 궤변이다.

공리주의의 장점은 공리주의는 옳은 행위를 수행하는 것이 인간의 욕구를 충족시키는 결과를 가져오므로 중요하다고 한다. 즉 윤리적 행위가 바로 욕구충족이라는 중요한 목표를 달성해준다는 점과 올바른 일이 무엇인가 찾을 때 분명한 절차를 제시해주고 올바른 일은 도덕 규칙을 따르는 것이라고 인정하지만 특수한 경우에 예외를 인정해주는 신축성을 보이며 도덕규칙들 간에 상충이 있을 때 각 대안들이 가져올 결과들을 검토해서 최선의 결과를 가져올 행위를 선택하기 때문에 규칙들 간의 상충을 피할 수 있다.

문제점으로는 개인의 권리나 가족 등 특수 관계에 대한 것을 고려하지 못한다. 즉 다수의 행복을 위해서는 소수의 고통 받는 사람이 희생되어도 좋다는 논리를 합리화시킬 수 있고 도덕적 원리보다 효용의 원리가 더 중요시되기 때문에 일상적인 도덕적 가치가 무시될 수 있다.

따라서 자살, 안락사 같은 경우에서도 그 행위가 욕구의 최대만족과 최소의 좌절을 가져올 경우 옳은 것이 되고 임신중절에 대한 문제도 태아의 계속적인 생존이 임산부와 가족 및 관련인들과 자신에 대하여 가져올 결과만을 평가하는 것이다.

(2) 의무주의 이론(deontology)

의무주의(윤리적 형식주의)는 "규칙을 따르느냐? 따르지 않느냐?" 가 관건이다. 도덕법칙은 근본 규범이다. "거짓말을 하지 말라!" 라는 말을 가지고 목적론적 윤리 체계와 의무론적 윤리체계를 비교해 보면 목적론적 윤리체계는 불행한 결과를 피하기 위함이고 의무론적 윤리체계는 그것이 의무('거짓말을 하지 말라'라는 그 자체가 본래적으로 가치를 지니기 때문에 우리가 지켜야 할 규범이라고 생각)이기 때문에 지키는 것이다.

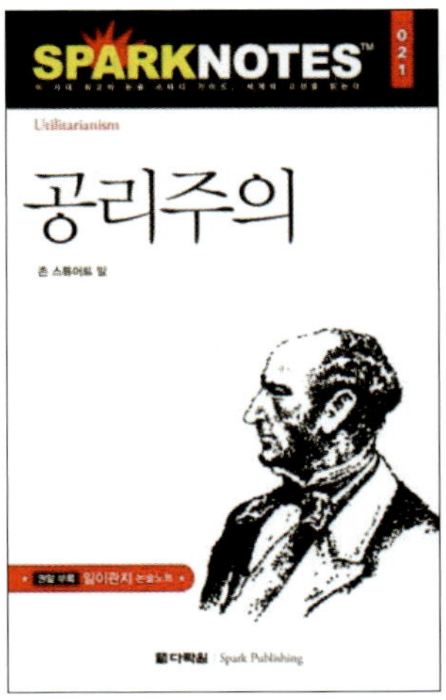

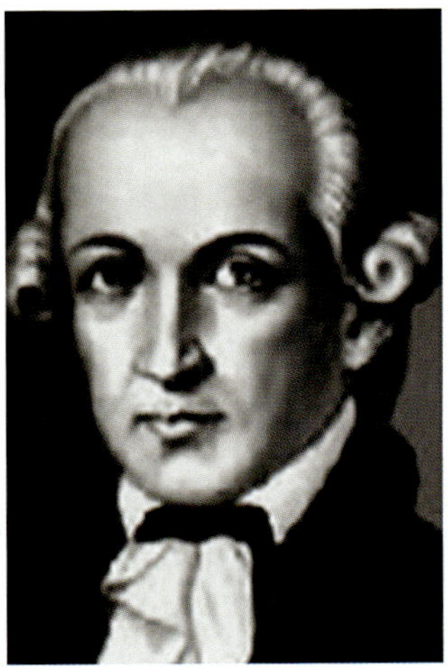

◆ 그림 1-2 임마누엘 칸트
(Immanuel Kant 1724-1804)

의무주의 대표적 학자는 칸트이다. 칸트는 인간의 능력과 존엄성을 강조 하였다. 그의 인간관을 알아보면 인간을 자연법칙(인과율)에 지배를 받으면서도 자유의지를 통해 도덕법칙을 따르는 이성적 존재라고 생각하였다. 인간은 기본적으로 이성을 통해 책임과 의무를 알고 있다. 이러한 존재의 인간이 어떻게 살아야 하는가? 에 대한 답은 당연히 도덕법칙에 따라 살아야 하며 욕망을 억제하고 이성을 지닌 사람들과 함께 살아가야 한다고 하였다. 즉 인간은 이성적 존재이며 이성을 통해서 스스로 도덕법칙을 만들어 낼 수 있는 자율적인 존재이다.

인간은 신이 아니기 때문에 때때로 이성적인데도 자연적으로 주어진 욕구의 본능에 따를 수밖에 없다. 그러므로 책임을 물을 수 있는 것은 인간만이 가능하며 자유의지를 가지고 있으면서 의무를 실행하는 존재이다. 인간은 의무가 무엇인지를 알 수 있지만 늘 행하지 못하기 때문에 도덕 법칙이 중요한 것이 된다. 인간은 실천 이성을 통하여 많은 것을 알 수 있다. 이성적 존재인 인간은 강제적으로 도덕법칙에 순종하는 것이 아니며 자기 스스로가 어떤 법칙을 지켜야 하는 지를 스스로에게 제시해주는 존재라고 할 수 있다.

의무주의는 행위의 결과에 상관없이 그 행위 자체의 본래적인 가치로 인해 우리가 지켜야하는 행위규범이 존재한다는 입장이다. 따라서 규칙에 의거한 도덕이론 혹은 법칙론적 접근방식이라고도 한다. 대표적인 학자는 칸트(Kant), 프라이스(Price), 로스(Ross) 등이 있다.

그리이스어의 deon(책임), 라틴어의 deus(신)으로부터 유래된 의무주의 이론은 두 가지 배경을 가지고 있는데 하나는 모든 사람은 신이 만든 도덕적 의무에 복종해야하고 이 도덕적 법은 모든 사람들을 구속한다는 것이다. 이는 절대적 가치로서 어떤 상황에서도 존중되고 지켜져야 한다고 믿는 것이다. 의무주의자들은 인간생명의 가치를 평가하기보다 인간생명권에 관심을 갖는다. 도덕적으로 안락사나 자살을 반대하는 이유는 그것이 타인에 대해 잘못을 저지르거나 국가의 권리를 침해하거나 신의 권리를 침해하기 때문에 잘못된 것이라고 주장하고 임신중절은 태아의 생명권을 침해하는 경우이며, 어머니의 생명을 구하기 위해서일지라도 도덕적으로 허용될 수 없다고 보는 것이다.

3. 생명윤리학

생명윤리학은 1970년대 이후 과학, 의학, 보건위생학 등의 발전으로 생명공학과 의학적 기술에 의해 발생된 새로운 윤리문제를 해결하기 위한 방안으로 탄생되었다. 생명윤리학은 생명과학과 건강관리 영역의 행위가 도덕적인 가치와 원리에 비추어 조사되고 구체적인 행위에 대해 체계적으로 연구하는 학문이다.

생명의료윤리차원에서 의료행위와 직·간접적으로 관련되어 발생하는 도덕적 딜레마를 해결하려는 의도가 있고, 다른 하나는 인간의 생명이 존재해야 할 당위성을 가지고 부딪치는 여러 요인들에 관해 윤리학적으로 조명하는 측면의 두가지로 구분된다.

따라서 생명윤리학은 삶의 몇 몇 특수하고 전문적인 분야에서 발생되는 문제이지만 정치적, 사회적, 경제적으로 얽혀 있는 여러 문제들을 분석하고 평가하여 내포된 근본적인 문제들을 다양한 분야의 전문가들이 공동으로 이해하고 협력하여 풀어가는 학문이다.

때문에 생명윤리학은 생명공학과 의학에 관한 사실 과학적 탐구뿐만 아니라 이에 대한 철학적 연구와 윤리적 논증을 필요로 하기 때문에 생명공학, 의학, 철학, 윤리학, 신학 등의 다학제적 연구가 필요한 분야이다. 모든 윤리이론들은 한 가지 이상의 윤리원칙과 규칙을 가진다.

(1) 윤리 원칙

윤리원칙이란 도덕적 의사결정을 내리고 도덕적 행동을 하도록 유도하는 것으로 전문적 영역에서 도덕적 판단을 내리는데 중심이 되는 것들이다. 이것은 생명윤리에서 보건의료인들의 행동지침이 된다. 문화나 장소에 구애받지 않고 일관되게 적용되는 윤리원칙에는 다음의 4가지로 집약될 수 있다.

1) 자율성 원칙(Principle of autonomy)

자율성이란 개인 스스로 선택한 계획에 의해 행동과정을 결정하는 행동자유의 한 형태로 이 원리는 치과위생상황에서 '치과위생사와 환자와의 관계'가 대등한 관계여야 한다는 것을 강조한다. 자율성에 대한 존중은 환자들의 동의를 결정할 수 있도록 충분한 정보를 제공받을 권리를 가지며, 치료를 거절하거나 수용할 수 있고 자신의 결정으로 인한 위험에 대한 책임도 가진다는 가정을 전제로 하고 있다.

따라서 어떤 처치나 의학적 실험을 하기 전에 충분히 환자에게 설명하고 사전 동의를 얻는 것이 매우 중요하다. 사전동의 시에는 동의할 사람이 동의할 능력이 있어야 하고, 외부의 강요나 간섭이 없어야 하며 결정에 필요한 지식을 충분히 전달받고 이해할 수 있어야 한다.

2) 악행금지 원칙(Principle of nonmaleficence)

악행금지의 원칙은 우리가 타인에게 의도적으로 위해를 입히거나 초래하는 것을 금지하는 것이다. 따라서 치과위생사는 치과위생과 관련된 상황에서 환자에게 정확한 정보를 제공하여 잘못된 정보로부터 환자가 해를 입는 것을 방지해야 한다. 아울러 처치 시 환자에게 위험과 고통을 최소화하도록 노력해야 한다.

3) 선행 원칙(Principle of beneficence)

선행의 원칙은 타인의 행복을 증진하고 이익이 되는 모든 행동을 포함한 이타주의적 원리로 악행금지 원칙은 해를 가하지 않는 것으로 제한되어 있지만 선행은 선을 행하는 하나의 의무이고 적극적 윤리이다. 따라서 치과위생사는 환자에게 이득을 제공하는 행위를 해야 한다. 만일 어떤 행동이 일부에게는 이익이 되고 일부에게는 해가 되는 경우 선행과 이익과 피해, 존중과 무시 사이에서 적절한 균형을 이루어야 한다.

4) 정의 원칙(Principle of justice)

정의의 원리는 종종 '공정'을 의미하는데 해악과 이득을 어떻게 공평하게 분배할 것인가 하는 것이 핵심이다. 분배의 기준은 균등한 분배, 필요에 의한 분배, 노력에 의한 분배, 성과에 따른 분배, 공적에 따른 분배 등으로 예를 들어 응급처치를 필요로 하는 사람이 많을 때 누구부터 처치를 할 것인가? 등이다.

(2) 윤리 규칙

흔히 사용되는 윤리규칙들은 다음과 같은 것 등이 있으며 치과위생윤리에도 적용시킬 수 있다.

1) 정직

정직성의 원칙은 진실을 말하고 거짓말을 하지 않거나 남을 기만하지 않을 의무를 말한다. 진실만을 말해야 한다는 의미로 정직이 규칙에 포함되는 것은 다른 사람을 존중하고 선을 위해 진실된 것만을 말해야 하며 거짓말이나 속임수를쓰지 말아야 한다. 정직하기 위해서는 선한 것과 무해한 것, 정의의 원리가 함께 관련되며 이 원리는 인간존중의 원리와 성실의 규칙이 부합되어야 한다.

2) 신의

신의는 보건의료분야에서 '비밀보장'이라는 의미로 많이 사용되는 말이다. 보건의료인들은 환자의 사생활을 유지시킬 의무와 환자의 비밀을 지킬 의무를 말한다. 즉 환자의 개인차와 독자적인 인격을 존중하면서 직업을 통해 알게 된 개인의 사생활이나 비밀을 유지하는 것이다.

3) 성실

성실의 규칙은 약속을 지켜야 한다는 규칙으로 이 규칙은 자율성의 원리와 독자성에서 나온 것으로 규칙 중에서 가장 강한 특성을 지난 것이다. 특히 계약관계에서 기본적인 도덕규칙이 되는데 이것은 약속이 제대로 지켜지지 않으면 계약이란 아무런 의미가 없기 때문이다. 오늘날과 같이 보건의료인과 환자간의 관계를 계약관계로 보는 관점에서는 특히 중요하다.

4) 사전 동의

근본적으로 자율성 원리에 근거를 두고 환자로부터 치료에 대한 동의를 받기 위해 관련된 모든 정보를 제공해서 시행될 치료와 처치에 대해 환자 자신이 자발적으로 동의하고 협조하도록 해야 하는 법률적이고 윤리적인 요구조건이다.

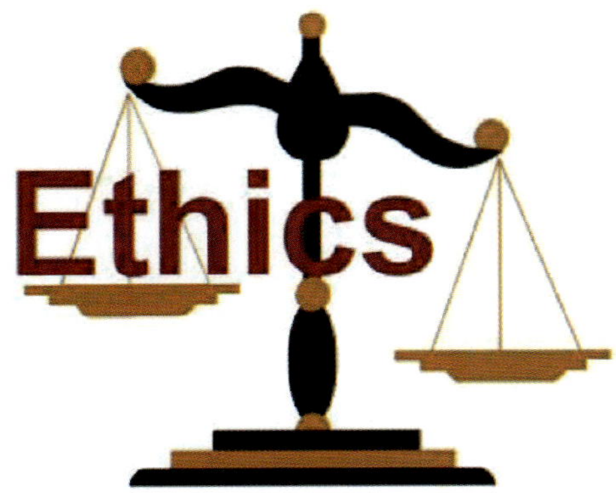

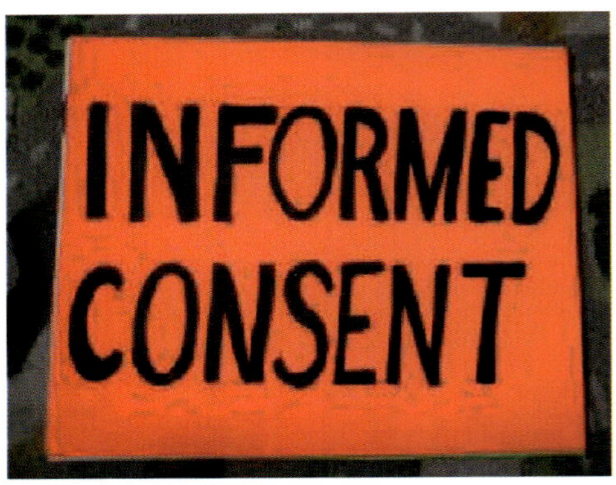

sauce: dracdracula.tistory.com/

Chapter 02
치과위생과 윤리

치과위생사는 명성이나 이익보다는 봉사하는 마음으로 사람을 소중히 하는 직업적 윤리가 필요하며 이것은 도덕이나 법으로부터 뚜렷한 이념들을 받아서 실천하는 책임을 가져야 한다. 즉 직업인으로서 보통 금전의 가치에 의존하는 것을 마음에서 최고로 하지 말라는 것이다. 아울러 의료관계인 및 모든 직종에 종사하는 사람들과 유대관계를 맺고 개개인이 하나의 일원으로서 이행해야 할 기준을 토대로 유지해 가도록 노력해 나가야 한다. 이런 의미에서 치과위생사에 있어서 윤리의식은 매우 중요하다고 할 수 있다.

1. 전문직과 치과위생 윤리

전문직은 높은 교육과 훈련을 통해 전문적 지식, 자율성, 권한, 숙련된 기술, 책임감 등의 특성을 갖고 인류와 사회에 봉사하는 직업이다. 따라서 전문직업인으로서 책임을 완수하기 위해서는 윤리적인 제약을 받지 않고는 의무를 다하기 어렵기 때문에 전문직업인에게는 직업윤리와 실천이 요구된다. 따라서 이 직업윤리를 준수하게 되면 자신의 직무수행 능력 정도를 알 수 있고, 직무와 관련된 의사결정 시 신속하고 정확하게 지혜로운 결정을 하도록 도와주며, 의사결정 후에는 자신있게 행동할 수 있는 근거를 준다.

치과위생사의 직업윤리란 치과위생사로 마땅히 지켜야할 도리나 의무를 실천하는 것으로서 법이나 어떤 규칙에 의해서가 아니라 자율적이고 자발적인 의지에 의해 이루어지는 실천행위를 뜻한다. 전문직 단체들이 만드는 윤리규약은 '윤리적 선언'이나 '윤리강령' 또는 '윤리지침' 등으로 혼용해서 사용하기도 하지만 윤리지침은 해당 전문직의 높은 윤리성을 대사회적으로 선언하는 것을 의미하며, 윤리강령은 전문직 종사자들의 행동이 갖추어야 하는 윤리적 책임을 명시하고 윤리적 지침은 이러한 것을 바탕으로 해당 전문직 종사자들이 일상에서 갖추어야 할 바람직한 윤리적 자세와 실천 가능한 윤리적 행동들을 구체적 행동용어로 제시함을 뜻한다. 따라서 치과위생사의 윤리적 지침으로 윤리강령이 있다.

(1) 한국 치과위생사의 윤리강령

1) 의료종사자로서 윤리강령

치과위생사의 직업적 윤리강령은 직업행동을 실천하는데 있어 윤리를 기본 토대로 치과위생사의 책임을 다하는 윤리적 의무를 갖도록 해야 한다. 또한 치과위생사의 업무는 다양한 사람을 대상으로, 치과의사를 중심으로 구강보건인력의 한 스텝으로서 서로 협동해서 업무를 시행하는 것이기 때문에 양호한 인간관계를 유지하는 것이 무엇보다도 중요하다. 치과위생사에게 요구되는 것으로는 협조성이 풍부하고 양식을 가진 한 사회인으로서 행동양식을 몸에 익히고 열의를 갖고 일에 임하는 태도가 요구되며 그것은 치과위생사가 자신의 능력을 발휘하기 위해서도 가장 중요하다. 따라서 다음과 같은 원리를 따라 윤리적 의무를 갖도록 한다.

① 정확한 지식과 판단, 능력을 갖고 구강보건관리를 준비한다.

치과위생사는 치과임상 및 공중구강보건활동현장에서 본인이 직접하거나 또는 다른 사람들과 협동해서 구강보건의료 서비스를 효과적으로 추진하고, 향상을 도모해야하는 역할이 주어져있다. 따라서 각각의 현장에서 폭넓고 다양한 역할이 필요하므로 최소한 치과예방처치에 대해서 충분히 책임을 다할 수 있는 능력을 가져야 하고 다양한 대상과 상황에 따른 구강보건지도를 할 수 있도록 해야 하며, 아울러 치과진료가 시행되는 현장에서 치과의사와 연계, 협동하여 적절한 협업을 할 수 있는 능력을 갖추어야 한다.

② 차별하지 않고 모든 환자에게 동등하게 봉사해야한다.

보통 종교, 인종, 피부색, 나이, 성별, 언어, 경제력, 지위, 성격 등에 의해서 차별 하게 되는 경우가 있어서는 안 된다. 신체적으로 불편한 환자가 있더라도 소홀히 하거나 빈곤한 환자라고 불손하게 대하는 행위 등이 발생해서는 절대로 안 된다. 치과위생사는 봉사를 필요로 하는 모든 사람에게 이런 요소들이 근본목적이 될 수 없다. 따라서 직장 내의 모든 법과 규율을 준수하고 직업적으로 모든 이에게 동등하고 만족한 의무를 이행할 수 있도록 노력해야한다.

③ 직업적으로 환자와 신뢰관계를 구축해야한다.

신뢰란 2가지의 중대한 의미를 갖고 있다. 그 하나는 안심(安心)하는 것이고 또 다른 의미는 신의(信義)이다. 치과위생사가 직업적으로 환자와 신뢰감을 지키는 것은 윤리학적 교훈이라기보다는 법적인 요구이다. 치과위생사는 환자에게서 보고 들은 모든 비밀을 지켜주어야 한다. 진료 상 알게 된 환자의 비밀을 누설하게 되면 당연히 법적인 책임을 져야 한다. 그리고 환자와의 신뢰관계는 깨지게 되고 자신은 물론 직업적 신의(信義) 마져도 손상 받게 된다.

④ 사람들과 조화하는 능력(Team work)을 가져야 한다.

같은 목적을 갖고 그 목적을 위해 사람들이 모여서 일을 서로 협력해서 시행하는 것은 조직이라고 한다. 조직에 있어서의 작업은 서로 접촉하면서 역할을 분담하는 것이 중요한 것이다. 서로 겹치게 하거나 본인의 일을 하지 못한다면 팀-웍은 깨진다. 치과의료현장은 조직으로서 규모도 작고, 인원의 구성도 다양하다. 치과의사가 중심이 되어 치과위생사, 치과기공사, 치과진료조무사, 접수사무원 등이 서로 역할을 분담하여 team work을 가져야 하는데 team work은 각 역할에 따라 자신의 담당분야를 정확히 책임을 다해 수행한 후 업무의 흐름에 따라 다음 담당자에게 넘겨주는 것과 팀 전체에 보다 양질의 진료를 효율적으로 제공할 수 있도록 지식, 기술을 익혀 치과의사와 일체된 공동동작을 행하는 것이다.

⑤ 법과 규칙을 지켜야 한다.

치과위생사는 법률적으로 인정받아 면허를 취득한 전문가이다. 따라서 모든 행위에 있어 현재의 법률과 규칙을 준수하고 따라야 한다. 그 법과 규칙의 원리들을 따르도록 하여 이에 반하는 다른 일을 하지 않도록 훈련과 교육을 충분히 쌓아서 치과위생사의 행동에 모순이 없도록 해야 한다. 또한 윤리적 방법에 따라 일을 해야 하고 환자의 안녕을 위해 관계함을 보여주는 사람이어야 한다.

⑥ 지속적인 교육을 통해 직업적 능력을 유지해야 한다.

과학적 지식과 기술은 사회의 발전에 따라 끊임없이 변화하고 있다. 따라서 새로운 학문과 기술을 연마해가는 직업적 삶을 통해 계속 노력하지 않으면 안 된다. 따라서 서적, 세미나, workshop, 연수활동 등을 통해 계속적으로 학술적 연구를 통해 지식과 능력을 넓혀 가야한다. 특히 전문적인 기술과 지식은 계속해서 사용할 때 숙련되고 진보될 수 있으므로 각기 보다 나은 장래의 일을 위해 노력한다는 의무를 가져야 한다.

치과위생사 윤리강령(Code For Hygienist)

우리 치과위생사는 치아 또는 구강질환의 예방을 위한 구강보건교육 및 처치, 개개인의 구강위생을 영원히 유지하도록 도와주며, 아울러 인간생명의 존엄성과 권리를 존중하며 박애와 봉사정신으로 아래의 윤리강령을 다짐한다.

1. 우리는 모든 인류의 구강위생을 도와 헌신적으로 봉사한다.
2. 우리는 개개인의 신앙과 가치와 관습을 존중하며, 알게된 개인의 비밀을 굳게 지킨다.
3. 우리는 계속적인 학술연마와 기술연마로써 자질 향상에 노력한다
4. 우리는 학리상 또는 인도주의상 허용되지 아니하는 방법으로 업무를 행하지 아니한다.
5. 우리는 의사의 지시를 명확히 이해하고 바로 행하며, 그 지시가 잘못된 줄 알면서 절대로 이에 응하지 않는다.
6. 우리는 사회적·경제적으로 공평한 취업상태를 유지하는데 참여한다.

치과위생사 선서

- 나는 나의 생애를 인류봉사를 위하여 바칠 것을 엄숙히 맹세합니다.
- 나는 나의 목표와 목표의 가르침을 잊지 않을 것이며, 스승과 급우들의 격려를 마음에 간직할 것입니다.
- 나는 혼신을 다하여 치과위생사로서의 명예와 존엄성을 유지할 것이며, 협회에 신뢰를 받을 수 있는 행동을 할 것입니다.
- 나는 시민으로서 책임을 다 할 것입니다.
- 나는 탐욕하지 않을 것이며, 모든 사람들에게 박애를 베풀 것이며, 또한 내가 내 자신을 돌보듯 모든 환자들에게 헌신적으로 봉사할 것입니다.
- 나는 봉사나 가르침이나 배움에 있어서 정직함을 목표로 할 것입니다.

이상의 선서를 충실히 행할 것을 맹세코 선서합니다.

(2) 장애인 실천 윤리강령

"장애인 먼저" 치과인 실천윤리강령은 장애인 환자의 내원 시 치과의사와 치과위생사 등 치과 근무자들이 지켜야 할 지침을 정리한 것으로서 장애인도 하나의 인격을 지닌 인간이자 권리와 의무의 주체라는 인식하에 장애인의 인격을 존중하고 편안한 진료를 제공하며 장애인 구강건강 증진과 삶의 질 향상을 위해서 2006년 제24차 아시아태평양서울총회 개막식에서 대한치과의사협회, "장애인 먼저" 실천중앙협의회, 대한치과위생사협회가 공동으로 "장애인 먼저" 치과인 실천윤리강령을 다음과 같이 선포했다.

"장애인 먼저" 치과인 실천 윤리강령

1. 장애인의 인격존중
2. 최선의 진료제공
3. 장애인을 위한 편의시설
4. 예방과 구강위생관리
5. 장애인 권익향상을 위한 치과의료인의 노력

등 여섯 가지 항목으로 구성되었다.

2. 치과위생사의 책임

치과위생사는 국민 한 사람 한 사람이 건강해 질 수 있도록 동기를 주며 대중의 보건교육을 통한 직업인으로서도 국민들의 보건교육에 시간을 아끼지 말아야 한다. 자신이 갖고 있는 구강보건에 관한 지식과 기술을 통해서 사회의 모든 사람들에서 구강보건관리를 할 수 있는 역할을 해야 한다는 책임을 인식해야 한다. 구강보건 실천은 그 사회의 요구에 따라 변화해 가지만 치과위생사는 그 사회에 대한 책임으로 구강보건교육을 하며 임상적으로 교육과 봉사를 수행하여야 한다.

또한 여성 직업인으로서 경제 활동에서도 적극 참여해야 한다. 근래에는 인구가 증가함에 따라서 구강보건을 포함한 보건봉사들이 더욱더 요구되고 있다. 치과위생사는 가족, 사회 및 개개인으로서 역할을 다하며 공중의 모든 사회와 전문적 기술과 지식을 나누도록 해야 한다. 그러기 위해서는 치과위생사 자신이 노력을 하지 않으면 안 되므로 자신의 발전에 대한 교육을 게을리 해서는 안 된다.

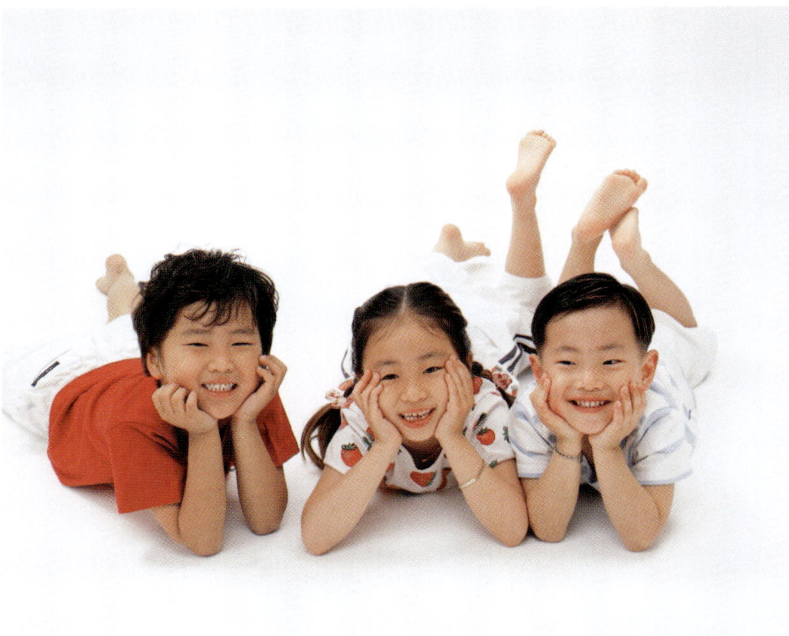

3. 치과위생사의 자질과 행동 실천 강령

인간으로써 세상을 살아나가는데 갖추어야 할 여러 가지 자질이 있다. 그러나 봉사를 기반에 둔 전문 인력으로 치과위생사가 갖추어야할 자질은 일반 직업인이 가진 자질 외에 몇 가지를 더 갖추어야 한다.

첫째, 우선 모든 직업인이 가져야 하는 정직, 성실, 근면 외에도 온화한 성품과 인격을 가져야 한다, 성품은 선천적인 요인의 영향도 있고, 인격은 하루에 이루어 질 수도 없으나 끊임없는 자기 수련의 과정을 통해 이루어 질 수 있을 것이다. 또한 봉사와 희생에 대한 자질을 갖추어야 한다. 나보다 남을 위하고 고통 받는 이들을 감싸줄 수 있는 자세가 요구된다.

둘째, 희생과 봉사의 과정에 유난히 다른 직종에 비해 스트레스를 많이 받게 되므로 자신의 스트레스를 해소하고 자신을 조절할 수 있는 자질 또한 필요하다.

셋째, 공동체 안에서 살아가는 사람이라면 준법정신을 가져야 한다. 하지만 치과위생사는 법에 의해 정해진 타인의 비밀을 지킨다던지 법이 금지한 행위들에 대한 준법정신을 가져야 한다.

넷째, 또한 새로운 지식을 수용하고 연마할 수 있는 학구적인 자질이 필요하다. 기대되는 치과위생사가 되기 위해서는 자신이 무엇을 해야 할 것인가를 한 번 더 생각해 볼 필요가 있다. 거기에 대하여 진지하게 생각하고 기대에 보답하도록 노력하는 것이 치과위생사로서의 자각이며 자각하는 동시에 행동에 옮길 필요가 있다. 치과위생사로서의 자질을 갖추고자 하는 노력은 계속되어야 한다. 우리가 노력해야할 요소는 다음과 같다.

(1) 인격

치과위생사라는 책임과 사명감을 갖도록 하는 기본태도에는 인격이 그 바탕을 이룬다. 하지만 인격이란 하루아침에 만들어 낼 수 있는 것은 아니고 정신적 영향에다 외부적 영향을 합해서 이루어져 가는 것으로 특히 인격을 좌우하는 것의 가장 큰 요소는 환경적 영향을 받는 것이다. 여기에 한 가지 더 중요한 영향으로는 교육과 경험을 통해서 만들어진다. 이 모든 것이 합해져서 만들어진 인격은 우리가 매일 살아가는데 당면한 문제와 상황을 해결방법이 좌우되는 것이고 또한 다른 사람과 조화를 이루는데 크게 작용하고 있는 것이다. 인격은 모든 사람들의 일반교양으로서 중심이 되므로 치과위생사는 그 자신의 훌륭한 인격이 환자에게 큰 교훈이 될 수 있다.

따라서 치과위생사는 항상 노력하는 마음으로 인격을 완성시켜가며 빛을 발할 수 있도록 해야 할 것이다. 이것은 또한 치과위생사를 성공적으로 끌어올릴 수 있는 최선의 자질이 될 수 있다.

(2) 교양과 행동양식

치과위생사가 되었다는 것은 직업을 가진 사회인이 되었다는 것이다. 따라서 사회인으로서의 교양과 행동양식에 대한 의식이 있어야 한다. 교양이라는 개념은 18세기 후반 독일에서 본격적으로 논의되기 시작하였다. 주로 정신적으로나 육체적으로 미숙한 상태의 개인이 사회와의 갈등관계를 거치면서 보다 성숙한 상태로 발전되는 양상을 지칭한다. 따라서 교양 개념은 개인과 사회, 자아와 세계 사이의 다양한 관계와 갈등을 전제로 하며, 이와 같은 관계 안에서의 개인의 성장, 사회화 등을 총칭하는 용어라 할 수 있을 것이다. 사회인으로서 갖추어야 할 교양적 행동요소는 바른 말씨와 태도가 기본이 되는 예의, 성실성, 명랑성, 협동성 등이다.

(3) 직업인으로서의 자각과 행동

사회조직 속에서 인간은 살아간다. 따라서 인간의 행동은 개인에게만 국한되어 있지 않고 각종 사회의 조직 속에서 수행되기 때문에 사회인으로서 공동활동과 직업인으로서의 윤리관은 물론 이에 따른 자각과 행동이 뒷받침 되어야 한다. 개인의 직업에 대한 자각과 행동은 다음과 같은 기본자세가 강조되어야 한다.

첫째, 상사의 지시를 따르고 직무를 이행한다.
둘째, 자신의 직장 직제에 대한 이해와 동료와의 팀-웍을 잘한다.
셋째, 환자의 비밀존중을 위해 업무상 알게 된 비밀을 유지한다.
넷째, 후배에 대한 지도와 환자에 대한 사랑과 동정심을 갖는다.
다섯째, 합리적, 능률적으로 일할 수 있도록 연구, 실천한다.
여섯째, 자신의 건강관리와 몸가짐(복장, 태도)에 조심한다.
일곱째, 출퇴근을 명확히 하고 정리정돈 및 청결에 소홀하지 않는다.

이상과 같이 늘 노력하며 근무하면 주위에서 불만을 갖는 사람이 없어진다. 그러나 여기에서 조심해야 할 것은 이것들을 완전히 이행하겠다고 너무 경직된 태도에 빠져서는 안 되는 것이다. 사람은 항상 몇 개의 노력과 목표를 가지는 것이며 그로 향하기 위해 노력하는 자세가 무엇보다도 필요하고 아름답다. 단, 지식과 기술이 불완전해서는 안 된다. 특히 의료종사자의 경우는 항상 지식과 기술이 의무이므로 완전함이 요구되어진다. 의료는 또한 마음의 병에 대한 대응이기도 하다. 여기에 지식과 기술은 수단이며 여기에 마음의 치료라고 하는 수단에 의해 그 성공여부에 확률이 달라질 수 있으므로 끊임없는 반성과 노력만이 향상과 발전을 줄 수 있을 것이다.

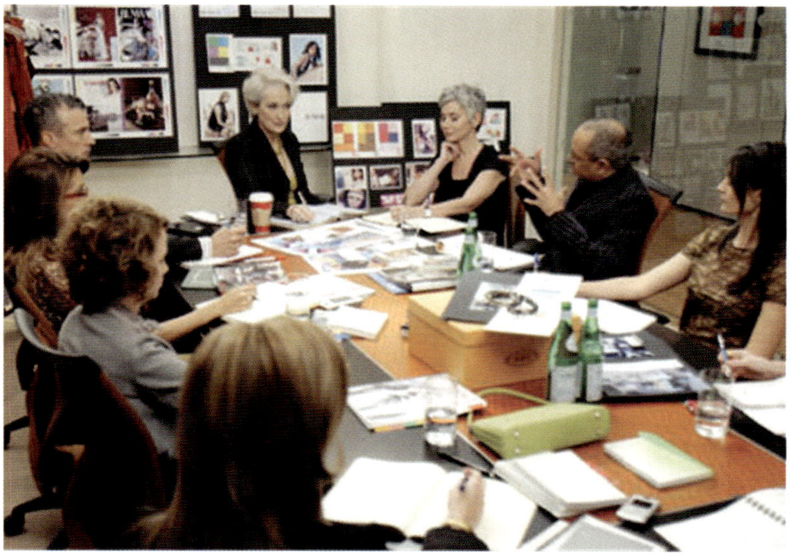

Part 07
치과위생사의 업무전개

실제적으로 치과위생사가 업무를 행하기 위해 가져야하는 직업적인 자각과 직장인으로서의 자세는 직업인의 가장 기본적인 요구이다. 따라서 이장에서는 치과위생사로서 실제 활동하기 위해서 도움이 되는 몸가짐과 태도, 그리고 의사소통 기술과 업무전개 시에 필요한 기본적인 업무실제에 대해서도 살펴보았다.

Chapter 01
직업적인 자각과 마음자세

직업은 사회의 진보와 시대의 변화에 따라서 다양한 직종이 존재하게 되었고, 또한 시대의 추이, 사회, 경제의 변화와 함께 변화되고 있다. 급속히 변화하고 있는 사회조직과 기술혁신의 여파 가운데 직업은 점점 분화하고 복잡하게 변하고 있는 것이다. 보건의료직종 또한 사회적인 역할의 확대를 배경으로 점점 세분화되고 다양화되고 있다. 수명연장과 고학력화의 추세 가운데 결혼과 가정에 대한 가치관의 변화, 생활환경의 변화에 따라 직업이나 직장에 대한 기준도 크게 변해가고 있다.

이제는 직장에서 책임있는 역할과 그 역할에 대한 인정을 받지 못하고 단지 윤활유적 존재로 근무하던 시대는 끝났다. 이제 우리는 직장인으로서 엄격한 평가를 받아야하고 투철한 직업의식을 갖지 않으면 직업을 계속할 수 없다. 그 직업이 가진 사명감과 열의를 가지고 업무에 임하고 평가를 받을 수 있는 직업적 자각과 마음자세를 갖고 업무를 전개할 때만이 비로서 사회적 지위가 확보될 수 있다.

1. 직업이란?

대다수의 사람들은 직업을 떠올리면 먼저 수입을 떠올리게 되지만 직업(職業, occupation)이란 사전적 의미로 '사회에서 생활하는 사람들이 재능과 능력에 따라 직업에 종사하며, 정신적, 육체적 에너지의 소모에 따른 대가로서 경제적 급부를 받아 생활을 지속해 나가는 활동양식'으로 설명된다. 일반적으로는 직업은 인생에 있어서 다섯 가지의 의미를 갖는다.

첫째는 생명적인 의미로 일을 한다는 것은 우리의 생명과 생활의 가장 중요하고 가장 기본적인 행동이고 리듬이다.

둘째는 경제적인 의미이다. 우리는 살기 위해서 일을 하고 직업을 가져야 하므로 직업은 즉 생을 위한 업(業)이다.

셋째는 사회적인 의미이다. 즉 직업이란 인간의 사회적인 역할로 이 사회가 존립하고 발전하려면 여러 가지 업무와 역할을 서로 분담해서 수행해 나가야 하는데 이를 직업을 통해서 기여하게 되는 것이다.

넷째는 종교적인 의미로 직업을 종교적인 차원에서 보는 것은 천직 사상이고 바로 직업적 소명사상이다.

다섯째, 직업은 정신적 의미이다. 직업은 인간의 자아실현으로 직업을 통해서 자기의 재능과 친분과 개성을 표현하는 것이다. 따라서 우리들은 저마다 자신에게 맞는 직업을 찾기 위해 노력하고 직업을 통해 인생의 의미와 행복을 실현하고자 한다.

2. 역할에 따른 치과위생사의 자각

치과위생사라는 직업을 갖지만 각 역할에 따라 치과위생사가 중점적으로 노력하고 자각해야할 분야로는 첫째, 직업인으로서 둘째, 치과의료 스텝으로서 셋째, 환자에게 있어서 넷째, 대인관계에 있어서이다.

(1) 직업인으로서의 치과위생사

현대사회가 고도로 분업화됨에 따라 많은 직업이 생겨나게 되었다. 많은 직업의 탄생과 관련하여 직업의 선택 문제 또한 많은 이들에게 고민을 안겨주는 것은 분명하다. 이러한 고민은 좋은 직업을 고르는 것과 관련한 것이라 할 수 있다. 그렇다면 좋은 직업은 어떠한 것인가? 에 대한 의문은 그 선택과 관련해서 필연적으로 제기된다.

사회가 복잡해짐에 따라 서로의 필요에 따라 다양한 직업의 창출은 필연적인 상황이 되었다. 많은 사람들끼리 어우러져 살아가는 사회에서 다양한 직업의 탄생은 다 그 필요에 의해서 생겨났기 때문에 좋고 나쁜 직업의 구분은 무의미한 것이라 할 수 있다.

어떠한 직업이 가장 바람직한 직업인가? 이웃과 사회에 덕이 되면서 자기 자신이 참으로 하고 싶은 일을 하고 있다면, 그리고 그 일을 통해서 삶의 기쁨과 보람을 마음껏 누리게 된다면 좋은 직업이다라고 할 수 있다. 바람직한 직업을 위해 직업인은 어떠한 자세를 갖추는 것이 바람직한가는 직업의 윤리를 되새겨보아야 한다. 물질적 기준에 의해 삭막해진 현대 사회의 삶을 넉넉하게 만드는 것은 직업인으로서 자신의 역할을 성실히 수행하는 것이다. 또 한편 자신의 직업에 대한 자부심을 갖는 것 또한 바람직한 직업윤리라 할 수 있다.

남이 인정을 해주던지 해주지 않던 간에 자신의 맡은 바, 한정된 시간에 국한하지 않고 자신의 직업을 자랑스럽게 여기고 타인을 위해 봉사할 수 있다는 자세와 자신의 직업에 애착과 긍지를 갖는다는 것은 직업에 대한 소명의식이라 할 수 있다. 이러한 소명의식을 가지고 직업에 임하는 것은 곧 장인의식을 가지고 있다는 것으로 확대해도 지나치지 않을 것이다. 이러한 자세는 치과위생사로서의 연대의식을 공고히 하는 데 초석(礎石)이 되면서 직업인으로서의 치과위생사로 삶의 기쁨과 보람을 함께 제공받게 될 것이다.

치과위생사가 직업인으로서 가져야할 올바른 자세에 대해 살펴보면 다음과 같다.

1) 투철한 직업관

인간은 본래 사회적 존재이기 때문에 사회 안에서 각기 생계를 유지하고 각자에게 주어진 역할을 수행하기 위해 일정한 직장을 갖게 된다. 자신의 직장과 직업에 대해서 주인의식과 천직의식을 가지고 맡은 바 직분에 열성을 다 한다면 보람있는 삶을 살아갈 수 있을 것이다. 진정한 직업인은 「주인정신을 바탕으로 투철한 직업관을 가지고 일을 하는 사람」이라는 투철한 직업관을 갖는 것이 필요하다.

2) 책임의식

자기가 맡은 일이 비록 하찮은 일이라 여겨져도 사회적으로 볼 때 그것은 결코 없어서는 안 될 소중한 일이다. 어느 분야의 직업이라도 저마다의 소중한 가치를 지니고 있는 것이 직업의 본질이기 때문이다. 따라서 자신이 맡은 일에 대하여 책임을 다하고자 노력하면 개인의 발전은 물론이고 사회와 국가발전에 기여하게 된다.

컴퓨터도 따지고 보면 부품 하나하나가 결합하여 제 기능을 다할 때 비로소 그 위력을 발휘하듯이 자신의 위치에서 책임을 다한다면 지금보다 훨씬 살기 좋은 세상을 만들 수 있다. 일에 대한 책임의식은 즐거운 마음으로 일에 임하는 낙천성 즉 긍정성이 따라야 한다. 긍정적 사고야말로 현대 사회에서 일에 정성을 다하고 뜨거운 정렬로 책임을 완수하게 하는 힘의 원천이라 할 수 있다.

3) 직업윤리

직업은 자기 생활의 기반일 뿐만 아니라 자기 기능을 사회 발전에 기여하는 방도가 되며 또한 그것을 통하여 자기를 성장시켜가는 과정이 된다. 이러한 뜻에서 직업을 대하는 개인의 자세는 엄숙해야 하며, 공평과 정의에 바탕을 두어야 한다. 또한 자기 스스로를 엄격하게 규제해야 한다.

직업윤리는 직업에 대한 자세를 뜻하는데 직업윤리를 가진 사람은 일에 대한 전문성과 자기 기술에 대한 자신을 가지고, 자기가 담당한 업무에 충실하며 최선을 다 함으로써 그만큼 국가와 사회에 공헌했다는 자부심을 가진다. 따라서 자기가 이룩한 업적에 상응하는 보수와 처우를 요구하는 것은 정당한 직업인의 자세가 될 수 있다.

자기 스스로를 평가하고 심사하는 데 열중해야 할 것이며 특히 중요한 것은 자기의 직장생활을 합리적, 계획적으로 영위하도록 해야 하며, 이러한 직장, 직업의 윤리관 속에서 스스로 자신을 규제하는 기준과 규율을 확립해야 할 것이다.

(2) 치과의료 스텝으로서의 치과위생사

치과위생사라는 직업은 보건의료현장에서 치과의사 등의 여러 직종의 스텝들과 같이 전문업무의 특성을 갖고 능력을 발휘해서 업무를 추진하는 전문직종이다. 특히 스텝이나 환자들과의 관계에서 상냥하고 친근하고 밝은 분위기를 만들고 세심한 마음 씀씀이와 센스는 치과위생사로서의 업무를 수행하는데 무엇보다 필요한 것이다.

자칫하면 감정적, 자기중심적이 되기 쉬운 면도 지적될 수 있으므로 인내력을 가지고 자신이 가진 좋은 특성을 살리고 단점을 수정 보완해서 전문직으로서의 치과위생사의 평가를 높여 나가야 한다. 이렇게 할 때 치과의료스텝으로서 치과위생사라는 직업이 가진 사명감과 열의를 가질 수 있고 사회적 지위를 확보할 수 있다.

1) 치과의사를 중심으로 한 팀-웍(team-work)

치과의료가 고도화됨에 따라 진료방법의 복잡화와 다양화가 진전되어 치과의사와 그 외의 사람들이 서로 협력하지 않고는 진료가 원활하게 진행할 수 없게 되었다. 일반적인 치과진료실에서는 치과의사를 중심으로 치과위생사, 간호사, 간호조무사, 사무원, 치과기공사 등이 서로 협업을 통해 진료를 행하고 있다. 따라서 환자에 대한 치과의료를 어떠한 시스템으로 할 것인가? 또 그 역할분담을 어떻게 하는가? 가 매우 중요하다. 아울러 그 주체가 되는 치과의사의 방법과 판단에 의해서 또는 진료실의 환경과 규모, 스텝의 인원구성과 능력에 따라서 상호 역할분담을 통한 팀-웍(team-work)이 반드시 필요하다.

치과위생사의 업무는 공동으로 취하는 것이 많으므로 치과의학적인 지식을 확실히 가지고 상호 노력하는 태도가 중요하며 치과위생사에게 기대하는 역할은 매우 폭넓으므로 상황에 따라서 탄력성을 가지고 구성원 전체가 보다 좋은 진료를 제공하도록 지식, 기술과 동시에 역할분담을 통한 팀-웍(team-work)에 힘을 기울이는 것은 무엇보다 중요하며 이것은 진료실의 평가로 연결되어진다.

2) 치과위생사의 직업규칙

① 근무시간 엄수

시작하기 전에 복장, 몸가짐을 정리하고 준비를 해서 대기하는 것이 근무하는데 있어서 제 1의 조건으로 지켜져야 할 규칙이다. 지각과 결근이 많으면 직업인으로서는 실격이다. 따라서 항시 체력을 정비하고 생활도 근무에 지장을 주지 않도록 자기를 규제해야만 한다. 어쩔 수 없이 지각이나 결근, 조퇴 등을 할 경우 필히 연락을 잊지 말고 일에 혼란을 주지 않도록 노력해야 한다. 휴가를 얻을 경우에도 일찍 신청해서 승인을 얻고 조정을 꾀하는 것도 반드시 필요하다고 할 수 있다.

② 공사의 구별을 확실히 한다.

조직 가운데 한사람이라도 공사의 구별을 하지않고 행동하면 teamwork에 손상을 입게 된다. 공적인 돈이나 물건을 취할 때 신경을 써야 하는 것은 당연하며 개인물건을 직장에 가지고 오거나 해서 혼동하는 상태가 되지 않도록 신경써야한다. 일하는 시간에 떠드는 것이나 개인 전화(사적인) 등 충분히 유의하지 않으면 안 되는 것들에 대해서 조심하고 신경써야 한다. 특히 일의 우선순위를 틀리지 않도록 하는 것도 매우 중요하다.

더욱이 중요한 것은 개인적인 감정의 좋고 나쁨으로서 환자에 접하는 태도가 다르거나 staff에게 불쾌한 얼굴을 보이지 않도록 한다. 의료의 현장에서의 좋은 분위기 조성이 무엇보다도 중요한 것은 마음으로 행동하지 않으면 안 된다.

③ 자기계발과 자기반성

직장에서의 기본은 주어진 일에 최선을 다하는 것이다. 여기에는 자신에게 무엇을 요구하는가를 잘 알고 이에 대해서 어떻게 하면 좋은 결과가 얻어지는가를 생각해서 반성하고 검토하는 것이 필요하다. 단순한 반복 작업이 아니고 환자에 따라서 케이스마다 응용이 필요하게 되고 업무의 폭넓은 치과위생사의 일을 잘 하는 데는 항상 자기형식의 목표를 설정하고 반성, 평가를 해가면서 자신의 기량을 높이고 충실을 꾀해야 한다.

수동적이 아니라 자기의 역할분담 가운데에서 책임있는 적극적인 행동을 자신의 충족감에도 결부시키는 것이다. 치의학의 발전은 급속도로 진행되고 있고 환자를 둘러싼 사회적 배경의 변화도 현저하다. 따라서 시야를 넓게 가지고 보다 좋은 직업인이 되기 위한 노력을 아껴서는 안 된다.

④ 비밀의 엄수

진료 시 업무내용의 특수성으로부터 환자에 관한 많은 것을 알 수 있는 기회가 있다. 병의 종류, 가족관계, 개인적인 비밀 등에 대해 알아도 관계자 이외에 알리는 것은 허가되지 않는다. 특히 흥미위주로 비밀을 누설해서는 안 된다. 만약 이런 경우에는 법의 처벌을 받게 된다.

⑤ 직무상 한계의 깨달음

치과위생사는 치과의사의 지도를 근거로 치과예방처치, 구강보건지도, 치과진료보조 등을 행한다. 따라서 업무를 행할 때 업무에 한계가 있음을 자각하지 않으면 안 된다. 자신의 기량을 초월한 불명확한 부분에 손을 대서는 안 된다.

⑥ 자신의 건강관리

자신의 일에 책임을 가지고 하기 위해서는 심신의 건강이 필요하다. 더구나 대상이 되는 환자의 건강을 유지·증진시키는 입장인 치과위생사는 밝고 청결하고 활력이 넘친 상태로 일에 임하는 것이 업무수행의 조건으로서 중요하다. 따라서 수면, 식생활등 기본적인 생활 리듬을 정비하여 기분전환을 통하는 등 건강을 유지함으로써 늘 행복하고 건강한 상태가 되도록 노력해야 한다.

⑦ 퇴사 시 예절

직장 생활은 본인의 자유로운 선택에 의해 시작하지만 여러 가지 사유로 근무하던 직장을 부득이하게 퇴사하게 되는 경우가 있다. 일단 사직을 하게 될 경우는 사직서를 미리 제출하여야 한다. 치과위생사의 경우에는 후임자를 구하고 한달 정도의 여유를 가지고 업무 인수인계를 하도록 한다. 업무의 인수인계는 반드시 후임자에게 서면으로 인수인계할 필요가 있다. 업무 진행 중인 사항, 중요한 사항, 급한 사항, 꼭 숙지해야 할 사항 등을 세부사항까지 상세히 서면으로 작성하여 상사의 입회하에 인계하는 것이 좋다.

무단결근을 하거나 "오늘부터 그만 두겠습니다"하고 이야기하는 사람은 직장인으로서의 예의와 도리를 모른다고 할 수 있다. 특히 치과위생사들이 그런 행동을 취할 경우 치과병(의)원을 방문하는 많은 고통 받는 환자들이 불편을 겪게 된다는 것을 잊지 말아야 한다. 또한 그만 두게 될 직장이기 때문에 불성실하거나 태만하게 행동하여서는 안 되고 퇴사하는 마지막 날까지 성실히 책임감을 가지고 마무리한다.

(3) 환자에게 있어서의 치과위생사

치과의료 스텝으로서의 치과위생사의 중요성은 이미 설명하였다. 사실 치과위생사의 업무 대부분은 기술, 즉 무언가의 전문적 수기를 이용해서 행하는 것과 환자를 응대하는 일이다. 치과위생사가 대상으로 접하는 것은 성, 연령, 생활환경 등 각양각색의 사람이다.

따라서 전문기술적인 수기뿐만 아니라 사람의 생각과 배경을 고려하여 적절한 응대가 가능하도록 인간을 이해하기 위한 폭 넓은 지식은 물론 사회인으로서의 상식을 키우는 것도 필요하다. 유능한 치과위생사가 되기 위해서는 전문적인 지식과 기술, 그리고 환자를 이해하고 응대하는 방법을 유효하고 적절하게 실시함으로써 가능하다.

1) 치과의사와 환자사이의 중개자

치과 환자는 여러 가지 불안, 공포를 가지고 있는 것이 특징으로 이러한 종류의 불안과 공포심을 가진 환자는 치료를 도와줄 치과의사와 스텝에게서 신뢰와 친절함을 누구나 기대하고 있다. 특히 치과치료는 육체적 고통에 대한 불안, 공포뿐 만이 아니라 수진횟수, 기간 그리고 경제적인 부담 등도 불안의 요인이 되고 있으므로 스텝에게 있어서는 상식적이고 일상적인 것도 환자에게는 특별한 큰 일로 느껴지게 된다.

치과치료는 고도의 기술과 집중력을 요구하므로 치과의사로부터 질문과 설명 등에 대해 충분한 시간을 얻기가 어렵다. 따라서 치과위생사는 환자가 가진 불안을 감소하고 완화시키려는 배려와 치과치료의 중요성, 치료방침, 치과의사의 의도를 충분히 환자에게 이해시켜야 한다. 치과위생사는 환자에게 친숙한 존재로서 대화를 통하여 환자의 욕구를 충족시킬 수 있도록 배려하고, 치과치료의 긍정적 효과가 일어날 수 있도록 노력할 때 환자와 치과의사 상호간에 만족감을 높이고 신뢰관계를 구축할 수 있도록 상호 이해의 중개자가 되지 않으면 안된다.

2) 심리적 배려자

치과 진료에 있어서 환자가 가장 먼저 접하는 것은 접수대와 치과위생사이다. 따라서 그 응대 태도가 불안과 공포, 혹은 기대를 갖고 내원한 환자의 심리에 큰 영향을 미치게 된다. 환자의 불안과 기대는 성별, 연령 그리고 사회적 배경이나 개인의 사고에 따라 차이가 있으므로 되도록 긍정적으로 대하고 가능한 알기 쉬운 말로서 필요한 정보를 전하도록 배려하는 것이다.

환자의 응대 이외에도 진료 중에 큰소리를 내거나 스텝 등과의 대화를 할 때의 태도도 환자의 심리에 영향을 미치는 요소가 의외로 많이 있으므로 주의해야 한다. 특히 간과하기 쉬운 이 부분에서의 환자에 대한 심리적 배려는 대단히 중요하므로 치과위생사의 역할이 기대된다.

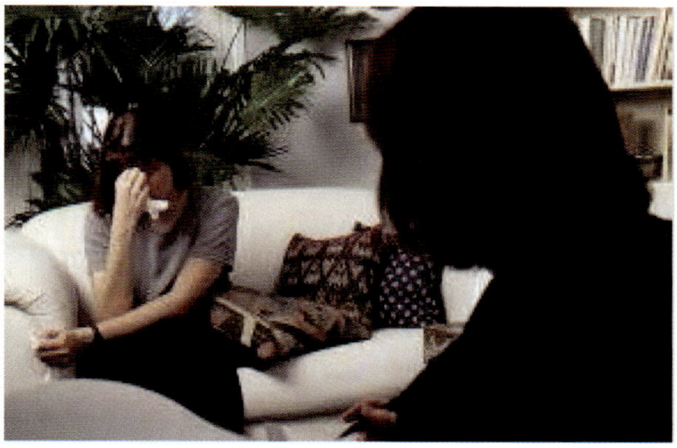

Part 07

(4) 대인관계에서의 치과위생사

치과위생사의 업무는 대인관계가 기본이 된다. 하지만 그 대상은 성, 연령, 생활배경 등이 각각 서로 다른 각양각색의 사람들을 만나게 되며, 치과의사를 중심으로 간호조무사, 치과기공사, 일반사무원 등 관련 스텝간의 인간관계도 치과위생사가 업무를 수행하는데 큰 영향을 미치게 되므로 원활한 대인관계 즉 인간관계를 맺는데 도움이 되는 요소들에 대한 공부가 필요하며 특히 기본적으로 사회적 상식을 함양하고 인간에 대한 이해를 하는 것이 대인관계의 기본이 된다.

1) 사회적 상식의 함양

원활한 대인관계를 맺기 위해서는 인사, 언어사용, 태도, 전화응대법 등 환자를 응대하기 위한 매너는 물론 연락, 확인, 보고 등의 팀-웍이 깨지지 않도록 하기 위한 규칙 등 사회적으로 상식으로 일컬어지는 것들이 자연스럽게 이행되어야 한다. 상식은 자신이 사회생활을 원활하게 할 수 있는 기본조건이 되므로 몸에 익숙하게 습관이 될 수 있도록 하는 노력이 필요하다.

이러한 노력을 통해서 같은 세대뿐만 아니라 여러 사람들과의 폭넓은 접촉을 경험하거나 신문, 독서, 메스컴 등을 통해서 사회의 움직임의 동향을 파악하고 여러 가지 생활 배경을 가진 사람들의 생각이나 습관을 알아두는 것도 중요하다.

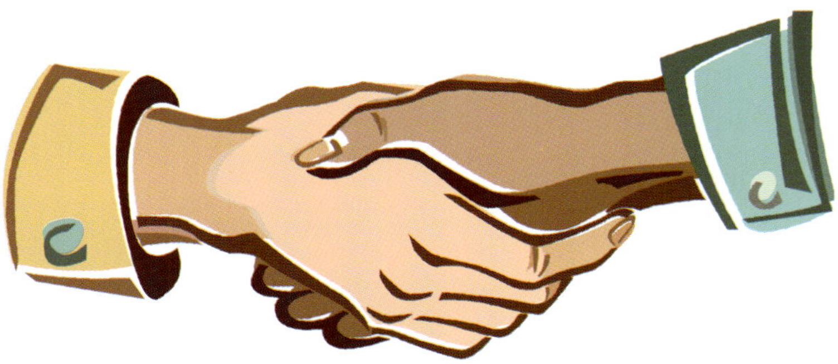

2) 인간에 대한 이해

대인관계를 잘 맺기 위해서는 상대를 잘 아는 것이 필요하다. 신체적인 것은 관찰과 관련검사로 상태를 알 수 있지만 마음의 움직임을 포착하는 것은 매우 어렵기 때문이다. 각각의 인격체로서 개인차가 있고 같은 사람이더라도 주어진 상황과 자신의 위치에 따라서 변화하기 때문이다.

따라서 우리가 가지고 있는 기본적인 상식을 바탕으로 인간에 대한 관심과 흥미를 갖고 각양각색의 사람들이 때와 장소에 따라 그 마음이 어떻게 움직이는지 우리가 상대의 입장에서 이해할 수 있도록 하는 인간의 심리에 대한 학습도 치과위생사의 교육 속에서 매우 필요한 요소이다.

특히 최근에는 고령자, 심신장애자, 만성질환자 등이 증가하고 있고 이러한 특징을 가진 사람들과의 관계는 더욱 복잡하고 조심스럽기 때문에 이에 대한 정확한 이해와 대화기술은 중시하지 않으면 안 된다.

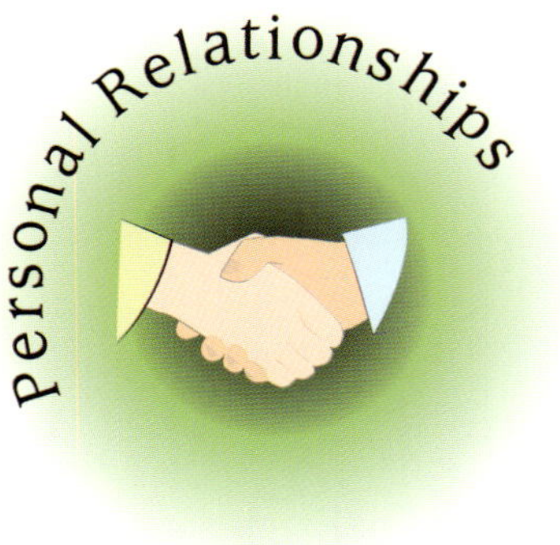

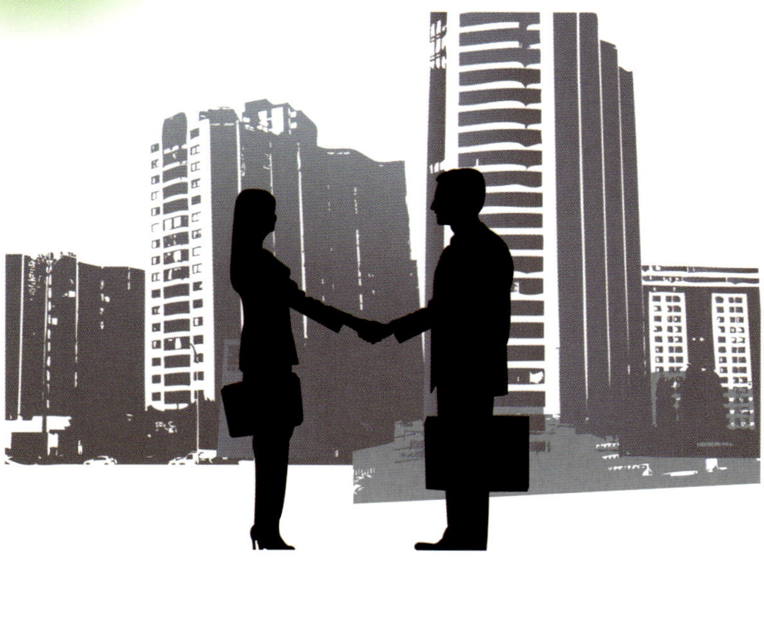

Chapter 02
치과위생과 윤리

사람들은 누구나 질(quality)이 좋은 서비스를 받기를 원한다. 그것은 '자신이 존중받고 있다, 소중히 여겨지고 있다' 라고 느낄 때 가장 행복하게 느끼고 감동을 받기 때문이다. 이렇게 사람들에게 감동과 긍정적인 마음을 줄 수 있는 것이 바로 사람에 대한 태도와 응대라고 할 수 있으며 이는 우리가 접하고 있는 분야에서도 마찬가지로 동일하다. 따라서 질이 높은 서비스를 가능하게 하는 아름답고 품위있는 태도를 가질 수 있도록 하는 자세를 갖는 것이 중요하다.

1. 품격있고 세련된 스텝(Staff)의 기본요소

환자가 생각하는 스텝들의 "고품격"의 이미지는 지금도 예전과 마찬가지로 상냥함, 배려하는 마음, 청결함 이 세 가지가 가장 기본적인 핵심어로 크게 변하지 않는 환자가 바라는 스텝에 대한 기대일 것이다. 먼저 품격있고 세련된 치과위생사가 되기 위해서 세 가지의 기본적인 핵심을 알아보자

1) 청결함

깔끔하고 산뜻함으로 메이크업과 유니폼, 자세, 동작 등을 볼 때 그 느낌이 깔끔함을 말하며 특히 의료종사자에게는 매우 중요하다.

2) 배려

배려(配慮)는 도와주거나 보살펴 주려고 하는 마음씀씀이 이다. 즉 남의 사정을 두루 살펴 그를 평가하거나 그것을 반영하여 이해심을 바탕으로 남을 돕는 행위나 도우려고 하는 마음가짐을 배려하고 한다. 즉 배려 자체의 의미가 행위를 포함하고 있으므로 배려

심이라는 용어는 존재하지 않지만 종종 배려심(配慮心)을 배려하는 마음으로 사용하기도 한다.

3) 상냥함

일단은 추상명사이므로 상냥하다/상냥하지 않다라는 것 자체가 주관적인 관점인 관계로 완전히 객관화 시켜서 정의를 내리기는 어렵지만 일반적으로는 성질이 싹싹하고 눈치가 빠르며 시원스럽고 부드러운 성격을 표현한다.

2. 품격을 높이는 몸가짐

아직도 사람은 '보는 눈'으로 평가되기 쉽다. 사람을 잘 모르고 대략적으로 보는 눈으로 첫인상(First impression)으로 사람을 평가해버리는 경우를 많이 경험하고 있을 것이다.

사실 진짜 품격이 높은 것은 그 사람의 내면에서 배어나오는 것이지만 그럼에도 불구하고 첫 인상에서 'NO' 라고 단정 지어진다면 후에 그것을 변화시키는 것은 큰 노력이 필요하다. 따라서 처음부터 좋은 느낌을 줄 수 있는 태도를 가질 수 있다면 약간의 도움이 될 수 있을 것이다.

몸가짐이란 몸의 예절을 의미한다. 그것은 상대에 대한 존경의 마음을 표현하는 중요한 행위이다. 좋은 느낌을 줄 수 있는 몸가짐의 요소로는 청결함, 기능적이고 조심스러움으로 표현할 수 있다. 이러한 세세한 배려가 직업인으로서 또는 보건의료인으로서 품위를 지니고 환자의 호감과 신뢰를 얻는데 연계된다. 특히 좋은 느낌을 줄 수 있는 요소 중 청결함은 몸가짐은 세계 공통의 호감도 순위 첫 번째에 해당된다. 예를 들어 거리에서 헤어스타일이 단정하고 자연스러운 메이크업을 하고 시원하게 일을 하고 있는 여성을 만나면 그 순간 '이 사람은 일을 하는 사람'이라는 것을 느끼게 된다.

특히 치과의료 현장에서는 기능적임과 동시에 무엇보다 청결감있는 규정된 복장과 단정한 몸가짐이 요구되고 일을 하기 쉬운 몸가짐으로 업무와 관련하여 지장을 받지 않는 것이다. 예를 들어 귀걸이와 팔찌 등의 악세사리를 주렁주렁 매달고 있다면 전화를 받을 때 조차 방해가 될 뿐이다. 어떠한 일을 하더라도 그 일을 최대한 능률적으로 수행할 수 있는 몸가짐과 조심스러움으로 몸을 단정히 하는 것이 자신을 빛나게 표현하는 방법이 된다.

(1) 복장

우리는 흔히 그 사람의 옷차림을 통해서 그 사람의 직업, 환경, 성격, 취미, 교양 등을 엿볼 수 있다. 때와 장소, 직업에 알맞은 옷차림은 단순히 멋을 낸다는 이야기가 아니라 품위를 갖춘다는 것으로 해석되기도 한다. 출퇴근 시의 복장도 너무 화려하거나 튀지 않고 치과위생사다운 소박하고 단정하며 활동성 있는 옷차림을 가져야 한다.

치과위생사가 착용하는 유니폼은 정해진 것을 규칙적으로 착용하고 항상 청결하고 간소하게 다른 사람에게 호감이 갈 수 있도록 해야 한다. 오염, 특히 약품과 혈액의 튀김에 마음을 써야하고 물들기 전에 깨끗이 처리하는 것이 필요하다. 최근에는 유니폼의 색상이나 디자인이 다양하므로 치과병·의원의 분위기와 맞는 것을 선택하도록 한다. 치과위생사의 작업의 특성상 치마보다는 바지가 작업복으로 적합하다. 그러나 무엇보다도 몸에 잘 맞고, 활동적이며, 청결을 유지하기 쉬워야 한다. 또한 외출이나 식사 시에는 사복으로 갈아입어야 한다.

주의사항

- 청결유지
- 주름, 단추 탈락 등 주의
- 깃, 소매 끝, 하단에 속옷이 보이지 않도록 함
- 스타킹착용은 필수, 색깔은 피부색, 백색 사용
- 구두 굽(3-4cm)은 편안하고 안정된 것을 신고 슬리퍼 착용은 금지
- 장신구(팔찌, 시계, 목걸이, 귀걸이, 브로우치)착용 금지

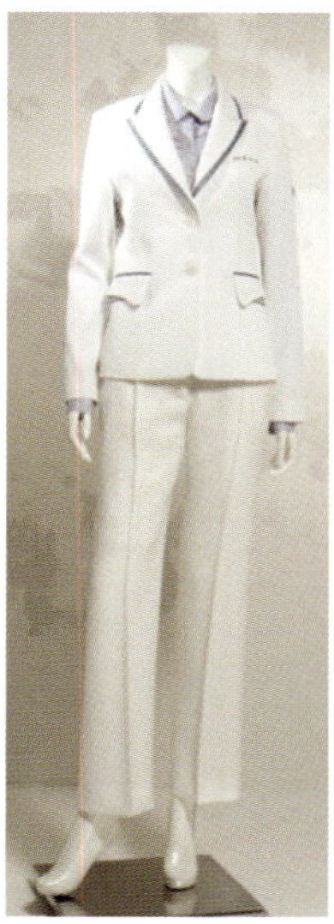
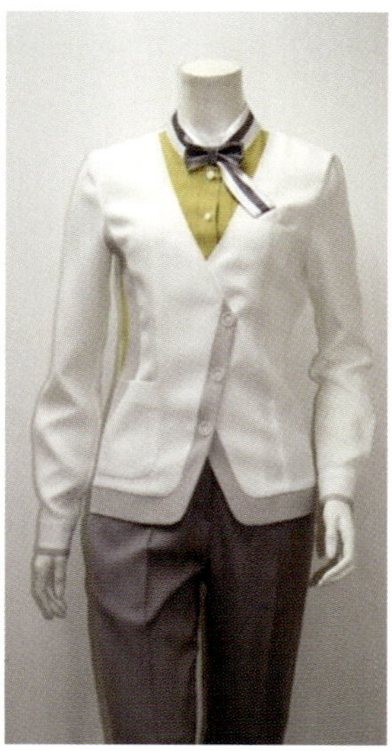
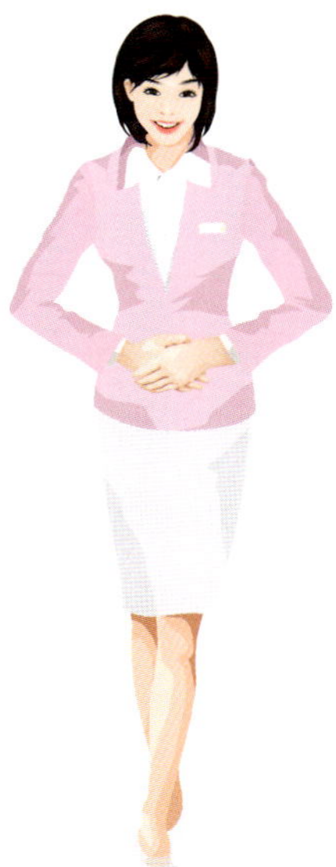

(2) 미용

치과위생사는 환자에게 청결하다는 인상을 심어주기 위해 항상 단정한 몸가짐에 신경써야한다. 개성이나 세련미도 좋지만 병원에서 갖추어야 할 이미지의 생명은 청결과 단정함이기 때문이다.

1) 머리

병원의 일에서는 청결함의 가치가 매우 높다. 따라서 헤어스타일에도 청결함과 우아함이 요구된다. 청결함을 보다 높이기 위해서는 머리를 모으는 것은 당연하고 부스스하거나 흐트러짐이 없도록 한다. 특히 머리가 얼굴이나 눈을 덮지 않도록 하고 흘러내린 머리카락을 쓸어 올리는 행동은 비위생적으로 보일 수 있으므로 주의한다. 긴 머리는 반드시 묶어주고, 짧은 머리는 단정하게 정리하도록 한다. 너무 큰 리본이나 요란한 머리모양은 피하는 것이 좋다. 세심한 머리손질로 자연스러운 모양을 내고 염색이나 가발도 너무 엉뚱하게 하지 않도록 한다.

2) 메이크업

20세를 넘기면 대부분의 여성이 육체적인 변화를 가져오게 되고 피부도 약해지는 것은 어쩔 수 없다. 건강한 생활을 통해서 피부의 노화를 방지하되 메이크업의 힘을 빌리는 것도 필요하다. 현 시대에 노메이크업이 품격이 있다고 할 수 없다. 특히 직업을 갖고 있는 여성이 사회에 관련되어 있을 경우에는 메이크업을 하는 것이 일반적이다.

의료인다운 청결함은 내츄럴한 투명함이 있는 메이크업이 기본이 된다. 너무 화려한 색의 눈 화장이나 립스틱, 짙은 향수는 피하는 것이 좋고 화장을 고칠 때는 휴식시간에 환자의 눈에 띄지 않는 곳에서 한다.

3) 손, 손톱

손, 손톱은 손에서 냄새가 나지 않도록 청결히 하고, 감염을 방지하기 위해 손톱은 짧고 둥글게 정리하는 것이 좋다. 매니큐어는 피해야 하며 반지 등은 착용하지 않도록 한다.

4) 치아, 구강

사람의 시선은 상대의 얼굴, 특히 이목구비와 입에 집중된다. 따라서 치과와 관련된 관계자라면 입술, 잇몸, 치아를 항상 청결하게 유지하는 것이 요구된다. 이는 환자들과의 신뢰관계를 구축하는데도 도움이 된다.

치아는 생각 이상으로 눈에 띈다. 치열, 치아의 색깔, 그리고 잇몸의 색깔도 관리를 통해서 신경을 써두는 것이 필요하므로 치료를 받아야 할 경우 서둘러서 치료를 받고 구취가 나지 않도록 주의하며 구강청결제를 준비해서 사용하는 것도 좋은 방법이다.

5) 구두

자칫 소홀하기 쉬운 부분으로 진료실에서 슬리퍼를 신지 않도록 하며 일반적으로 백색, 구두 굽은 안정된 높이(3-4CM)로 편안하게 신고 진료실에서 사용하는 구두는 외부로 신고 나가지 않는다.

6) 향수, 체취, 구취 등의 냄새

사람의 몸에서는 다양한 향이 난다. 이는 본인이 느끼지 못하는 부분도 있고, 또한 타인이 나에게 지적할 때 의기소침 해지기도 한다. 품격있는 몸가짐으로 마이너스가 될 수 있는 냄새를 조절하는 것이 필요하다. 우선 병원에서 일을 하는 사람은 향기가 없는 것이 기본이다. 이들의 일은 사람에게 밀착하거나 가까이 하는 부분이 많기 때문에 냄새와 향기가 상대에게 민감하게 느껴질 수도 있기 때문이다. 또한 필요이상의 향기는 병원자체에서 나오는 냄새와 섞여 독특하고 역한 냄새를 증폭시킬 수 있다. 따라서 향수와 향이 강한 헤어스프레이 등은 사용하지 않는다.

한편 자신의 몸에서 발생하는 체취는 땀이 주요인으로 액취가 원인인 경우도 있지만 목욕과 속옷을 자주 갈아입어서 스스로 주의하여 조절하여야 한다. 구취가 있다면 이는 치과위생사로서 부끄러운 일로 일을 시작하기 전 소취제를 사용하거나 칫솔질을 확실히 하여 제거하도록 하고 원인요소를 제거하는 치료법을 시도할 필요가 있다.

- 화장은 연하게 수정은 눈에 띄지 않게
- 귀걸이 착용 금지
- 손톱은 짧게, 매니큐어 금지
- 치아는 청결, 입냄새 주의
- 깃 소매 끝 오염 주름, 청결유지
- 단추 탈락 주의
- 반지, 시계 등 장신구 착용금지
- 향수 피할 것

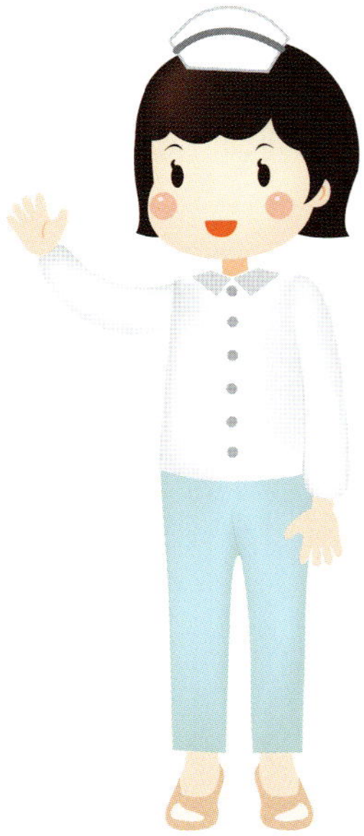

치과위생사의 몸가짐 self test

		5	3	1
1	일에 적합한 복장을 착용하였는가?			
2	이름표를 착용하고 있는가?			
3	옷에 구김이 없고, 깨끗하고, 수선할 곳은 없는가?			
4	구두를 꺾어 신지 않았는가?			
5	슬리퍼를 신고 있는가?			
6	머리는 단정한가?			
7	수염이나 손톱은 길지 않은가?			
8	반지나 악세사리 등을 착용하지 않았는가?			
9	메니큐어는 너무 야하지 않은가?			
10	화장은 자연스럽고 적당한가?			
11	스타킹은 신었는가? 흘러내리지 않았는가?			
12	스타킹 색깔은 적당한가?			
13	구강상태는 청결한가?			
14	입에서 구취가 나지 않는가?			
15	머리염색은 지나치지 않는가?			
16	넥타이를 바르게 착용하였는가?			
17	얼굴표정은 밝은가?			
18	건강한 느낌을 주는가?			
19	호감을 주는 인상인가?			
20	친절하고 부드러운 음성을 가졌는가?			

* 판정: 80점 이상 매우양호/ 70점 이상 양호 / 60점 이상: 보통/ 50점 이상: 불량/40점 이상: 매우불량

3. 품격을 높이는 태도(매너)

임상현장에서 치과위생사가 업무를 전개하는 것 외에 환자, 치과의사를 중심으로 다른 스텝들과도 바람직한 인간관계를 만드는 것은 무엇보다 중요하다. 그러기 위해서는 자신의 태도와 행동양식은 물론 언어사용에 신경을 쓰지 않으면 안 된다. 특히 치과위생사들의 모습은 항상 환자에게 노출되어 있고 그러한 인상은 그 병(의)원의 이미지를 결정짓는데 크게 영향을 끼친다고 해도 지나친 말이 아니다. 따라서 늘 겸손하고 예의바른 자세로 표정은 밝고 자연스럽게 하고 말은 조금 서툴더라도 사려 깊고 이해하는 자세와 진지한 표정으로 대하면 상대방은 호감을 갖게 마련이다. 이에 치과위생사로서 때와 장소에 맞는 태도로 신뢰감을 높일 수 있도록 노력해야 한다.

스텝은 늘 환자를 따뜻하고 친절하게 맞이할 준비가 되어 있어야 하고 같은 눈높이에서 안정된 시선으로 상대방의 시선을 맞추는 태도가 바람직 하다. 이렇게 품격을 높이는 태도를 기르는 것이 매우 중요하므로 이에 대해 공부하고 행동해야 하는 것이다.

먼저 고객(환자)의 응대에는 표정, 인사, 몸가짐, 동작, 말투라는 중요한 5대 요소가 있다. 치과위생사가 조금 더 품위를 목표로 한다면 이러한 예절을 확실히 몸에 익혀두는 것이 주요한 포인트이다. 동작과 태도를 아름답고 품위있게 하는 것은 단순히 타인에게 좋게 보이기 때문만이 아니고 자신의 건강을 위해서도 필요하다. 때와 장소에 맞는 미소와 함께 능숙한 몸짓은 상대방에게 신뢰감을 높일 수 있다. 직원은 언제나 환자를 따뜻하고 친절하게 맞이할 준비가 되어 있어야 한다. 태도와 행동양식에 대해서는 3무(3無)를 몸에 익히면 밝고 상쾌한 인상을 표현할 수 있다.

* 3무: 무리하지 않고, 모험하지 않고, 상처 없는

(1) 자세

불안과 공포는 경직된 표정과 식은 땀, 무서운 행동이 나타나고, 경계심이 생기면 공격 방어를 위한 자세를 취하게 된다. 꾸부정하고 흐물거리는 자세는 신뢰와 호감을 주기 어렵다. 이렇게 우리가 취하는 자세는 마음의 움직임과 표정과 태도로 나타나게 되므로 되도록 좋은 자세를 습관화하여 신뢰감과 호감을 주는 것이 필요하다.

좋은 태도의 기본이 되는 것은 먼저 '자세'가 있다. 특히 서있을 때에도 앉아있을 때에도 눈에 띄기 쉬운 상반신의 자세를 "꼿꼿이"할 수 있다면 그것은 품위를 좋게 하는 근본이 된다. 좋은 자세는 모든 동작과 태도의 기점으로 상체의 각도와 팔꿈치, 손목의 회전

축의 틀이 잡혀있다면 아름답고 안정성이 높은 일의 자세가 되기도 하고 작업성 근골계 질환을 예방할 수 있으므로 중요하다. 등을 곧게 펴고 중심을 안정시켜 어깨의 힘을 뺀 자세로부터 여러 가지 응용동작을 취할 수 있고 사람들에게도 안정감과 신뢰감을 줄 수 있는 것이다.

(2) 말씨

사람들에게 자신의 의지를 전하는 수단으로 말씨는 기본적인 방법이다. 하지만 말의 사용은 듣는 쪽이 충분히 그 내용을 받아들이지 못했거나 틀리게 받아들이는 쪽을 취하거나 이해시켜도 불유쾌한 감을 가지게 할 수 있다. 이 때는 트러블과 오해를 초래하게 되는데 말하는 쪽과 듣는 쪽 사이에 체험과 환경, 지식으로 된 공통적인 조건이 많으면 자연스럽게 대화가 통할 수 있지만 치과 임상현장의 경우에는 이런 공통적인 조건이 많은 사람들과의 접촉이 아니기 때문에 세대와 환경, 체험이 다른 사람들과 대화를 하게 되므로 적절한 언어와 말투에 대해 공부와 훈련이 필요하다.

누군가에 말을 할 때는 겸손하고 예의바른 자세로 표정은 밝고 자연스럽게 하는 것이 중요하고 말이 조금 서툴더라도 사려 깊게 이해하는 자세와 진지한 표정으로 하는 대화는 상대방에게 호감을 준다. 이렇게 언어를 사용하는 것은 사회전체에 적응해서 따라가야 하므로 다음과 같은 점에 주의해야 하고 환자의 질문에 누구나 이해할 수 있는 쉬운 말로 정중하게 대답할 수 있는 말씨에 대해서 알아보면 다음과 같다.

1) 소리를 높이지 않는다

병원의 시설은 기능성과 청결함에 그 기능을 맞추기 때문에 방음대책이 좋지 않다. 특히 기기를 사용 시에 소리가 민감하게 들릴 수 있으므로 그곳에서 일하는 관계자는 가능한 소리를 크게 내지 않는 의식과 배려가 요구된다.

2) 정중한 표준어를 기본으로 확실하고 정확하게 표현한다

누가 들어도 밝고 우아하며 부드러운 단어를 사용하면 그것만으로도 느낌이 다르게 된다. 이러한 단어를 사용하는 말솜씨는 그 사람의 재산, 교양이 될 수 있으므로 정확한 발음으로 표준어, 겸양어, 경어 등의 단어를 사용하여 품격있게 말하는 경험을 쌓아 두는 것도 중요하다.

3) 상대의 얼굴을 보고 밝은 표정으로 말한다

상대의 얼굴을 보고 부드러운 눈으로 알기 쉽게 친숙한 말로 이야기를 나누면 전달되는 힘은 더욱 강해지고 상대는 행복한 기분이 된다. 또한 간결하게 반복하는 것도 필요하다.

4) 장소에 따라 사람에 따라 친숙한 말을 사용 한다

장소와 사람에 따라 같은 맥락에서의 대화가 중요하다. 특히 전문용어는 때와 장소에 맞게 또한 정확하고 알기 쉽게 전달하도록 노력한다.

5) 적절한 호칭을 사용 한다

조직의 의사소통이란 공동의 목표를 달성하는데 있어 꼭 필요한 것인데 호칭이란 기대 범위를 표현하는 것이다. 상대방에게 어느 정도의 활약을 기대하느냐에 따라 호칭은 달라진다. 직장 내에서 불리는 호칭이 부르는 사람에 따라 달라지는 사람은 기대 역할에 대한 혼돈으로 직업의식까지도 흔들릴 수 있다. 특히 환자들 앞에서 치과의사와 치과위생사들 간의 호칭은 환자들로부터의 신뢰도에 매우 중요한 역할을 한다.

환자가 치과의사와 치과위생사 모두를 신뢰할 때 진정한 업무 분담이 이루어지며 서로 만족할 수 있다. 올바른 호칭은 병원 내 의사소통은 물론 인적자원 활용을 위해서도 중요하다.

(3) 성공으로 이끄는 이미지 메이킹(Image making)

1) 이미지 메이킹 개념

이미지는 상(象), 표상(表象), 심상(心象) 등의 다양한 뜻을 가지고 있다. 이미지는 우리가 살고 있는 과정에서 사람과의 첫 대면을 뒤로 하고 기억하는 그 사람의 느낌 즉 이미지이다. 그 사람이 취했던 행동이나 표정, 옷차림, 말씨 등으로 인해서 내가 평가하는 모습으로 사람, 사물 또는 일과 같은 것에 대해 사람들이 나름대로 만드는 생각과 감정의 덩어리이다. 이러한 이미지의 단점은 내가 내 모습을 판단할 수 없다는 것으로 3자가 혹은 나와 응대한 상대만이 나의 이미지를 평가할 수 있다는 것이다. 따라서 타인이 보고 느낀 자신의 보여지는 모습이므로 사람에 따라 긍정적 혹은 부정적인 것일 수 도 있고 실제의 인물보다 과장되거나 비하될 수 있다.

이렇듯 오늘날은 이미지가 주는 영향력이 우리 개인의 행동과 사회문화를 형성해 나갈 만큼 중요한 요소가 되었다. 어떤 분야에서든 설득력있는 메시지도 이 이미지를 잘 활용할 줄 아는 사람이 성공하는 시대가 되었다는 것이다. 이러한 시대에 살고 있는 우리는 자신의 삶을 성공적으로 이끌기 위해서 자신의 이미지 관리에 신중을 기해야 한다. 남들에게 비춰지는 '나'의 좋은 이미지는 바로 성공의 첫걸음이다.

치과위생사라는 직업 속에서 풍기는 이미지도 업무와 삶에 영향을 미치게 되므로 다른 사람에게 자신이 원하는 치과위생사의 이미지가 전달될 수 있도록 이미지를 선택하고 창출하며 관리할 수 있도록 하는 노력이 필요하다. 결국 이미지를 좋은 쪽으로 강화하여 끌어내는 시너지 효과를 올릴 수 있도록 만드는 것이 '이미지 메이킹'인 것이다.

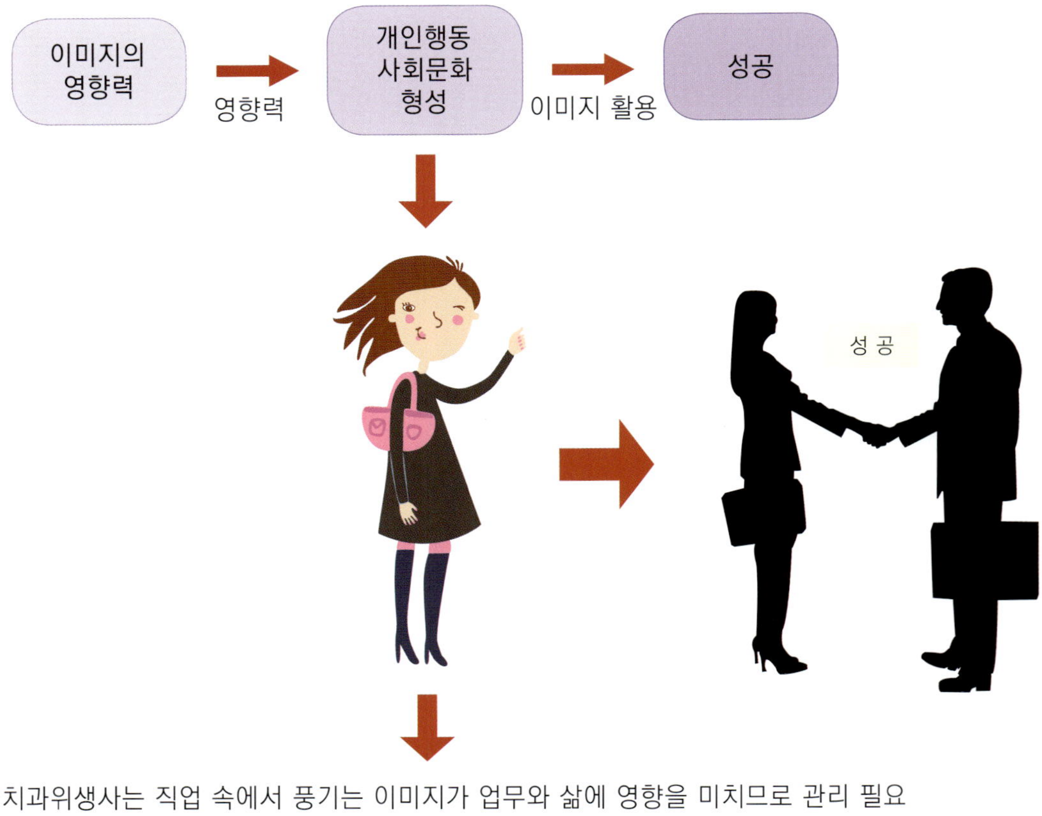

◆ 그림 2-1 이미지 메이킹의 효과(effect)

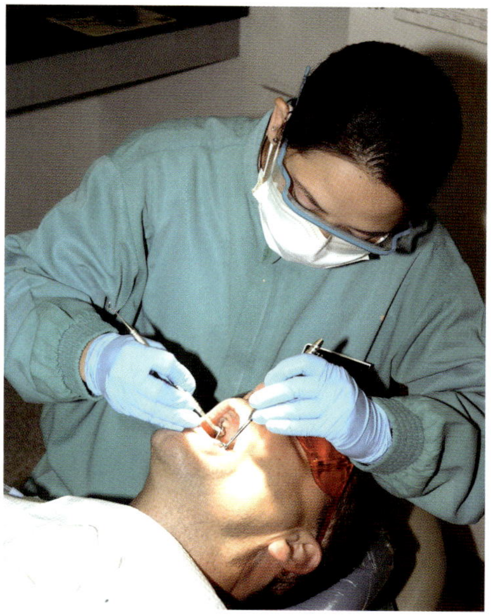

◆ 그림 2-2 이미지 창출에 따라 자신의 상품가치도 달라진다.

2) 나의 이미지

자신의 이미지를 어떻게 창출하느냐에 따라서 자신의 상품가치도 달라지는 것이 현실이다. 우리가 어떤 상황이나 위치에 있든 순간적인 이미지의 전달이 얼마나 큰 위력을 발휘하는가를 알고 자신이 원하는 이미지로 자신이 목표로 하는 삶을 살아갈 수 있도록 해야 한다.

지금 나의 이미지는 어떠한가? 나 자신의 이미지 유형에는 첫인상은 좋으나 볼수록 나쁜 형, 첫인상은 나빴으나, 볼수록 좋아지는 형, 첫인상도 나빴고 볼수록 더 나빠지는 형, 첫인상도 좋았고 볼수록 좋아지는 형의 네 가지 유형이 있다. 생활을 하는데 있어서 이미지는 타인과 불과분의 관계이다. 특히 사람은 처음 만나서 받은 이미지가 쉽게 잊혀지지 않는다. 첫 만남 단지 몇 분 동안에 상대방에 대한 어떤 이미지를 굳혀버리게 되는데 그 시간은 10초 이내에 첫 이미지가 결정된다고 한다.

첫인상이 중요한 것은 그것이 그 진위에 관계없이 오랫동안 이미지에 영향을 미치기 때문이다. 때문에 첫인상에 더욱 신중을 기해야 한다. 하지만 첫인상에 성공했다고 해서 성공이 이루어진 것은 아니므로 매일 매일 자신의 행동이 자신의 이미지를 형성해 나가고 있으므로 자신의 이미지 향상을 위한 노력을 게을리 하지 말아야 한다.

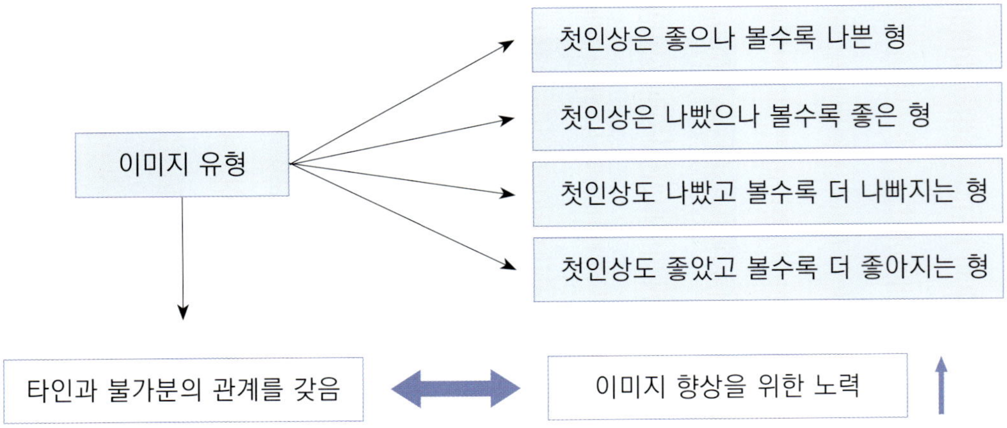

◆ 그림 2-3 지금 나의 이미지는 어떤가?

3) 이미지 형성(Image making)

이미지 형성은 사람들이 인식한 결과로 메리비안 교수에 의하면 사람들이 어떤 것에 대한 인식을 할 때 시각적 효과 즉 표정, 옷차림, 자세, 동작 등이 55%, 음서이나 말투 등의 청각적 효과 38%, 단어사용, 대화의 내용 등이 7% 정도 영향을 미친다고 한다.

이미지의 형성은 동일한 대상에 대해서도 저마다 다른 이미지를 가지게 되는데 이는 사람마다 생활 가치, 경험, 그리고 욕구 등이 다르기 때문이다. 이미지는 인성(personality)과 외모(appearance)로 보여지는 것 외에 다른 사람들의 인식이 더해져서 만들어진다. 치과위생사는 외적인 이미지 외에도 내적인 이미지를 잘 갖추어야 한다.

좋은 이미지를 형성하기 위한 내적인 요소는 인간 존중사상, 정성을 다하는 마음, 자신의 맡은 일에 최선을 다하고자 하는 마음, 성실성을 바탕으로 하는 신뢰감, 겸손함 등이 있고, 호감을 주는 외적인 이미지의 요소는 따뜻한 눈빛, 건강하고 반듯한 자세, 청결한 외모, 때와 장소에 맞는 품위있는 옷차림, 온화한 말씨 등을 들 수 있다.

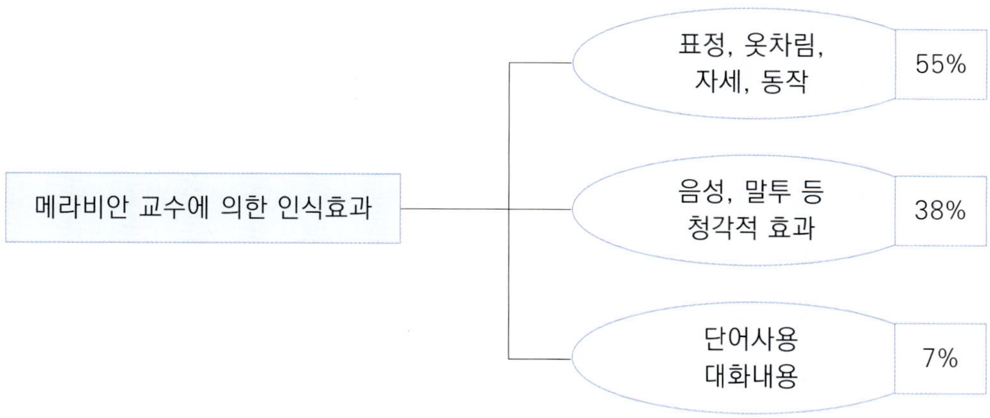

◆ 그림 2-4 메라비안의 시각적 인식효과

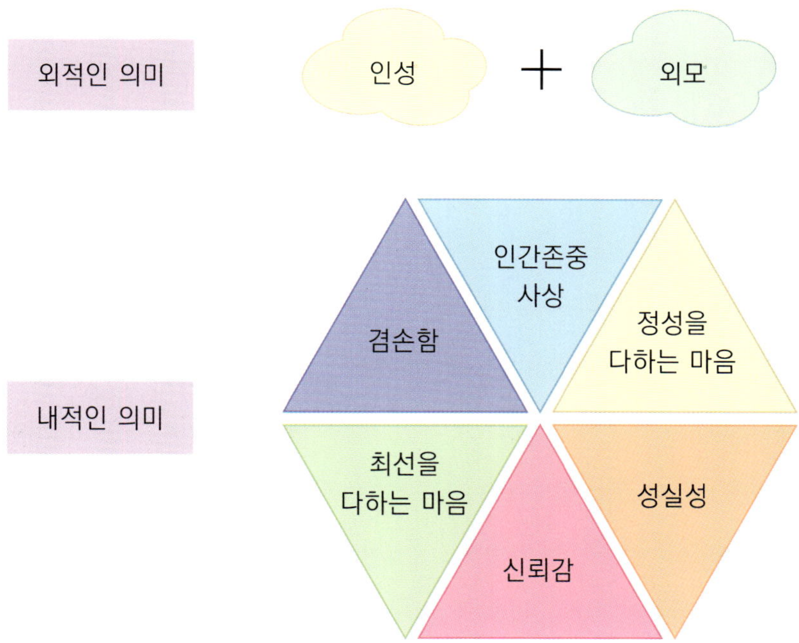

◆ 그림 2-5 치과위생사의 내 · 외적 이미지 형성요인

4) 좋은 이미지 형성(Image making)의 실제

성공적인 이미지 메이킹은 스스로 공감하는 자신의 이미지를 좋은 방향으로 이끌고 그런 이미지가 타인의 객관적인 평가에 의해서도 인정받아가는 과정이다. 이미지 메이킹(좋은 인상 만들기)은 누구나 가지고 있는 '자기모습'을 상대방에게 좋게 만드는 방법이다.

이미지 창출에 있어서 각자의 본질을 나타내고자 하는 것으로 겉만 보기 좋게 포장하는 것이 아니며, 각자의 안에 내재된 숨은 아름다움과 잠재된 능력을 개발하여 가장 훌륭한 매너로 자신의 진가를 보여주는 것이다. 이미지 메이킹은 표정과 시선, 그리고 용모와 복장이 주요한 요소로 용모와 복장은 위에 서술된 내용을 참고하고 좋은 인상 만들기에서의 표정과 시선에 대해서 알아보기로 한다.

스스로 공감하는 자신의 이미지를 좋은 방향으로 이끌고 타인의 객관적인 평가에도 인정받아가는 과정

성공하는 이미지 메이킹이란?

겉만 보기 좋게 포장하는 것이 아닌 각자의 본질, 즉 내재된 아름다움과 잠재된 능력을 개발하여 훌륭한 매너로 진가를 보여주는 것

이미지 창출이란?

5) 좋은 이미지 형성(Image making) 의 요소

가. 표정

얼굴은 신체 가운데 가장 표현력이 있고 눈에 띄는 부분이다. 특히 얼굴표정은 상대에게 좋은 느낌을 주느냐 주지 못하느냐의 중요한 요소이다. 얼굴에는 80개의 근육이 있어 수천가지의 표정을 만들 수 있다고 한다. 표정은 그 사람의 마음의 메시지를 읽을 수 있고, 마음을 밝고 긍정적으로 가지면 표정은 저절로 밝아지며, 이 밝은 표정은 인간관계의 기본이 되므로 상대방에게 호감을 주게 되고 그 사람의 이미지를 결정짓게 되므로 매우 중요하다.

나. 시선

사람들은 처음 만났을 때 눈을 본다. 따라서 눈은 마음의 거울이고 정신이라고 말한다. 이 시선에는 분위기가 있고 진지하고 성의 있는 시선은 사람을 기분 좋게 한다.

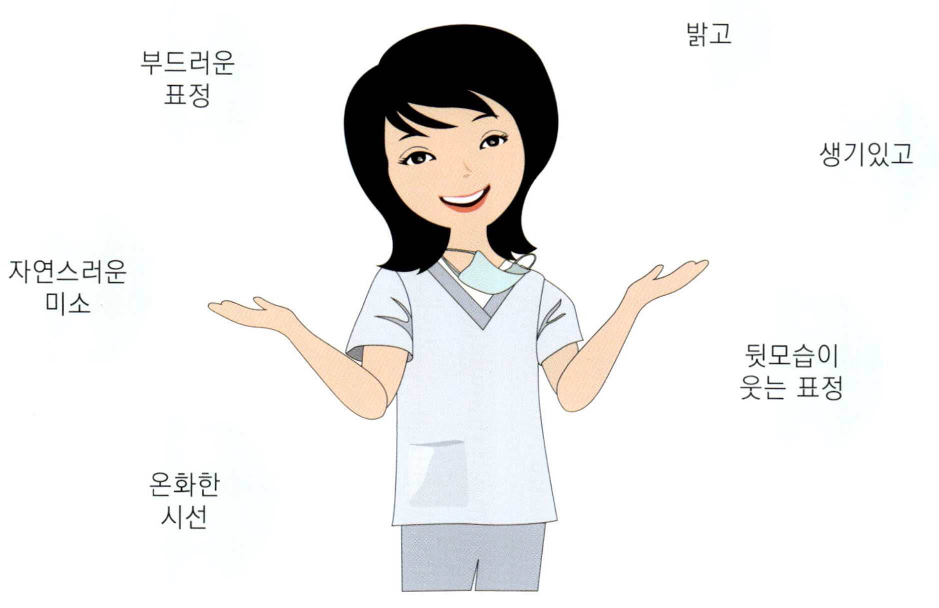

좋은 표정이란 ?

호감을 주는 시선

상대방의 눈을 보고 눈높이를 맞추며
자연스럽고 부드럽게 상대방을 감싸는 느낌으로
눈동자를 중앙에 위치시킨다.
시선을 이동할 때도 눈과 미간,
콧등 사이를 자연스럽게 번갈아보면
거부감을 느끼지 않는다.

싫어하는 시선

곁눈질 하거나 위로 치뜨거나,
아래로 내리뜨거나 한곳만 응시하는 경우
그리고 위 아래로 흘겨보는 시선은
상대에게 호감을 주지 못하고 오히려 싫어하게 된다.

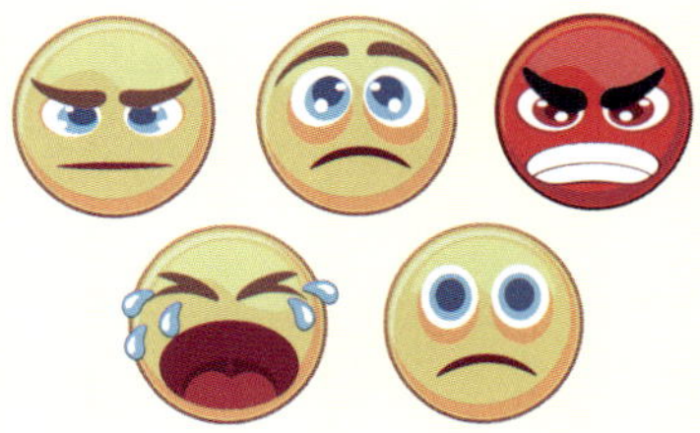

Image making(좋은 인상 만들기)의 십계명

제1계명: 열린 마음을 가져라
제2계명: 첫 인상에 승부를 걸어라
제3계명: 외모보다는 표정에 투자하라
제4계명: 자신감을 가져라
제5계명: 열등감에서 탈출하라
제6계명: 객관적인 자신을 찾아라
제7계명: 자신을 목숨 걸고 사랑하라
제8계명: 자신의 일에 즐겁게 미쳐라
제9계명: 신용(신뢰)을 저축하라
제10계명: 남을 귀하게 여겨라

Chapter 03
의사소통 기술(Communication skill)

1. 의사소통이란?

일반적으로 의사소통(意思疏通)은 '말과 글을 주고받는 것'으로 이해될 수 있다. 의사소통을 영어로는 커뮤니케이션(communication)이라고 한다. 케뮤니케이션이란 사회과학적인 의미로는 사회적 관계 속에서 목표달성을 위한 정보나 아이디어의 전달 및 이해의 과정으로 설명된다.

따라서 의사소통은 단순히 언어의 교환이나 의사전달을 초월하여 나아가서는 감정의 교환이라고 할 수 있다. 상대방과 공감을 나눌 수 있어야 진정으로 좋은 의사소통이 이루어지기 때문이다. 종합적으로 볼 때 의사소통은 송신인과 수신인 사이의 교감이라고 할 수 있다.

인간의 삶에 있어서 없어서는 안 될 본질적인 활동이고 인간 상호간에 이해를 위해서나 생각이나 의견을 전달하기 위해서 우리는 말이나 글, 그리고 몸짓을 사용하기도 한다. 이처럼 사회 속에서 인간의 삶의 대부분이 의사소통으로 이루어져 있는 한 의사소통은 인간의 거의 모든 활동을 포괄한다고 볼 수 있다.

'말과 글을 주고 받는 것', '송신인과 수신인 사이의 교감', 'Communication'
'송신인과 수신인 사이의 감정의 교환'

⇩

사회과학적 의미:
사회적 관계 속에서 목표달성을 위한 정보나
아이디어의 전달 및 이해과정

2. 치과위생사의 의사소통의 중요성

치과위생사의 직무활동도 자세히 보면 의사소통의 연속이다. 동료 간의 직무상 대화, 상사에 대한보고, 부서간의 정보교환, 부하에 대한 지시나 명령 등 어떤 일도 의사소통으로 이루어지지 않는 것은 없다. 어떤 조사에 의하면 인간은 깨어있는 시간 중 70% 이상을 읽고, 쓰고, 말하고, 듣는 일에 사용하며 어떤 형태로든 조직과 관련을 맺고 살아간다.

따라서 병원이 경쟁력을 갖추기 위해서는 단순히 과거와 같은 수준에서 서비스 방법만 바꾸려는 시도가 아니라 나날이 인식과 요구가 변화하는 환자 개개인을 감동시킬 수 있도록 세심한 배려와 아울러 고객의 입장에선 공감적 의사소통이 이루어지는 조직 분위기를 형성해야한다.

이와 같은 분위기를 위해서는 우선 스텝들 간의 다양하고 자유로운 수평적 의사소통이 이루어져야하고, 환자가 원하는 것을 충족시켜줄 수 있는 환자중심의 의사소통의 통로를 구축해야만 의료기관에 대한 환자의 공헌을 기대할 수 있다. 결국 치과의사 뿐 만이 아니라 의료기관 구성원 모두는 더욱 창의적이고 정확하게 내·외부 고객과 의사소통을 할 수 있는 능력을 갖추고 있어야 조직은 물론 아 자신의 지속적인 발전을 기대할 수 있다.

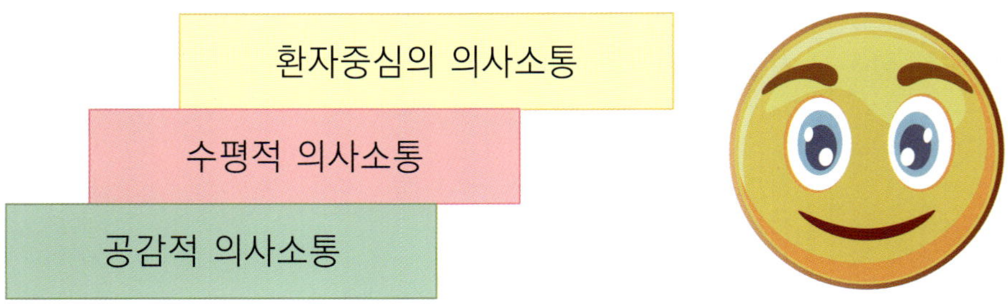

(1) 환자와의 관계에 영향

의료기관을 이용하는 고객들의 불편사항 중 많은 부분이 의료진의 소통과 깊이 관련이 있다는 것은 많은 연구조사에서 이미 알 수 있다. 따라서 환자의 질문에 예의바른 태도로 성심껏 답변해주고, 최선을 다하여 진료하는 모습으로 진정 염려해주는 태도와 말을 사용하는 것이 중요하다. 무엇이 환자가 요구하는 것에 부합되는 설명인지 연구와 훈련이 필요하고 이는 대학에서부터 철저한 커뮤니케이션 교육이 필요한 요인 중의 하나이다.

언론 보도자료에 따르면 '의료에 대한 국민의식조사' 결과 의사의 행위 중 가장 불쾌한 것이 질문에 대한 설명부족 53.5%, 건성으로 진료하는 태도 27.9%, 반말 8.1% 순으로 나타나 좋은 환자와의 관계를 하기 위해서는 소통이 가장 중요하다는 것을 알 수 있다.

치과위생사는 실제로 환자와 가장 많은 소통을 필요로 하는 직업으로 소통의 대한 중요성을 자각해야 한다.

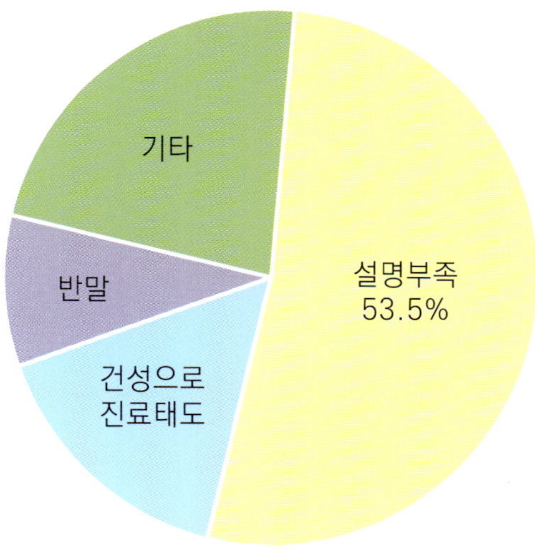

⇒ 고객 불편사항 중 소통이 가장 높다.

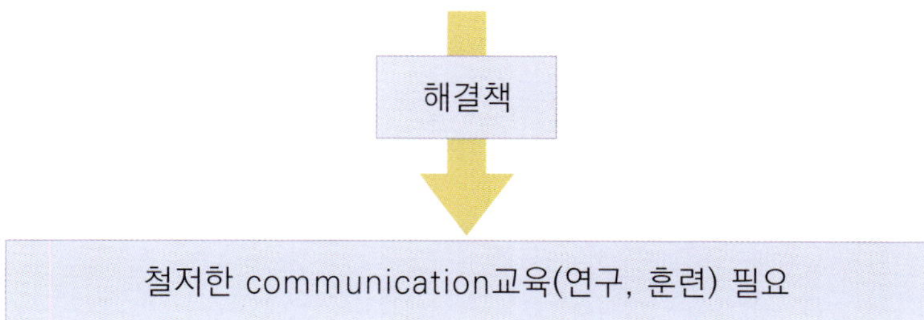

(2) 조직에 영향

의사소통은 조직 속에서 구성원들의 역할관계와 협동 작업을 위한 상호관계를 유지시켜주는 집단행동의 중요한 요소로 성과에 크게 영향을 미친다. 따라서 환자치료라는 의료기관의 목표가 제대로 이루어질 수 있도록 역할과 상황에 맞는 의사소통이 수행되어야 하며 소통이 제대로 이루어지지 않을 경우에는 조직의 목표달성에 실패할 가능성이 크다.

의사소통은 우수한 품질의 서비스를 생산하고 관리함으로서 조직의 목표를 달성할 수 있으므로 조직이 성장하고 발전하는데 기여를 한다. 따라서 이는 조직의 경쟁력을 강화시키고 조직 구성원과 환자 모두의 만족도를 높이는데도 기여한다.

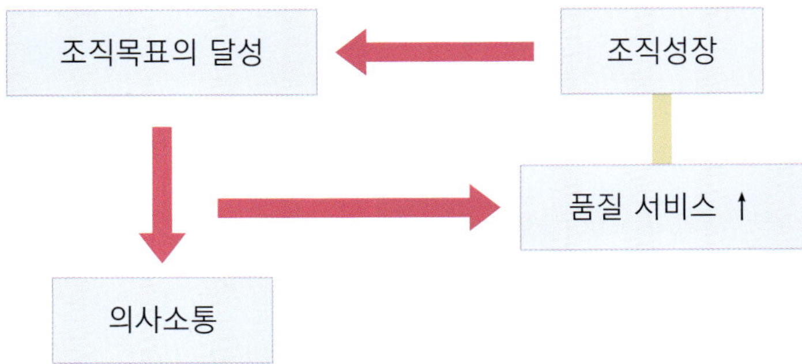

3. 의사소통의 방법

의사소통은 상호작용이다. 따라서 진정한 의사소통이 되기 위해서는 수신자가 송신자로부터 청취한 내용이나 수신된 문서에 대한 반응, 즉 피드백을 적절하게 해주어야 원활한 의사소통이 지속적으로 이루어질 수 있는데 이것을 의사소통의 상호작용이라고 한다. 만약 피드백이 없다면 상호간에 의사소통이 지속적으로 이루어질 수 없다는 것을 의미한다.

상대방의 입장을 고려하지 않거나, 또는 송신자의 정보 송신에 대하여 피드백이 없는 것은 일방적 의사소통(one-way communication)이라고 한다. 주로 개인이 다수의 사람들에게 일방적으로 전달하는 강의, 연설, 프레젠테이션, 설교 등이다. 특히 환자와 의료진 사이에서 상대방의 피드백을 고려하지 않는 일방적 의사소통은 병원에 부정적 결과를 초래할 가능성이 크다.

이와 반대되는 개념으로 양방향 의사소통(two-way communication)이 있는데 이는 피드백과 상대방을 고려하는 상황의 의사소통을 말하며 개인 간의 주고받는 대화나 인사, 소개, 상담, 면담 등이 해당된다. 이러한 양방향 의사소통이 효과적으로 이루어지기 위해서는 송신자와 수신자 상호간의 역할이 중요하다. 의료기관에서는 환자들은 피드백이 적극적으로 이루어지는 양방향 의사소통을 선호한다.

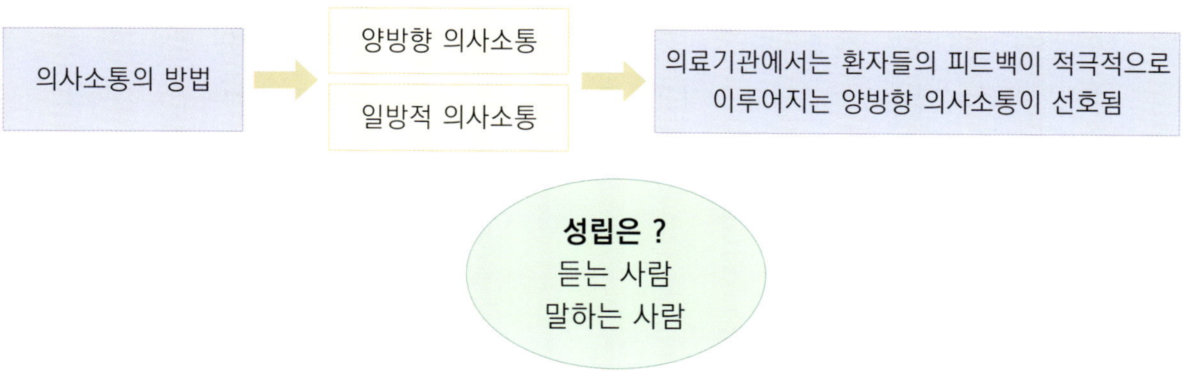

(1) 두 개의 커뮤니케이션 수단

커뮤니케이션을 성립 시키는 데는 듣는 사람과 말하는 사람이 존재가 기본이 된다. 말하는 사람은 자신의 말을 이해시키기 위해 몸짓 등을 동원해서 전달하려고 한다. 한편 듣는 사람은 수긍이나 맞장구를 치고 말을 곁들여가며 자신의 감상을 말하는 등 대화에 참여한다. 이렇게 커뮤니케이션이란 '언어'만이 아니다.

커뮤니케이션은 언어(verbal)와 비언어(Non verbal)의 두 종류의 수단이 있다. 특히 치과의료현장에서는 표정이나 동작 등의 비언어적인 커뮤니케이션이 더욱 강한 영향력을 부여하고 있으므로 치과위생사인 우리들은 환자들이 풍겨내는 여러 가지 사인으로부터 무언가를 감지하지 않으면 안 된다.

1) 언어적 의사소통

구두와 문서를 이용해서 상호간에 의사소통을 하는 것으로 말과 글 즉 구두(oral)와 문서(written) 의사소통으로 구분된다. 구두 즉 말에 의한 의사소통은 효율성과 즉각성의 장점 이외에도 본인의 생각을 양적으로 더 많이 표현할 수 있기 때문에 가장 많이 사용된다. 예를 들어 직접적인 대화, 전화통화, 토의 등과 같이 언어를 사용하여 정보를 교환하는 것이다.

① 경청

언어적 의사소통의 기본은 '경청'으로 일반적으로 직장인들은 하루 근무시간 중 약 60%는 타인의 이야기를 듣는데 소비하고 있다. 능동적이고 적극적인 청취는 메시지에 몰입하고 다음 이야기를 예측하고 규칙적으로 요약하여 숨어 있는 추가적인 의미를 청취할 수 있으므로 적극적인 경청은 원활한 의사소통을 유지하는데 필수이다.

② 단어 선택

이외에 적합한 단어를 사용하는 것이 매우 중요한 영향을 미친다. 예를 들어 어떤 단어는 환자에게 위협적으로 인식되기도 하고, 어떤 단어는 환자의 가슴에 따뜻함을 불어넣기도 한다. 따라서 병원에서 사용하는 단어 하나하나가 의료기관의 가치를 높여주고 홍보하는데 중요한 영향을 미친다는 것을 인식해야 한다. 또한 대화에서 사용하는 단어는 표준어를 사용하는 것이 가장 무난하다. 특히 어려운 전문용어는 상대방의 수준을 고려해서 단어를 선택해야하는 이것은 의료기관에서 환자에게 해줄 수 있는 배려이다.

③ 문맥

경청과 단어 이외에 원활한 말과 글을 통한 의사소통에는 문맥이 있다. 대화나 좌담회에서 의사소통 시 말하는 사람이 정확하지 못하고 애매한 문맥을 사용하면 의미전달이 제대로 되지 않는다는 점에 주의를 기울여야 한다. 말의 체계와 의미를 통틀어 문맥이라고 하는데 이는 좁게는 언어적 표현 또는 기호들과 이것들이 가리키는 대상이나 의미가 어떻게 연관되어 지는지 알게 해준다.

문맥의 표시는 문자언어에서는 구두점이나 행 바꿈 등으로 구분하며, 말에서는 음성과 강약으로 구분한다. 문맥을 잘 구성하지 못하면 의사소통에 있어서 그 의미가 원래보다 확대되거나 축소되거나 다른 것으로 비유 내지는 전혀 다른 뜻으로 전용되는 경우가 있기 때문에 주의해야 한다.

1. 언어적 의사소통

경　　청: 60% 소비
단어선택: 표준어, 따듯함 등
문　　맥: 말의 체계와 의미, 구두점, 행 바꿈, 음성, 강약 등

↓

구두와 문서 즉 말과 글로 표현
효율성, 즉각성의 장점
양적표현 ↑

2) 비언어적 의사소통

비언어적 의사소통은 송신자가 대화중에 하는 손짓과 몸짓으로 비언어적 의사소통을 '몸짓언어'라고도 한다. 언어적 의사소통은 늘 비언어적 의사소통을 수반하는데 우리가 하는 일상대화 중 70% 이상이 비언어적 의사소통에 의해서 이루어진다는 보고가 있을 정도로 의사소통을 하려는 모든 수단을 언어만으로 표현하는 데는 한계가 있기 때문이다. 비언어적 메시지는 사람들 간의 의미있는 의사소통이라고 할 수 있는데 그것은 안면의 표정, 움직임, 그리고 각종 몸짓을 포함하므로 미묘한 감정도 전달하거나 확실하게 하거나, 그리고 때에 따라서 대립되었던 사이가 부드러워지는 경우도 있다.

치과에서는 비언어적인 커뮤니케이션이 매우 중요한 역할을 하고 있고 환자와의 사이에서도 빈번하게 일어나고 있으므로 말로 표현하기 힘든 환자들의 생각을 우리들은 확실히 파악(catch)해서 환자들의 바람에 적절히 대응할 수 있도록 해야 한다.

이렇듯 언어적인 표현뿐 아니라 인간적인 면을 강조하는 비언어적 표현들도 다양하게 변하고 있으므로 가장 효과적인 의사소통은 언어와 비언어적 요소를 적절하게 배합하는 것이다.

① 신체적 움직임(동작)

몸은 정직하다. 따라서 가장 원초적인 인간본능의 하나로 동작은 중요한 비언어행위이다. 여기에는 몸짓, 얼굴의 윤곽, 그 밖의 몸의 움직임이 포함된다. 치과위생사가 일하는 공간에서는 환자와 늘 함께 하게 되므로 게다가 얼굴을 마주하고 있는 경우가 많기 때문에 환자의 표정이나 태도를 자주 보게 되고 거기에서 말이 없어도 무언가를 알아차릴 수 있는 것이 많다.

기뻐하는 얼굴, 화난 얼굴, 평온한 눈빛, 날카로운 시선, 꽉 움켜쥔 손, 다리를 떨거나 팔짱을 낀 모습 등으로부터 환자가 말하고 싶어 하는 것이나 그 당시의 심정을 우리는 전달받는다. 말이 없더라도 환자와의 사이에서 몸을 사용한 커뮤니케이션을 하고 있는 것이다.

'얼굴은 웃어도 마음은 운다' 라는 말이 있지만 사실 그렇게 간단하게 되는 것은 아니다. 따라서 치과위생사들은 커뮤니케이션이 능숙한 선배들의 대화하는 모습을 보고 깨닫고 노력하면 '몸의 모습'도 '목소리의 상태'와 말과 함께 환자에게 우리의 마음을 전달할 수 있다.

㉮ 자세, 태도가 전하는 것

자세 : 몸의 표현하고 있는 것을 자세히 보면 허리를 꼿꼿하게 피고 앉아있는 사람에게는 의욕이나 마음의 고양(高揚)을, 반대로 구부리고 앉아 있는 사람에게는 의욕상실이나 우울함, 피곤함 등을 느낀다. 따라서 환자와 처음으로 접하는 접수창구에서 허리를 꼿꼿하게 편 자세로 밝게 대하는 것이 중요하다.

모든 신체언어는 각각 어떤 의미를 지니고 있으며 우연히 일어나는 몸의 움직임은 없다고 한다. 예를 들어 의사들이 병실을 회진할 때 움직이지 않고 서서 대화를 하는 것 보다는 환자 쪽으로 몸을 숙여서 이야기하면 신뢰감과 안도감을 더 부여할 수 있고 치과위생사가 접수창구에서 바쁘지도 않은데 환자를 빤히 올려다보면서 이야기를 하면 환자가 불쾌하게 느낄 수 있는 것이다.

고개 끄덕임, 맞장구 : 좋은 청취자의 조건으로 "고개 끄덕이기"와 "맞장구 치기"가 있다. 고개를 끄덕이는 것은 상대에게 여러 가지 메시지를 보내는데 그 중 동의나 받아들임, 지지, 이해 등 의 긍정적인 의미가 있다. 듣는 것을 능숙하게 잘하는 것에는 고개 끄덕이기를 잘하면 환자와 소통이 잘 된다. 단, 타이밍이 맞지 않을 때는 전혀 듣지 않고 있거나 흥미가 없음을 나타내므로 주의한다. 치과위생사들이 환자와 대화하는 장면에서 항상 많은 동조하기(고개 끄덕이기)를 통해서 환자의 호흡에 맞추고 그 상황에 맞추면 위화감이 없어진다.

발과 손의 움직임 : 몸으로부터 나오는 사인은 그 종류에 의해서 신뢰도가 달라진다. 다리는 마음의 상태를 나타내는데 닫혀있으면 적으나 서먹서먹함, 긴장감을 나타내고, 열려있으면 호의, 릴렉스(relax)를 필요 이상으로 열려있으면 허세를 나타낸다. 쉽게 볼 수 있는 다리 떨기는 불안함이나 재촉의 사인이다. 다리와 같이 손도 솔직한 마음을 나타내는데 콘서트 후의 박수가 그 전형적인 예이다. 따라서 환자의 마음상태를 알고 싶을 때는 손의 움직임을 잘 봐야한다.

환자의 마음이 안정되어 있으면 양손이 좌우 대칭적으로 움직이고, 무엇인가 의식적으로 하고 있을 경우에는 좌우가 비대칭적으로 움직인다. 거짓말을 하고 있으며 손동작이 줄거나 숨기게 되고 대화중에 팔짱을 끼면 거부반응이며 턱을 괴고 있다면 지루하다는 뜻이다.

눈빛 : 가장 영향을 많이 주는 것이 눈빛이다. '눈은 마음을 비추는 거울, 등 눈에 관한 표현은 매우 많다. 그만큼 눈은 사람의 심리를 잘 나타낸다. 눈의 움직임은 누구라도 쉽게 알 수 있으므로 환자를 웃는 얼굴로 대하는 것과 환자의 눈을 보는 것을 치과위생사에게 우선 강조하고 싶다. 이유는 이 두 가지가 환자에 대한 '최고의 호의의 표현'이기 때문이다. 만약 반대로 무뚝뚝한 표정과 상대를 무시하는 듯한 표정은 환자를 불쾌하게 만든다.

눈에는 환자의 심리상태를 알 수 있는 방법이 있는데 그것은 "눈 깜박임"이다. 눈을 깜박이는 횟수는 긴장감이나 불안감의 강도를 나타내기 때문이다. 만약 환자와 이야기 도중 눈을 깜박이는 횟수가 많아졌다면 그 이야기가 하기 싫다는 사인이고, 갑자기 깜박임이 멈추면 놀랐다거나 잠시 생각중이라는 사인이다. 이렇게 눈은 우리의 모든 감정을 나타낼 수 있으므로 부드럽게 시선을 대화자에게 맞추고 온화한 표정을 한다.

② 목소리(억양, 강조)

대화 시에 나타나는 억양이나 특정단어에 대한 강조는 말하는 사람의 감정상태, 태도, 느낌 등을 전달하게 되므로 이를 준언어 라고도 한다. 준언어에는 억양이나 강조뿐만 아니라 미소, 울음, 흐느낌, 투덜댐 등 언어로는 표현하지 않았지만 상대방에게 메시지를 간접적으로 전달할 수 있는 것들을 포함한다.

병원에서 여러분이 친절하게 대하고 싶다고 생각하면 부드러운 어조가 되고, 지금은 바쁜데 라고 생각하면 퉁명스러운 말투가 된다. 환자들도 어느 정도 만족하고 안심할 수 있으면 평온한 어조가 되고, 불안하면 퉁명스럽고 거친 어조가 되어 버린다.

대화 시 억양이나 빠르기 등은 의료기관의 환경이나 분위기에 맞도록 해야 한다. 작은 병원에 근무하는 치과위생사가 큰 목소리고 말하거나 강한 억양을 사용하는 것은 전체 분위기와 잘 맞지 않거나 큰 병원에서 작은 목소리로 말하거나 너무 조용한 억양을 사용하는 것도 어울리지 않는다. 예를 들어 응급실 직원이 응급환자를 다루면서 환자가족이 요구하는 수준보다 느리게 말한다면 신뢰를 얻기 어렵다.

③ 얼굴표정

얼굴표정은 언어나 말보다 더 정확한 의사소통 수단이 될 수 있다. 얼굴은 전달하려는 내용을 표현하는 하나의 시스템으로 눈, 코, 입, 턱, 입술 등이 제각기 개별적 의미를 나타내기에 충분하다. 얼굴표정은 억양과 함께 우아함, 행복감, 두려움, 슬픔, 노여움, 공격성 등 문서로 나타낼 수 없는 의미들은 제공할 수 있다. 어떤 설에 의하면 표정으로부터 읽는 마음상태는 정확률이 70%나 된다고 한다.

의료현장에서는 환자의 심리상태를 읽으면서 치료를 진행하게 된다. 표정에 심리상태가 명확하게 나타나기 때문이다. 따라서 치과위생사들은 환자를 상대해야 하는 감정노동의 근로자로서 언어적 의사소통과 함께 표정을 적절하게 관리할 줄 알아야 한다.

자신의 불쾌한 감정을 직접적으로 얼굴표정에 표현하는 행위를 자제할 줄 아는 것이 성공의 지름길이다. 누구에게라도 좋은 표정으로 생각되기 위해서는 활기있는 눈, 상대방에게 말을 거는 듯한 시선, 약간 올라간 상냥한 입매와 반듯한 표정 등을 통해서 환자의 긴장감을 풀어주고 친밀도를 높이면 주위사람들도 행복해진다.

④ 시간

시간은 상대방에 대한 예의로 중요한 요소이다. 사람들은 자신보다 신분이 높거나 중요한 사람을 만나러 갈 경우 일찍 가서 기다린다. 그러므로 해서 나는 정확한 사람이다거나 존경한다는 뜻을 전달할 수 있는데 반대로 매번 늦거나 오면 상대는 무시당하는 느낌을 받을 수 있으므로 정확하게 시간을 지키는 것도 소통에 있어서 중요하다.

⑤ 거리

대화를 할 때 다른 사람과 일정한 거리를 유지하는 것은 서로의 거리에 의해 애정관계 정도를 측정할 수 있다. 즉 가까운 사람만이 가까이 갈 수 있는 친밀한 거리(45cm 이내)는 예를 들면 엄마와 아기, 연인사이 등 매우 근접한 관계에서 유지되는 거리로 타인이 들어오면 불쾌해지는 공간으로 자신의 영역(personal space) 이라고도 한다.

병원에서도 대기실이나 의자 주변에서는 환자들이 이 개인공간을 침범당하는 경우가 있으므로 신경써야하고 특히 유닛 체어에 앉았을 때 환자는 '의자'라고 하는 움직임이 봉쇄되어진 영역에서 자신의 영역을 침범당하는 것이므로 가깝게 다가갈 때에는 말을 걸거나 가능한 앞에서 접근하는 것이 당연하다.

개인적인 거리는(45-120cm) 일반적으로 대화하기 쉬운 친구사이 정도의 거리를, 직장에서 공적인 업무로 대화할 때 주로 사용하는 거리인 사회적 거리(120-360cm), 대인의 사소통이 불가능한 상황으로 연설이나 강연 시에 이용되는 공적거리(360cm 이상)로 분류된다. 우리는 평소에 이런 거리를 의식하는 경우가 없고 자연스럽게 조절되고 있으므로 그 사람의 상대방에 대한 감정이 들어가 있는 것으로 서로의 호감도를 나타내는 바로미터(barometer)이다.

⑥ 접촉/터칭(touching, skin-ship)

터칭이라는 말이 그다지 익숙하지 않을 수 있으나 의과분야에서는 커뮤니케이션의 소중한 요소이다. 특히 구미에서는 손을 통해서 환자에게 에너지를 전하고 고통을 경감시키거나 수면에 빠져들게 하는 등의 therapeutic touch을 치료의 장에서 적극적으로 응용하고 있다. 특히 치과위생사가 스케일링이나 진료협조업무 시에 이루어지는 터치, 그리고 위로, 격려 등의 목적으로 한 공감적 터치는 비언어적 커뮤니케이션의 하나로 터치방법에 따라서 환자들에게 여러분의 마음이 전달되어진다.

치과위생사들은 프로빙이나 스케일링, 석션 유지 등의 행위 시 환자와 많은 접촉을 한다. 이 때 귀찮아서 대충하거나 아무것도 신경쓰지 않고 대충 형태만 잡고 있으면, 그 마음이 환자에게 전달되어 버린다. 특히 신입시절에 터칭의 미숙함으로 환자에게 불쾌감을 주었을 수 있다. 따렷 환자와의 터치를 조금씩 실천하고 훈련하게 되면 온기가 담겨있는 여러분의 마음과 환자의 마음이 교류할 수 있어서 관계가 더욱 깊어진다. 하지만 만약 터치를 잘못한 경우에는 오히려 부정적인 영향을 줄 수 있으므로 주의해야하며 적절한 것이 좋다.

⑦ 복장 및 차림새

옷을 어떻게 입는 것인가? 얼마나 단정하게 예의를 갖춰 입었는가? 머리는 단정한가? 문화가 발달되어 있는 사회에서 복장과 차림새는 의사소통으로서 중요한 기능을 한다. 사람들은 대개 복장이나 차림새로 상대방의 지적수준, 경제적 수준, 기호, 문화, 연령, 성 등을 파악하는 경향이 있다. 사실 직장과 지위 등에 따라 복장과 차림새에 차이가 있는 것이 현실이다. 따라서 헤어스타일, 화장법, 옷 색깔과 브로우치 하나에도 감정을 준다. 이렇게 어떤 직업에 속하든지 여러 사람에게 신뢰를 줄 수 있는 치장은 사람들과의 소통을 위해서 기본적으로 필요하다.

치과위생사들은 의료현장에서 유니폼을 일괄적으로 입게 되는데 이것도 계절이나 지역에 따라 치장이나 장식을 달리 할 수 있을 것이다. 최근 연구에서는 긴 가운의 소매가 질병 감염가능성이 높다는 결과에 따라 유니폼의 소매를 짧게 만드는 것이 유행이 되고 있다.

자세, 태도가 전하는 것
자세/ 고개끄덕임/ 맞장구/
발과 손의 움직임/ 눈빛

2. 비언어적 의사소통

= 몸짓언어
-70%이상 차지
안면표정, 움직임,
각종 몸짓 등

- 신체적 움직임: 가장 원초적 몸짓, 얼굴의 윤곽, 기타 등
- 목소리(억양, 강조): 준언어
- 얼굴표정: 정확률 70%
- 시간: 정확한 시간지킴 중요
- 거리: 친밀한 거리
- 접촉, 터칭: 실천하면 가까워짐 잘못터치하면 부정적 영향
- 복장 및 차림새: 신뢰를 주는 차림이 기본

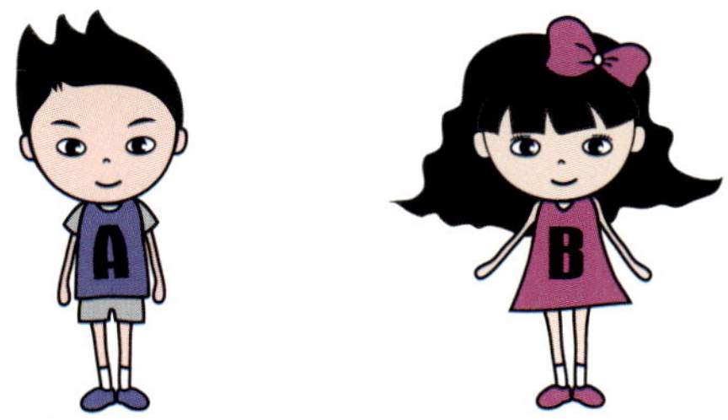

boy girl

letter on body
is frist letter in name

movement + body language :

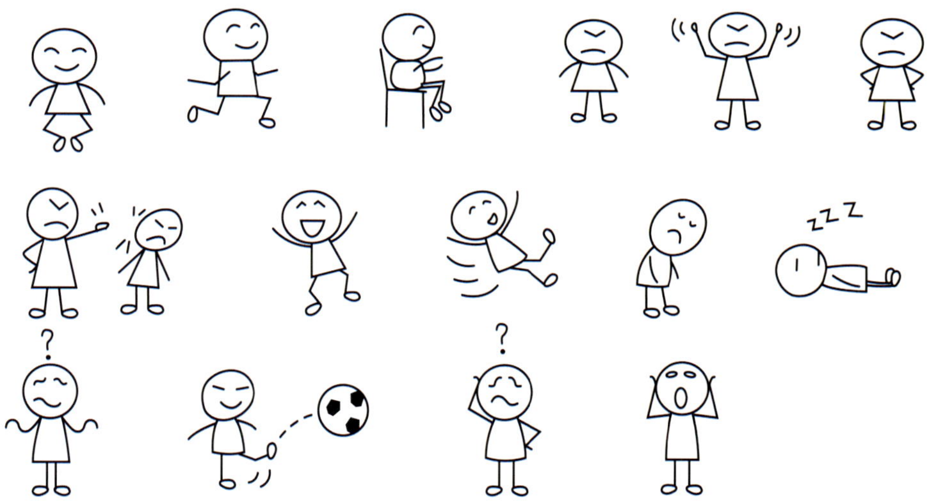

4. 의사소통 기술훈련

치과위생사가 직무수행을 하기 위해 환자와 대응 시 대화를 성공적으로 이끌어나가는데 필요한 대화의 기술은 필수적이다. 특히 치과위생사는 직업의 특성 상 대화의 기술 즉 의사소통 기술을 필요로 하는 직업이다. 따라서 외국의 치과위생사 교육과정 속에서 의사소통기술은 매우 중요한 과목으로 자리매김을 하고 있다.

긍정적인 의사소통은 갑자기 이루어지는 것은 아니다. 그것은 의사소통에 임하는 사람이 처음부터 좋은 의사소통을 하겠다는 마음가짐과 훈련에 의한 실천에 의해서 가능하다. 따라서 치과위생사가 환자와 스텝들 간의 의사소통에 있어서는 늘 마음의 자세를 똑바로 가다듬는 것이 중요하다. 환자나 스텝들 간의 효과적인 의사소통을 하기 위해서 고려해야할 사항을 숙지하고 올바른 피드백 기술을 익혀서 직무수행의 질을 높이고 자신의 가치를 높이는 것이 필요하며 나아가서는 조직의 발전에 기여할 수 있으므로 대화를 성공적으로 끌고 나가는데 요구되는 대화 기술을 숙달하도록 해야 한다.

의료진이 고객을 만나서 구사할 수 있는 질문이나 대답의 형태는 매우 다양하기 때문에 사전훈련을 통해서 어느 정도의 의사소통의 공식을 구축하는 것이 효과적이다. 환자와 대면하여 사용할 수 있는 의사소통 기법들을 미리 숙지하는 것이 중요하다. 병원에서 환자에게 효과적으로 반응하기 위해 치과위생사가 활용할 수 있는 의사소통 형태를 살펴본다.

효과적인 의사소통을 위한 고려사항 숙지

↓

피드백 기술 터득

↓

직무수행의 질 향상

↓

자신의 가치 ↑

↓

조직의 발전에 기여

(1) 침묵 사용

말을 많이 말하는 것보다 침묵이 환자에 도움이 될 수 있다. 단, 침묵을 언제 사용할지는 경험에 의해서 숙지할 수 있다.

(2) 환자의 말, 태도의 적극 수용

환자는 자신이 원하는 방식대로 진료받기를 원한다. 예를 들어 치과위생사가 권한 임플란트 시술권유를 환자는 싫어할 수 있는데 이와 같은 환자의 태도를 조건없이 수용하거나 임플란트 시술을 해야 하는 이유를 친절하게 설득하는 것이다.

(3) 말로 표현되지 않은 상황의 인지

환자들은 의료진을 직면해서 자신의 마음에 있는 모든 생각을 말하는 것이 아니다. 따라서 말로 표현하지 않은 것 중에서 치료에 결정적 역할을 하는 것이 반드시 있으므로 말로 표현되지 않은 상황을 인지하는데 숙달되어야 한다.

(4) 관찰

긍정적인 의사소통은 좋은 관찰로부터 비롯된다. 관찰이 없이 의사소통의 목적을 달성하기 어렵다. 따라서 환자와 직면한 의사소통을 하면서 환자의 여러 가지 특징들을 찾아내면 이것은 좋은 진료나 의사소통을 위한 훌륭한 단서가 될 수 있다.

(5) 상대방의 반응, 생각, 느낌 반영

환자는 병원에서 무언가 자신의 건강을 위한 도움을 받고 싶어 한다. 때문에 환자의 입장에서 대화를 풀어나가는 훈련을 해야 한다. 예를 들어 치료를 마친 환자가 보철재료인 금속재질이 마음에 들지 않는다고 했을 때 치과위생사가 "하지만, 의료보험을 사용하면, 이렇게 밖에 할 수 없는데요? " 라고 말했을 때 환자의 기분을 망치는 경우가 있다. 이런 경우 노련한 치과위생사라면 "그런가요? 생각하셨던 것과 달라서 그러시군요. 실망시켜드려 죄송합니다. 공교롭게 의료보험을 이용하면 이 재질만 가능합니다만, 한번 원장님과 상담을 해보시겠어요? " 라고 반응함으로써 환자의 기분을 좋게 할 수 있다.

이와 같은 노련함은 금방 생기는 것이 아니므로 환자를 대면하면서부터 의식적으로 실행하고 환자의 반응을 정확하게 인지함으로써 가능하다.

(6) 강화에 초점

환자가 좋아하는 말을 자주 해줌으로써 환자로부터 신뢰를 확보하고 진료를 위한 더 많은 단서를 확보할 수 있다. 강화(reinforcement)는 보상받는 행동은 계속된다는 원리를 가지고 있다. 환자가 진료에 도움이 될 만한 이야기를 하는 것에 대하여 칭찬하거나 동의함으로써 환자로부터 더 많은 단서를 이끌어 낼 수 있다.

(7) 탐구의욕 고취

흔히 환자들은 새로운 검사나 실험, 치료를 받는 것에 대해 두려움을 갖거나 꺼려한다. 따라서 환자에게 질병에 관하여 전문가적으로 이야기를 하면 환자의 탐구의욕은 말살된다. 이 때 다른 환자의 예를 들어서 탐구심을 유도할 수 있는데 탐구심을 유도하는 의사소통은 항상 좋은 결론을 보여줘야 한다. 예를 들어 치주수술을 싫어하는 환자에게 치료 후 그 환자의 치주건강이 잘 회복되었다고 말해주어야 환자는 의료진에게 의지하려고 한다.

(8) 상호평가 권장

의료진은 환자의 이야기를 듣고 흔히 일방적으로 환자에 관한 사항만 평가하려고 한다. 예를 들어 " 그것은 관리가 잘 되지 않아서 그럴거예요" "스케링 자주 안하시죠?" 등등 일방적으로 환자평가만 하기 마련이다. 그러나 환자도 의료진을 평가하고 싶어한다. "선생님 말소리를 알아듣기 어려워요" " 병원분위기가 어둡네요" 등 환자 역시 자유롭게 평가할 수 있는 기회를 주는 것이 환자와의 의사소통에 도움이 된다.

(9) 환자의 신념 인정

환자가 가지고 있는 신념은 환자의 명예와 결부되어 있어 매우 조심스럽게 다루어야 한다. 예를 들어 환자가 자신이 믿고 있는 종교를 상징하는 목걸이를 착용하고 있는데 그 목걸이에 대해 부정적인 표현을 하면 진료보다는 오히려 싸움이 일어날 수 있다. 인간은 모두 다양한 신념 형성의 배경과 특징을 가지고 있으므로 상대방의 신념을 부정하지 않는 것을 평소부터 익히는 것이 중요하다.

이와 같은 아홉 가지 사항에 대하여 사전에 훈련을 철저히 함으로써 환자와의 의사소통이 긍정적으로 이루어질 수 있다. 특히 치과위생사가 되기 위한 교육을 받고 있는 동안 스스로 의사소통을 잘 할 수 있도록 준비하는 것이 많은 도움이 될 수 있다.

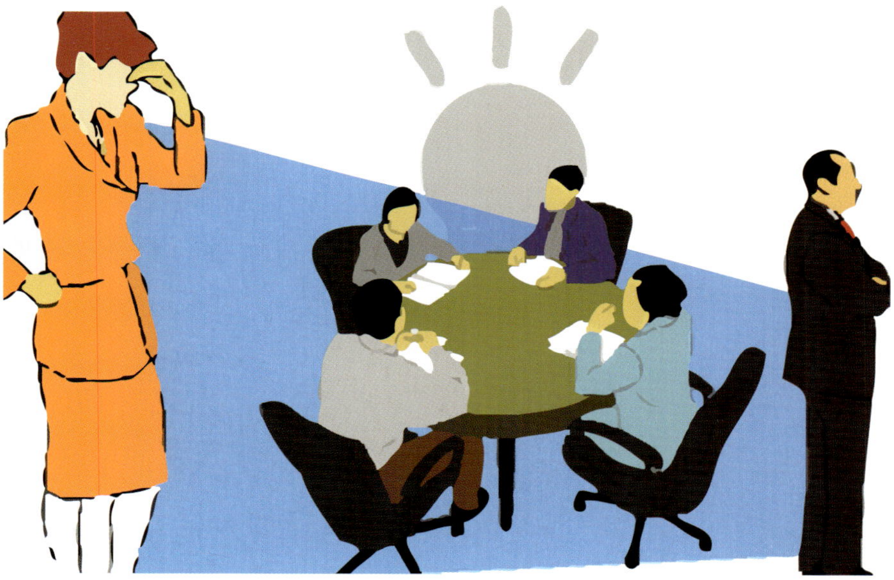

Chapter 04
치과위생사의 업무의 실제

1. 업무의 전개

치과위생사가 업무를 전개하기 위해서는 여러 가지 능력이 필요하고 이에 대한 훈련과정을 거쳐야 한다. 먼저 치과위생사가 효율적으로 업무를 전개하고자 할 때는 업무지시를 받는 방법, 업무계획을 세우고 평가하는 방법, 관찰과 기록에 대한 것이 가장 기본적인 요소가 된다.

(1) 업무지시를 받는 방법

치과진료의 흐름 가운데 치과위생사가 행하는 예방처치, 구강보건지도 등에 대해서도 치과의사의 명확한 지도를 받아서 행하게 된다. 따라서 지시나 지도를 받는 경우 그 내용을 바르게 이해하고 빠뜨리거나 부가시키거나 왜곡시키지 않도록 신경을 써야 한다. 지시나 지도를 받을 경우에는 반드시 언제, 누가, 누구에게 어떠한 방법으로 어느 부위를? 하는 형태로 정확히 확인하는 것이 필요하고 만약 의문점이 생긴 경우에는 의견을 조정해서 명확히 해두어야 한다. 또한 지시나 지도를 받고 일을 처리한 경우에는 반드시 보고를 해야 한다.

보고의 방법은 간결하게 결론과 필요에 따라서는 경과과정도 지시한 사람에게 설명한다. 보고 시에는 타이밍을 좋게 하는 것도 고려해야 하므로 다른 스텝들이 집중해서 다른 업무를 시행하고 있을 경우는 피하고 또 환자가 들어도 무방한지 나쁜지도 마음에 두고 때를 가려 해야 한다. 스텝들 전원이 서로의 지시와 보고 등을 통한 연결을 치밀하게 행할 때 좋은 팀-웍을 유지할 수 있다.

(2) 업무계획과 평가

업무를 추진할 때는 정보를 수집하여 정리, 분석하여 얻어진 것을 토대로 목표를 설정한 후 계획을 세우는 것에서부터 시작한다. 이 업무 계획에 따라 정확하고 신속하게 목표를 세워 실제 업무를 수행하는 것으로 이렇게 전개된 업무 결과는 후에 정확히 평가함에 따라 향후의 피드백을 통한 업무향상이 가능하다. 따라서 치과위생사는 업무계획을 세울 때 어느 정도까지의 목표달성이 가능한지, 목표를 달성하기 위한 수단과 방법, 순서는 적절한지, 계획과 준비에 부족한 점은 없었는지 등에 대해서 검토를 해보는 것이 필요하다.

만약 치과위생사가 업무 수행 중에 자신의 판단이나 능력을 초월하는 문제가 발생된다면 신속히 치과의사에게 연락하고 지도를 받는 것도 중요하며 항상 무리가 가지 않도록 능력을 키우고 안정된 기량이 발휘될 수 있도록 하는 것이 필요하다.

평가에 관해서는 환자중심의 평가를 중시해야 한다. 환자의 반응은 어떠했는지, 최종결과 뿐만이 아니라 과정에 있어서도 환자에게 불쾌감을 주지 않았는지 등에 대해서 고려해야 한다.

(3) 관찰기록과 보존

대상이 되는 환자에게 무엇을 어떻게 할까를 확실히 판단하는 것은 여러 가지 각도로부터의 정보가 필요하다. 치과의사가 기재하는 항목 이외에도 치과위생사가 예비적 문진과 관찰을 행해서 적절한 치과위생사 업무에 있어서 치과의사에게 자료를 제공하는 것은 환자가 보다 좋은 치과의료를 받게 하도록 협력하는 요소이다. 따라서 관찰한 사항이나 제검사의 결과 등 전부를 정확히 기억하고 타인에게 전하는 것은 불가능하므로 규칙적인 기록이 반드시 필요하다. 이는 담당자가 교대되거나 시간이 경과 또는 장소가 이동되는 조건이 달라져도 연계가 원활히 되어 계속성 있는 진료 및 지도가 행해질 수 있기 때문이다.

일반적으로 기록물은 문진표와 진료기록부가 핵심이 되며 진료기록부에는 X선 촬영사진, 연구모형(study model), 안면 및 구강사진, vital sign(체온, 맥박, 혈압)측정, 우식활성 검사(타액검사), 치아부착물검사, 치은검사(형태, 색깔, 포켓측정, 출혈측정 등), 식이조사, 잇솔질 방법 조사 등의 정보를 통해서 대상에 대한 방법, 지도내용 등을 결정한다. 이러한 기록물은 수진 을 위한 기록이고 환자 모두가 알 수 있는 중요한 서류이다. 따라서 파손되거나 분실되지 않도록 중요하게 취급하고 관계없는 사람에게 보여서는 안 된다. 보관과 필요시에 꺼내보기 위해서 진료와 업무기록은 바로 해두는 것이 중요하다. 진료기록부는 10년 동안 보존해야 한다는 것이 법으로서 의무화 되어 있다. 최근에는 주로 컴퓨터를 이용하여 기록하므로 치과위생사의 컴퓨터 활용능력도 반드시 필요하다.

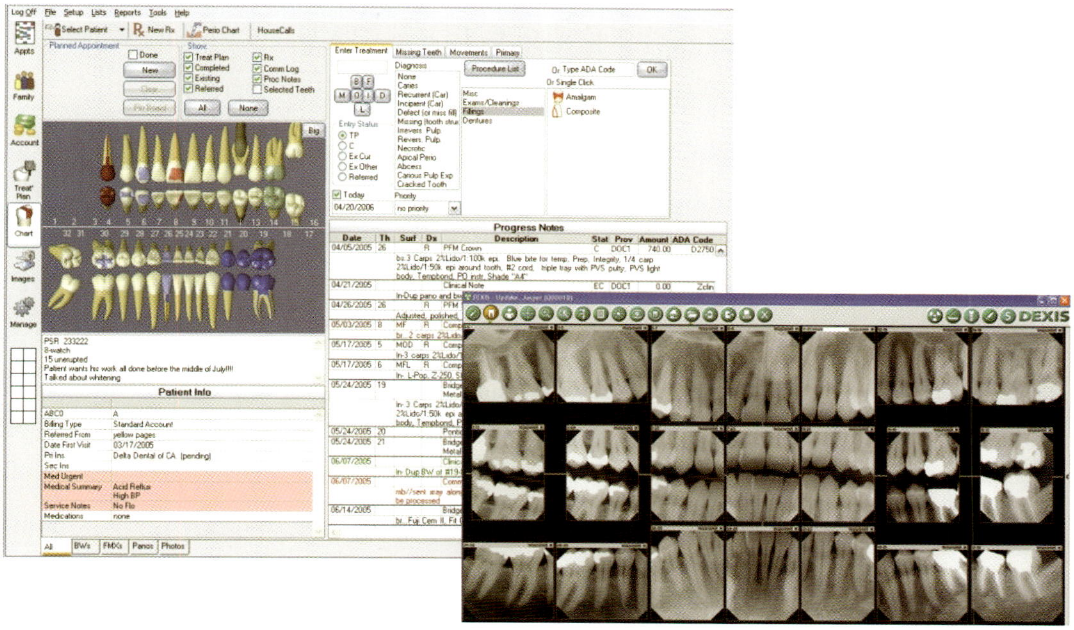

◆ 그림 4-1 치과진료기록부의 관찰기록과 보존(computer system)

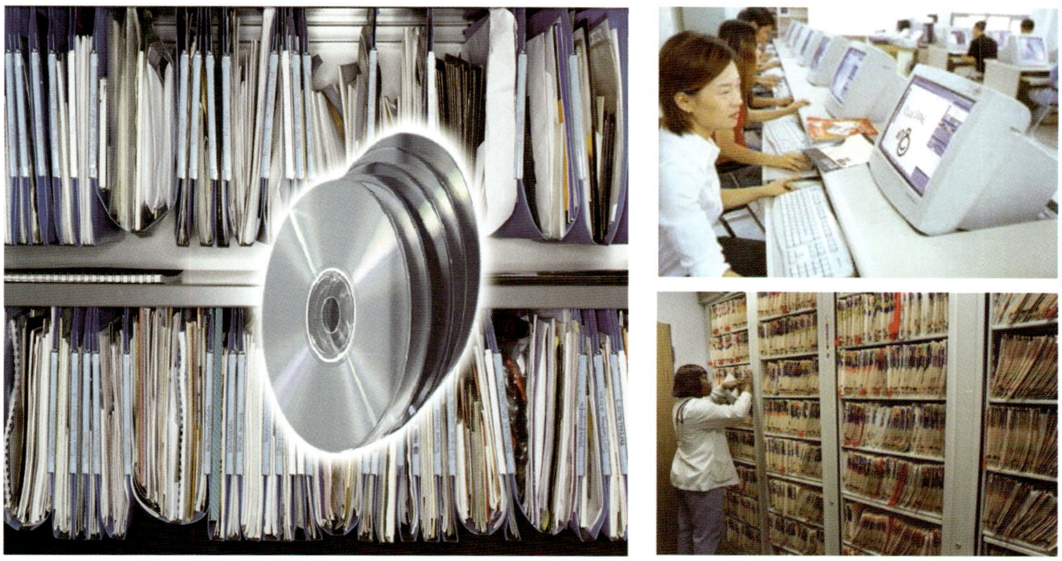

◆ 그림 4-2 환자에 대한 기록물의 보관(보존)

2. 진료실의 관리

(1) 진료실의 기재보관과 관리

치과진료실은 청결하고 안전하면서 능률적으로 일이 추진되어야하고 환자에게도 기분 좋은 환경에서 진료를 받도록 정비해 둘 필요가 있다. 진료에 필요한 기재, 재료, 약품 등은 항상 정리하여 일이 원활하게 돌아갈 수 있도록 구입하고 보관해야 한다.

1) 환경 정비

진료실, 대합실, 현관 등 청결하게 청소가 되어 있는 것이 무엇보다 중요하다. 진료실에서의 청결은 제일 중요하므로 늘 합리적인 청결 법을 몸에 익혀야 한다. 실내의 환기와 온도조절, 조명은 물론 불쾌한 냄새가 나지 않도록 유의하고 온도감각에는 개인차가 있으므로 노인이나 유병자에게는 특별한 배려가 필요하다. 환자용 에프론, 타올 등도 항상 청결한 것을 사용하도록 신경 쓴다.

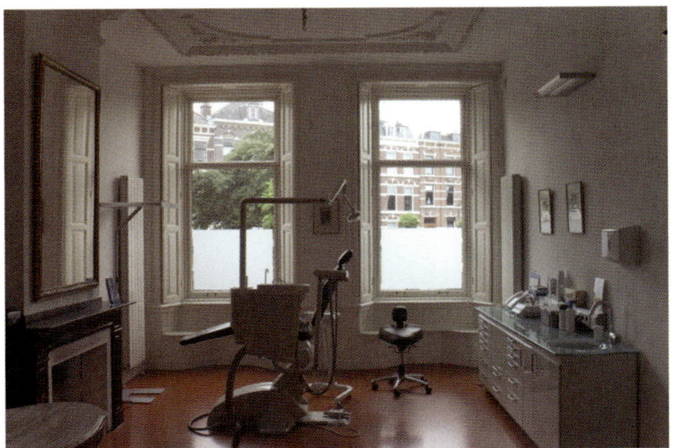

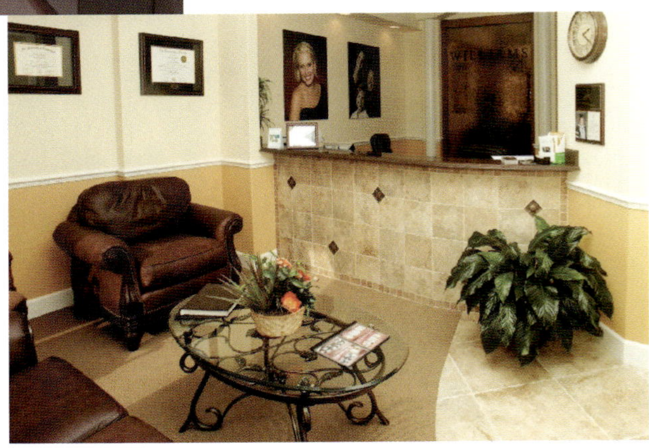

2) 기계기구의 관리

치과진료실에는 다양한 기계 및 기구가 필요하고 실제 아주 작은 것이라도 비싼 것들이 많다. 따라서 정비를 게을리 하거나 보관방법이 틀리면 필요한 때에 바로 쓸 수 없을 뿐 아니라 경제적이 손실도 입게 된다. 취급 방법을 틀리지 않도록 충분한 지식을 가지고 사용하고 동시에 사용 후는 잘 닦아 처리해 놓는 것이 필요하다. 또한 사용하는 기계의 구조나 기구의 용도를 잘 이해하고 적절하게 관리를 해야 한다. 만약 상태가 나쁠 때는 곧바로 수리를 해놓아야 하며 모든 기구는 멸균 및 소독을 철저히 한 후 제자리에 넣어두고 하지 않은 것과의 구별을 확실히 해 두어야 한다.

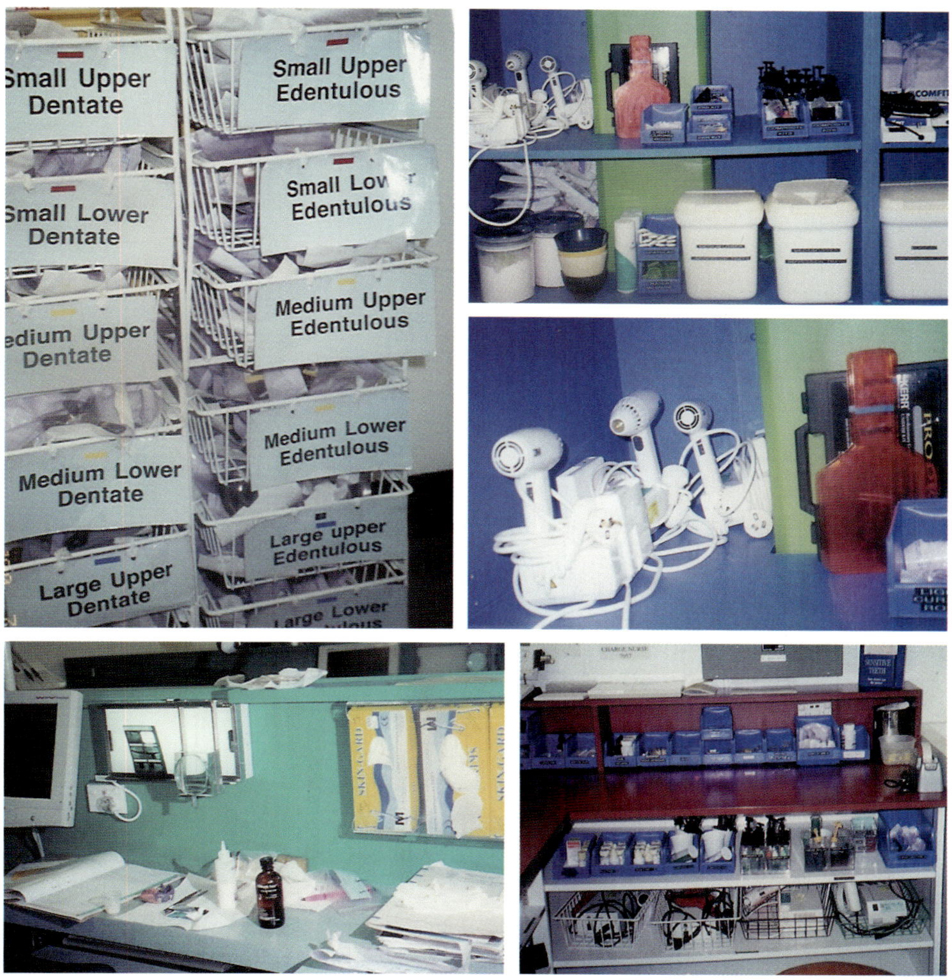

◆ 그림 4-3 각종 기자재의 정리정돈

3) 재료와 약품의 보관 및 관리

치과재료의 종류도 많고 실제 진료 시에도 소량이나 여러 가지 재료가 사용되는 경우가 많다. 쓸데없이 낭비되지 않도록 필요량을 예상하고 보관에도 신경을 쓴다. 변질되지 않도록 주의를 기울이는 것도 필요하다. 놓는 장소를 결정하면 정리 정돈하여 낭비되지 않도록 재고를 확인하고 채워두는 것에 신경 쓰지 않으면 안 된다.

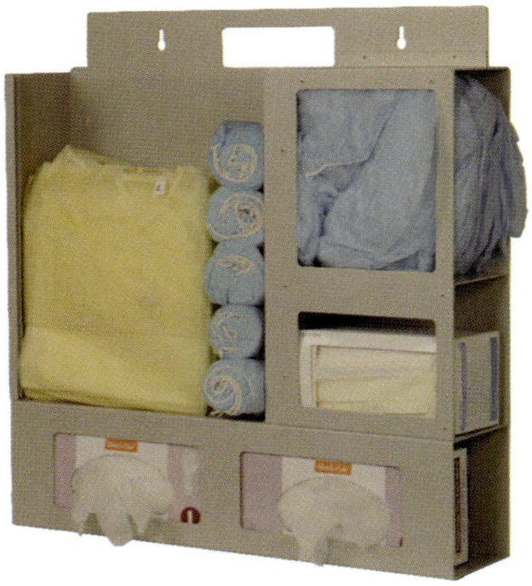

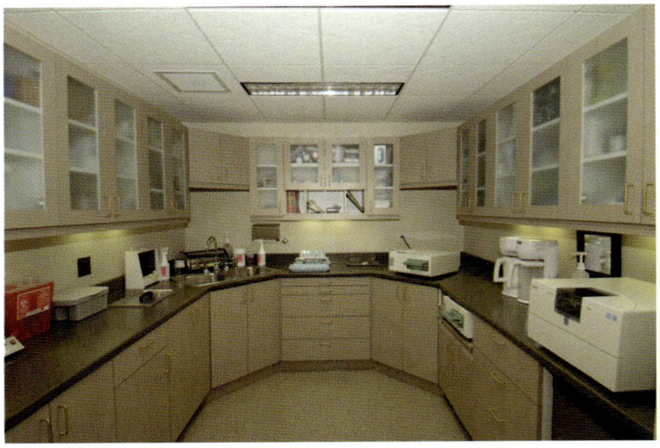

(2) 준비와 뒷정리

진료를 자연스럽게 하는 데는 환자가 치료 의자에 올라가기까지 준비가 되어 있는 것이 요구된다. 진료의 능률뿐만 아니라 환자와 스텝간의 귀찮음도 사라지고 밝고 신뢰감 있는 진료를 기대할 수 있기 때문이다.

1) 아침준비

진료 시작 전(前)점검은 진료개시 5분전까지 행한다. 다음내용을 점검해 놓는다.

-대합실; 잡지, 슬리퍼, 우산 등의 정리 정돈

-접 수: 예약, 서류의 점검

-진료실: 전원, 작동점검, 기자재, 소모품, 등의 소독 및 배치점검

2) 진료 중간점검

진료의 손이 빈 시간에 민첩하게 흐트러진 대기실의 정돈 및 기구의 손질 및 소독, 오물관의 처리 등을 시행한다.

3) 저녁 뒷정리

진료 마지막 점검으로 예약기록부, 진료기록부의 정리, 수납계산, 다음날 연락 취할 곳의 메모, 진료의자(unit chair) 및 공기압축기(air compressor)의 스위치를 끄고 가스와 수도 등을 잠근다. 냉난방 스위치와 불과 문단속을 한다.

이와 같은 일상적인 점검 외에도 주(周)단위, 월(月)단위로 계획하여 시행한다. 예상하지 않은 만일의 화재나 비상사태 등을 대비하여 피난유도의 통로, 장소, 소화기의 위치, 사용방법 등을 알아둘 필요가 있다.

3. 안전 유지

치과위생사가 업무를 전개하는 현장에서는 다양한 위험인자가 환자와 종사자들의 안전을 위협한다. 따라서 치과위생사는 이러한 위험을 방지하고 자신의 안전을 확보하기위해 세심한 배려와 주의 깊은 행동을 취하는 것이 중요하다. 일반적으로 진료실에서 일어날 수 있는 용인으로는 다음과 같으므로 주의해야 한다.

(1) 감염 방지

감염을 방지하기 위해서는 환자와 환자로부터의 감염과 환자의 병원균을 다른 환자에게 전하는 교차 감염을 예방해야 한다. 따라서 실내에 있는 설비시설과 기계기구류 등의 멸균 및 소독에 만전을 기하고 복장이나 몸가짐 등에 대해서도 청결한 환경을 만들어야 한다. 이와 관련된 지식과 기술을 잘 습득하여 감염을 방지해야 한다. 특히 기계기구류의 멸균소독에는 사전에 충분한 세척과 사후건조, 보관까지 포함되므로 오류가 발생하여 감염이 되지 않도록 주의한다.

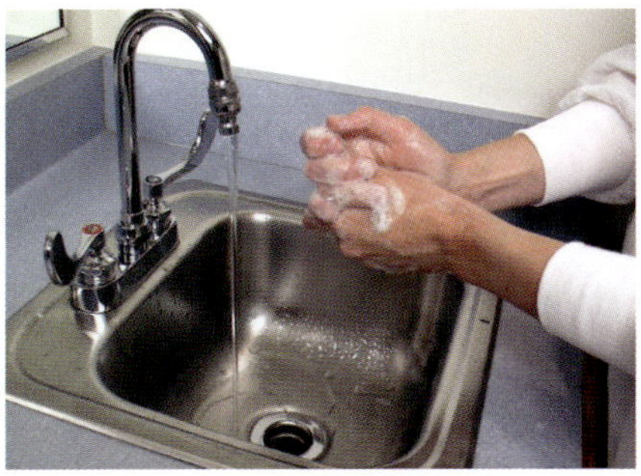

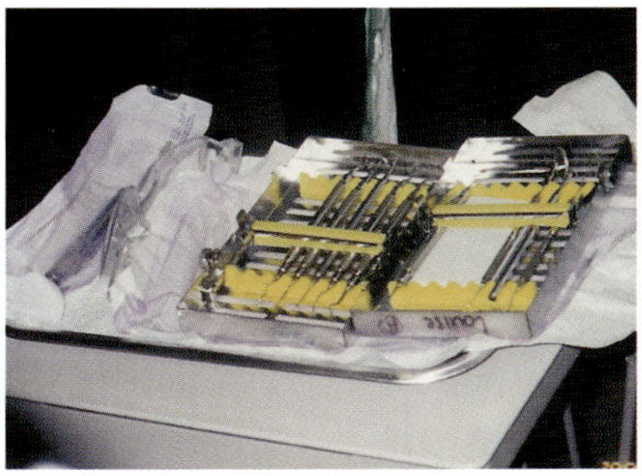

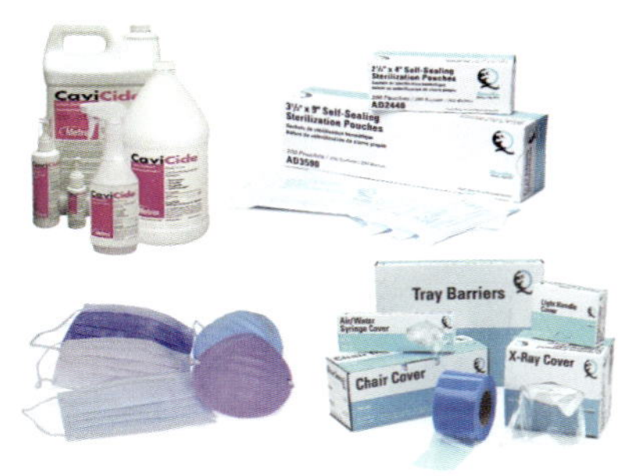

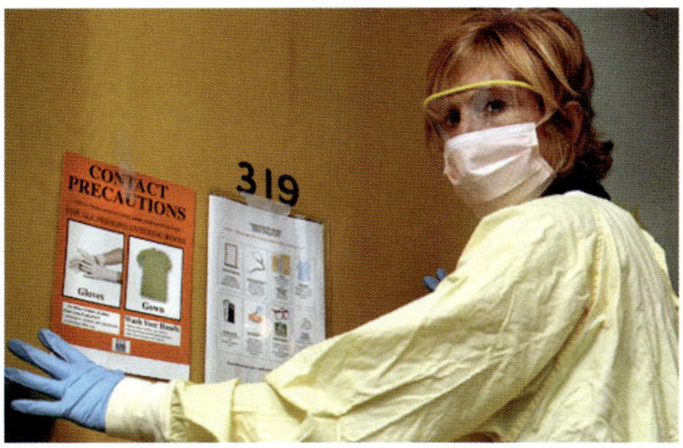

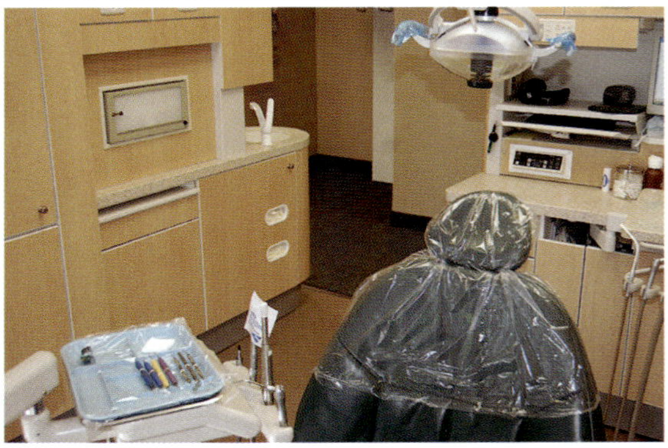

(2) 우발사고의 방지

치과진료는 구강내의 좁고 한정된 범위에서 다양한 기구나 재료 약물을 이용해서 처치되어야 하므로 잘못하면 구강 내를 손상시키거나 잘못 삼키는 오음 등의 사고가 일어날 위험성이 있다. 시술시 공동동작에 있어서도 가능한 기본에 근거한 조작을 확실히 익혀서 환자의 움직임에도 충분히 대응할 수 있어야 한다. 특히 수은과 불화물을 취급할 때에도 중요한 배려가 필요하므로 순간적인 방심으로 환자의 의복을 더럽힌다거나 가벼운 화상 등을 일으켜 불신감이 생기지 않도록 주의해야 한다. 적절한 준비와 뒷정리는 사고방지를 위해 반드시 필요하고 소아와 고령자에게는 예상된 것 이외의 일도 일어날 수 있으므로 특히 세세한 배려가 필요하다.

(3) X선의 방어

치과치료에서 치과위생사는 X선 사진을 촬영하는 기회가 아주 많다. 환자에게 X선 사진촬영의 필요성과 X선 사진 피폭에 대한 충분한 방어 등에 대해 설명하고 걱정하지 않아도 된다는 것을 이해시킬 필요가 있다. 최근의 X선장치는 산란선이 적다고 하나 인체에는 소량으로도 축적되는 것이므로 늘 방어하는 습관이 있어야 한다.

치과위생사는 촬영 시에 발생장치와 환자로부터 적어도 1.5m 이상 떨어져 납 앞치마를 입고 X선 방호벽 뒤에 있어야 하며, 축적량을 감소하기 위한 고감도필름을 이용하거나 촬영시간을 짧게 하는 것도 필요하다.

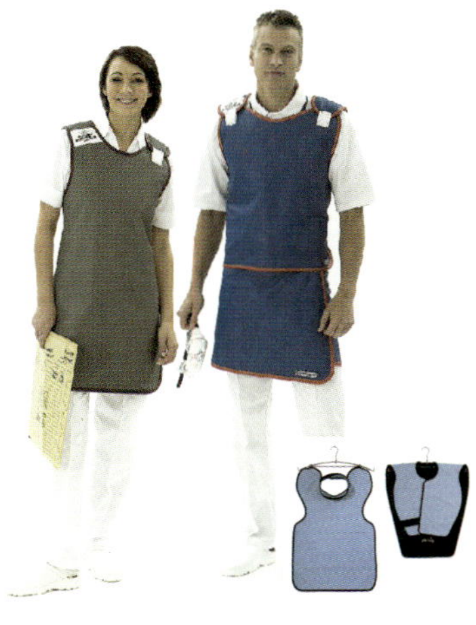
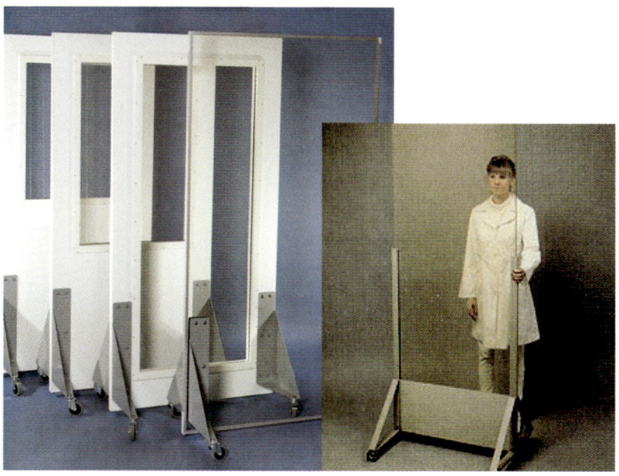

◆ 그림 4-4 X-선 방호를 위한 납(lead) 앞치마와 납 차폐벽(lead barrier)

Part 08

미래의 치과위생과 발전방향

치과위생사가 계속 성장하고 발전하기 위해서는 현재 치과위생사의 위치를 사정해보고 미래의 치과위생사의 위치를 전망해 볼 필요가 있다. 따라서 이장에서는 치과위생사의 미래에 영향을 주는 요인들과 치과위생사의 교육적 과제가 무엇인지 아울러 치과위생사가 발전하기 위해서 어떠한 요소를 필요로 하는지에 대하여 살펴보았다,

Chapter 01
치과위생사의 위치 전망

먼저 위치라는 용어와 전망이라는 용어의 의미, 그리고 전망의 범위를 살펴보면 여기에서 위치라는 말은 보건 혹은 의료체계 내에서 치과위생사의 역할을 담당하는 전문직업인인 치과위생사가 갖는 특별한 위치(position)를 의미한다. 다른 직종과의 상대적 위치를 표현하는 것은 아니지만 상호관련성을 지니고는 있다. 전망이라는 단어는 앞을 내다본다는 즉 미래를 예측해본다는 의미를 뜻하는 것으로 여기에서의 치과위생사의 위치 전망은 결국 미래의 치과위생사의 위치를 예측해본다는 의미이다.

치과위생사의 고유의 위치를 전망해본다는 것은 매우 어려운 일일 것이다. 미래라는 것 자체가 불확실성의 필드(field)이기 때문이다. 그러나 미래의 전망은 단순히 예측에만 있지 않고 그것을 바람직스러운 방향으로 꾸려나가고자 하는 의지와도 연결될 수 있으므로 이러한 관심은 21세기를 살고 있는 우리에게 당연한 책임이고 도전이며 향후에 치과위생사가 계속 성장하고 생존하기 위해 필요한 일이다.

이제 치과위생사가 성년기를 맞고 있다. 또한 미래에 있어서 치과위생의 발달은 보건 분야의 전체적인 발달과 병행되어야 할 것이고, 과거에 연연한 것이 아닌 보다 진취적이고 앞서나가는 적극성을 필요로 한다. 따라서 이 시점에서 미래의 치과위생사의 위치를 전망하고자 할 때는 그 방향이 어디까지나 창의적이고 예측적이어야 한다. 무엇보다도 과거와 현재 우리가 배우고 행하고 있는 치과위생사의 역할과 미래에 대한 사고(思考)가 중요한 실마리를 제공할 수 있을 것이다. 아직 치과위생사에 관한 미래학자들의 연구는 많지 않으므로 현재의 교육과 실무 그리고 발표된 문헌들을 근거로 전망에 대한 전제를 제시해 보고자 한다.

1. 치과위생 직업의 적자생존

19세기 영국의 자연과학자 찰스 다윈은 그의 기념비적 저술 '종의 기원'에서 진화와 자연선택설에 관한 주장으로 세상을 뒤흔들었다. 많은 사람들은 그의 이론이 과격하고 이단적인 이론이라고 제기했지만 다윈은 환경 요인에 의해 제기된 도전들이 창조물과 다른 유기체로 하여금 자신의 환경에 적응하고 종을 강화하기 위해 필요한 특징이나 특성들을 후손에게 전달하는 능력을 부여한다고 했다. 즉 움직이지 않는 경직성은 퇴화되며 변화에 대한 저항은 궁극적으로는 소멸과 종언으로 귀착된다고 하여 이러한 과정을 "자연선택" 또는 "적자생존"이라고 명명했다.

어떤 의미에서 90년간 존속되어온 치과위생은 다윈의 이 적자생존 이론의 생존형태와 비슷하다. 치과위생사라는 직업은 태동부터 매 순간을 거치면서 최상의 잠재력을 추구하고 정체로부터 벗어나려는 불굴의 의지를 보이며, 때로는 다른 직업의 질시와 견제를 받아가면서 복잡하고 다양한 보건분야의 독립된 직업으로 진화해오고 있다. 이 과정을 거치면서 만약 치과위생사의 역할에 필요성이 없었다면 치과위생사라는 직업은 살아남을 수 없었을 것이다.

닥터 폰즈가 직업을 창시할 때 치위생사가 공립학교 체제의 핵심적 부분을 차지하는 구강 보건 치료 전달 모델을 제안했다. 이에 따라 치위생사는 어린이들에게 필요한 예방 치료를 실시하고 동시에 자가 예방 치료를 위한 필수 사항을 가르칠 수 있게 하자는 것이었고 이러한 공중 보건 치과위생의 개념은 병원과 업계에 새로운 지평을 열어 주었던 것이다.

우리나라에서의 치과위생사의 업무가 진료협조라는 특수한 형태로 변형되어 자리매김하는 형태가 되었지만 향후의 치과위생사의 업무와 위치는 본래의 치과위생사라는 직업의 탄생의 목적으로 그 방향을 맞춰 나갈 때 본연의 전문직으로서의 직종으로 살아남을 수 있을 것이다. 하지만 점차 오늘날의 치과위생사들은 예방 중심 그리고 건강중시 사회에서 어떤 노력에 의해 수요가 갈수록 증대하고 있고 본연의 업무를 찾고자 하는 노력도 증가하고 있다.

이렇듯 눈에 보이지는 않지만 치과위생사를 이끄는 리더 들은 치과위생사라는 직업을 강화하기 위해서 우리가 속해 있는 환경을 분석하고 미래에 생존할 수 있는 장기적인 비전을 세울 수 있도록 도움을 주어왔고 우리는 변화하고 있다. 따라서 노력해온 역사의 교훈과 경험을 살려 어떻게 미래의 치과위생사들에게 과감히 역경을 대처하고 전망할 수 있도록 할 수 있을 것인지 되돌아 볼 필요가 있다.

2. 치과위생사의 미래에 영향을 주는 요인

치과위생은 먼저 여러 가지 사회적, 시대적 변화와 경향 및 쟁점에 의한 영향을 받게 된다. 이러한 여러 가지 변화와 경향과 쟁점은 너무 많아서 일일이 나열할 수는 없지만 몇 가지를 지적하면 다음과 같은 것이 있다.

(1) 건강개념에 대한 인식변화

21세기는 의료 활동에 있어서 예방 의료라는 말이 오늘날의 Key word가 될 만큼 국민들의 건강욕구가 증대되었고, 국가적 차원에서도 국민건강 확보의 한 방안으로 국민건강증진법을 제정하여 시행하고 있다. 이렇게 우선 건강을 기본적 인권으로 보고 모든 인간에게 필수적인 건강관리를 제공할 수 있도록 제반 대책을 마련하여 국민들의 삶의 질을 높이고자 하는 것이 세계 각국의 기본적인 노력이고 이 건강의 개념에는 구강건강이 포함되므로 이에 대한 욕구와 수요도 증가하고 있어 치과위생사의 예방업무는 그 의미가 점점 부각되고 있다.

(2) 대중들의 교육수준 향상

지식의 계속적인 확대와 방대한 지원, 그리고 대중매체를 통한 정보의 신속한 소통으로 일반인들의 교육수준이 향상되고 있다. 이는 건강에 대한 교육수준과 관심 또한 높아지게 되고 자연스럽게 전문직 봉사에 대한 욕구와 요청도 증가하고 있으므로 이에 필요한 인적자원을 포함한 전문자원을 효과적으로 활용하기 위한 쟁점들이 나타나고 있다. 이에 예방과 교육의 전문역할을 수행하는 치과위생사도 그 역할을 요구받게 될 것이라는 점이다.

(3) 치과위생사의 전문직으로서의 성숙 욕구

치과위생사는 여러 가지 변수와 난제가 있음에도 불구하고 계속 전문직으로 성장하고 성숙되어진다는 점이다. 이는 단순히 치과위생이라는 전문직의 상(image)을 향상시키고자하는 방향으로서 뿐만 아니라 대상자 혹은 수요자의 욕구를 충족시키고 보다 양질의 치과위생관리를 제공하려는 방향으로 성숙해져 가고 있다. 따라서 치과위생사의 사회적 수요와 역할의 중요성이 더욱 강조되는 계기가 되고 있으며, 이러한 시점에서 우리나라 치위생과의 개설대학이 2014년 현재 82개 대학으로 늘었으며, 이 중 4년제 학부과정도 24개가 포함되어 있다. 이러한 양적인 공급은 더불어 질적 성장도 포함하고 있어 치과위생사로서의 전문직으로 자리매김하고자 하는 욕구수준이 높아지고 있다. 하지만 치과위생사의 전문직으로서의 성숙은 대상자나 수요자의 요구에 부합되는 봉사와 능력을 보유하기 위하여 부단한 노력이 뒤따르지 않으면 안 된다.

Chapter 02
치과위생사의 교육 과제와 전망

우리나라 치과위생사의 교육은 양적성장에도 불구하고 아직 질적인 내실화 즉 치과위생사의 전문성에 대한 특성을 나타내고 있지 못하다. 우리나라 치과위생사의 교육은 치의학의 학문체계와 교육과정을 근간으로 하고 있어 치과위생학적 특성을 나타내지 못하고 있고 특히 진료보조 기술의 보조자적 역할에 그 비중이 맞춰져 있어 치과위생사의 고유영역이나 전문성과는 거리가 있다.

이는 치과위생사라는 직업의 정체성과 미래상에도 큰 혼란을 주고 있으며 치과위생학의 학문으로서의 위상, 그리고 치과위생사의 사회적 지위를 구축하는데도 네가티브적인 요소로 작용하고 있다. 이에 치과위생의 미래를 위한 교육적 과제가 무엇인지를 살펴보았다.

1. 치과위생교육의 과제

(1) 치과위생교육의 학문적 체계 정립

치과위생사의 미래를 전망 시 첫 번째 교육적 과제는 치과위생 교육의 표준에 관한 미래의 방향을 어떻게 할 것인가 하는 문제이다. 치과위생 교육과정에 대한 인증 과정이 그동안 발전해오기는 했으나 이러한 교육프로그램이 과연 직업이 요구하는 것에 보조를 맞추고 있는가 하는 문제는 여전히 우리가 해결해야 할 과제이다.

우리나라의 치과위생교육이 어려운 여건에서도 양적 성장과 발전은 이룩했지만 아직은 치과위생학의 학문체계가 구축되어있지 않아서 정체되어 있다. 특히 진료보조 중심의 기술에 중점이 두어져 있어 치과위생사의 전문성의 토대가 마련되지 못하고 치의학에 근간을 둔 치과위생교육은 우리사회에서 치과위생사의 전문가로서의 자리매김을 위협하고 있다. 이러한 접근 방식은 치과위생 교육의 가치를 희석시키기 때문에 치위생학이 성숙하기 위해서는 치과위생학 고유의 학문적 접근과 교육프로그램의 표준과정이 구축되고 이 분야를 강화시켜야 한다.

(2) 다년제 교육과정의 통합

교육계가 직면한 또 다른 과제는 3년제와 4년제 학위 과정이 동시에 운영되고 있다는 사실이다. 사실 치과위생사의 본고장인 미국에서도 2년제와 4년제 교육과정이 진행되고 있는데 이에 대해 미국 보스턴의 Forsyth Dental School의 임상 조교수이며 보스턴시 Beruau of Community 구강 프로그램 자문위원인 Kathy J. Eklund (RDH, MHP)는 자신의 학교에 설치된 2년제 과정의 한계에 관해 조사한바 학생들이 2년간 수업에서 배우고 적응할 때 생기는 문제가 존재한다. 따라서 지식 기반을 확대하고 임상 경험을 확장할 필요가 있다고 했고 이는 다수의 연구진들도 공감을 표시했다.

실제로 한 연구조사에서 미국의 치과의사들은 치과위생사들이 학사학위 수준 이상의 업무를 할 수 있기를 바란다는 결과가 있으며, 또한 "치위생사를 배출하는 진정한 임무에는 광범위한 교육적 기반이 요구되며 졸업생들이 충분히 광범한 교육을 받게 함으로써 앞으로 어떤 변화가 일어나든지 그들이 환경 변화에 적응하고 변화할 수 있게 만들어주어야 하는 것이다. 우리는 학생들에게 그들이 전문가들이며 따라서 전문가는 여러 가지 일에 대한 책임을 져야 하며 그중 하나는 현장 분야에 정통하는 것임을 가르쳐야 한다."고도 하였다. 우리나라에서도 현재 58개의 3년제 전문대학과 24개의 4년제 학부과정의 다년제 과정으로 치과위생사가 양성되고 있는데 이에 따른 문제점이 적지 않다.

치과위생사의 지식기반과 실무수준이 좀 더 전문화되기 위해서는 치과위생교육적 요구수준의 향상, 입학수준 및 실무치과위생사를 위한 윤리적 기준의 강화, 전문영역의 구축 등 좀 하나의 전문교육과정제도가 필요하다. 따라서 전문화되고 체계화된 교육을 위해서는 현행의 3년과 4년제 교육과정의 단일 교육제도로의 통합이 향후 과제이다.

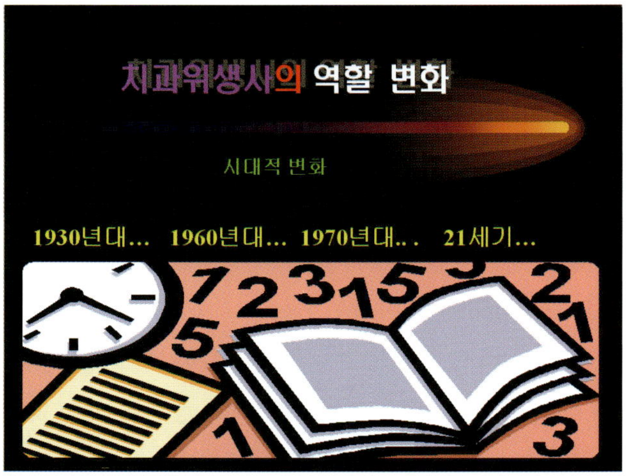

치과위생사의 역할도 시대적 변화에 부응해야 한다.

Chapter 03
치과위생사의 발전방향

여러 가지 관점에서 고려해 보면 앞으로 치과위생사는 완전한 전문가 수준에 도달할 수 있을 것이며, 치과위생사는 완전한 전문가의 위치에 이르게 될 전망이다. 단, 앞에서도 서술했듯이 이는 치과위생사가 수요자의 요구를 충족시키고 보다 양질의 치과위생업무를 수행하고 치과위생사들 스스로가 보다 진취적이고 앞서가는 사고를 통한 노력을 게을리 하지 않았을 때를 전제로 하는 것이다. 말하자면 치과위생학과 치과위생업무는 완전한 전문분야로 발전할 수 있는 가능성이 충분히 인식되는 수준에 도달할 수 있고 치과위생 교육 및 연구, 업무와 리더-쉽에 있어서도 그 중심적 위치가 박사수준으로 이동하게 될 수 있을 것이다.

1. 발전하기 위한 요소

치과위생사가 발전할 수 있는 다음의 요인들을 통해 치과위생이 완전한 전문화의 수준에 도달할 수 있을 것으로 전망해본다.

(1) 치과위생사는 지금까지의 수동적이고 보조적인 행동패턴에서 벗어나 좀 더 체계적이고 표현적이며, 자율적인 행동패턴으로 전환되어야 치과위생사라는 전문직업인으로서의 올바른 행위를 형성시킬 수 있다.

(2) 치과위생의 교육적 의미인 지식기반과 치과위생사업무인 실무수준의 관계가 좀 더 밀접한 상호 복합적인 작용을 이루어야 하고 이 결과로 치과위생사는 전문화를 이룰 수 가 있다. 임상적 판단은 치과위생사의 포괄적인 치과위생업무를 결정하는데 도움이 되는 지식기반 속에서 내릴 수 있으며, 이러한 지식들은 기존의 치과위생 고유의 전문영역 외에도 해부학, 생화학 등의 기초과학에서부터 사회학, 심리학, 행동과학 등의 응용과학 지식에 이르기까지 광범위한 내용을 포함한다.

(3) 치과위생교육, 실무, 연구에 있어서 완전한 전문적 역할을 담당할 수 있다. 따라서 치과위생실무의 고유영역의 확보를 위한 도전을 통해 치과위생사의 책임영역을 유지할 수 있어야 하고 보건의료체계에 있어서도 치과위생사는 결정적인 역할을 담당하여 모든 보건전문가들과 상호적으로 제반 기능을 수행하게 될 것이다.

1) 치과위생실무의 완전한 전문화

치과위생사는 치과위생사가 가지고 있는 전통적인 중요영역으로서 '예방처치 및 교육'의 역할을 통해서 보건전문가들 간의 그리고 수요자간의 밀접한 협력관계를 형성하고 또한 협조자로서의 기능을 수행해야 한다. 이와 동시에 치과위생은 환자의 권리주장과 그 자신의 안녕에 관한 문제를 더 이상 치과의사에게만 의존하지 않으려는 수요자의 요구와 개개인의 건강에 관한 인식 향상 및 전문가적인 양질의 치과위생을 제공받기 원하는 새로운 요구를 충족시키기 위해 부단한 노력과 이에 대한 책임과 치위생실무의 개념을 강조해야 한다.

이에 대해 치과위생실무의 계속적인 확대와 더불어 사회변화와 시대적 요구에 민첩하게 대처하는 동시에 정치적, 법적, 경제적, 문화적, 환경적 요소를 고려하고 인구집단의 변화된 요구에 효과적으로 반응하여 책임과 합법적 통제 내에서 가능한 치과위생실무의 완전한 전문화를 이루기 위한 노력이 계속 있어야 할 것이다.

2) 치과위생교육의 완전한 전문화

치과위생교육은 과학기술의 발달과 지식의 폭발적인 증가에 따른 기존지식과 기술의 신속한 무용화 및 교육에서의 과학적 탐구 및 문제해결 방법에 대한 적용에 대한 강조, 그리고 평생교육의 계속교육개념이 강조되어질 것이다. 이에 따라 치과위생사로 입문하기 위한 기본 자격이 점차 상승되어 높은 수준의 교육, 이른바 준학사학위과정에서 학사학위과정을 기초적 교육수준으로 요구받게 될 것이다. 이에 치과위생사를 지원하는 학생들의 선발이 좀 더 엄격하고 선택적인 과정을 통해 이루어지게 됨으로써 교육이 중요한 문제로 강조될 것이다.

이렇게 교육이 미치는 영향이 증대됨에 따라 교과과정에 대한 조절 및 개선이 불가피해질 것이다. 이에 따른 전문성과 수요자 요구를 충족할 수 있는 교육프로그램이 새로이 개발될 것이고 이외에도 시청각교육기재, 컴퓨터 자체 교육프로그램 등 의 다양한 활용으로 학생들의 호기심을 충족시켜야 할 분만 아니라 e-learning교육 등 편리성을 도모한 치과위생의 계속교육이 강조되어질 것이다.

치과위생의 계속교육프로그램은 치과위생실무의 효율성을 높여 제공되는 구강건강관리를 향상시키고, 실무종사 치과위생사로 하여금 평생학습자가 되도록 격려하게 될 것이다. 이러한 계속교육은 전문직에 대한 새로운 지식의 보유, 기초학문 및 전문직의 새로운 개념에 정통하게 됨을 뜻하는 것으로 개인적, 전문적 성장이 계속교육의 목적이다. 이외에도 전공심화과정이나 학점은행제와 같은 가외 학위(external degree)과정이 발달될 것이고 박사 후과정(post doctoral course)등이 증가하게 될 것이다. 현재에도 많은 수의 비치과위생 기초과학 박사들이 박사 후 과정으로 치과위생과정을 이수하고자 희망하면 문호개방에 의해서 이루어지고 있다.

3) 치과위생연구에 있어서의 완전한 전문화

치과위생연구에 있어서의 완전한 전문화는 치과위생연구를 통해 치과위생사의 상(image)을 그려낼 수 잇을 것이고, 치과위생사가 행하는 치과위생처치(예방처치), 보건교육 및 지역사회구강보건활동에 있어 치과위생연구가 기여해야할 내용은 무엇인가? 하는 것에 대해서 분명히 규명될 뿐만 아니라 대학사회에서의 치과위생연구자의 위치도 확립시킬 수 있을 것이다. 즉 치과위생연구를 통해서 치과위생의 질적 교육과 실무의 전문성을 확보할 수 있고 이것은 결과적으로 치과위생의 과학적 지식 기반이 다져질 것이며, 새로운 지식의 개발로 인해 구시대적 사고가 퇴진됨과 동시에 기존 치과위생업무에 대한 확인과 실증이 활발히 이루어지게 될 것으로 전망해볼 수 있다.

교육, 연구, 실무 간의 효과적인 상호의존적 기능을 설정하는 새로운 모형이 연구를 통해 개발될 것이며, 치과위생에 관한 내외적 개발연구의 수도 증가하게 될 것이고, 이는 나아가서 개인연구지원이 중요시 된다. 만약 치과위생에 대한 고유영역이 확인된다면 다른 분야와의 공동연구(multi disciplinary)도 활발해질 수 있다.

4) 치과위생지도력에 있어서의 완전한 전문화

치과위생지도력에 있어서의 완전한 전문화는 여러 가지를 내포하고 있는데 먼저 치과위생관련 사업에 있어서 치과위생을 필수적 위치로 유지하기 위해서는 치과위생지도록이 발휘되어야 한다. 즉 행정적 지도적 위치에 있는 경험있는 지도자에 대한 인식이 고조되고 , 행정적. 치과위생실무를 비롯한 모든 수준에서 유능한 지도자에 대한 요청이 증대될 것이다. 유능한 지도자는 정치적으로도 기민하고 고도로 지적이며 숙련된 지도자 혹은 관리자이어야 한다.

또한 지적이고 창의적이며 숙련된 치과위생사로 하여금 치과위생사업을 개발하는데 기여하게끔 자극을 줄 수 있는 지도자이어야 할 것이다.

Part 08

이외에도 '치과위생 과 교육' '치과위생실무' 간의 갈등에 대한 관심과 더불어 적절한 조정을 통한 공통적 전문적 목표를 중심으로 접근할 수 있어야 한다. 치과의사와 치과위생사의 관계를 상하의 관계가 아닌 하나의 협조적 관계로 만들어 공동목표의 추구를 중심으로 발달될 필요가 있으므로 세력 불균형을 극복하려는 노력이 치과위생지도자에게는 있어야 한다. 예를 들어 치과의사는 정부기관 혹은 보건의료체계의 계획에 있어서 상위수준의 행정적 직위와 요직을 장악하게 될 것이므로 치과위생은 치과위생결정과 구강보건사업(치과위생사업) 및 보건의료기관에 영향을 미치는 정책수립에 참여하기 위한 능력과 부단한 노력을 경주할 수 있어야 한다.

이것은 현재까지 치과위생현상에서 이루어져 왔던 경향에 바탕을 두고 있음직한 미래, 즉 치과위생사의 향후 나아갈 방향에 초점을 두고 서술되었다. 치과위생학이나 치과위생실무는 어렵고 혼란스러운 정체성도 있겠지만 결론적으로는 완전한 전문화와 완전한 전문가의 위치에 분명히 도달될 수 있으리라 생각된다. 하지만 우리가 바라는 완전한 전문가적 위치에 도달되기 위해서는 치과위생사 한 사람 한 사람이 곳곳에서 맡은 바 역할을 제대로 수행하고 우리들 각자가 치과위생사로서 확실한 정체성(identity)을 확고히 할 때 이러한 모든 노력이 자율성의 확립이라는 높은 가치로 자리매김 할 수 있을 것이다. 이 말이 지금은 막연히 또는 바람으로 들릴 수도 있겠지만 완전한 전문가로서의 치과위생사의 미래는 반드시 실현될 수 있다.

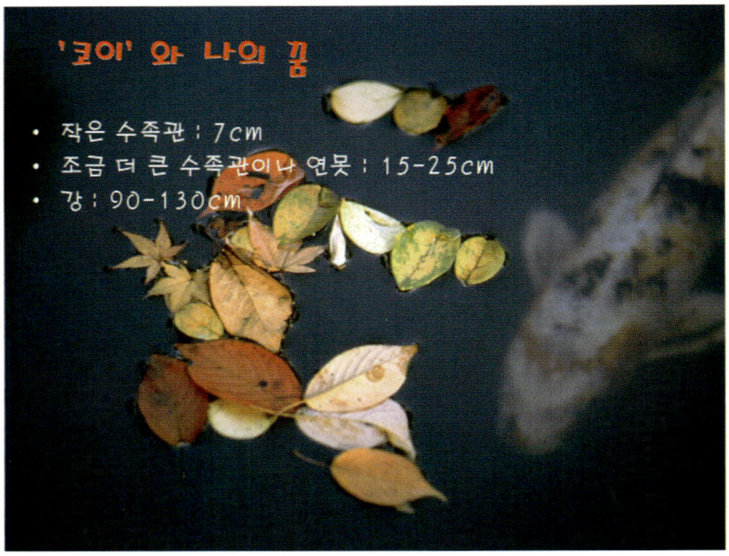
'코이' 와 나의 꿈
• 작은 수족관 : 7cm
• 조금 더 큰 수족관이나 연못 : 15-25cm
• 강 : 90-130cm

코이의 꿈처럼 나의 꿈도 생각하는 만큼 커지게 된다.

참고문헌

- 간호의 역사, 김문실 외, 대한간호협회, 1998.
- 간호학개론 : 전문직론, 김혜숙, 현문사, 2000.
- 간호학개론, 김문실 외, 고문사, 2008.
- 간호학개론, 박정호외, 서울대학교출판부, 1993.
- 더 나은 삶을 위하여. 오그만디노 저, 배석범 역, 문진출판사, 1990.
- 디지털 지식사회 마인드 갖추기, 한국미래학연구원저, 법서출판사, 2001.
- 병원서비스코디네이터 길라잡이, 임혜경 외, 새로운사람들, 2003.
- 병원코디네이터 개론, 박금자, 북샘출판사, 2010.
- 보건의사소통, 안상윤, 문상식, 보문각, 2010.
- 새시대 교수법, 조벽, 한단북스, 1998.
- 외국의 보건의료인 국가시험제도 연구(1), 채명애, 치과위생사 편.
- 우리나라 치위생학 학문체계의 발전방향에 관한 연구, 대한치과위생사협회 ; 교수협의회, 2009.
- 의사소통 및 인간관계, 윤혜상, 청구문화사, 2000.
- 임상치위생학 제9판, 김숙향 역, 대한나래출판사, 2007.
- 임상현장가이드, 남용옥 역, 나래출판사, 2001.
- 치과심리학, 정순희, 군자출판사, 2006.
- 치과위생학개론, 남용옥, 청구문화사, 1998.
- 치과위생학개론, 유봉현, 연세대학교 출판국, 2007.
- 치과위생학개론, 이은숙외, 고문사, 2000.
- 치과의원경영 및 팀매니지먼트, 정상주 역, 나래출판사, 2001.
- 치위생학개론, 강부월 외, 지성출판사, 2008.
- 치위생학의 교육표준화 및 발전방향, 대한치과위생사협회/교수협의회, 2004.
- 팀매니지먼트 스토리 Ⅰ, 정기춘, 도서출판 웰, 2006.
- 한국간호사윤리강령, 대한간호협회, 2006.
- 75 years of commitment to care(미국치과위생사 75년사), JDH, October, 1988.
- Accreditation Standards for Dental Hygiene Education Programs, www.ada.org, 2007.
- American Dental Hygienists, Association. Access to Care Position Paper, 2001.
- Clinical Practice of the Dental Hygienist, 9 Esther M. Wilkins, 2005.
- Competencies for Entry into the Profession of Dental Hygiene, Journal of Dental Education, July 2004.
- Dental Hygienist 215のルール,ウィルキンス先生のアドバイス,Esther M.Wilkins／夏野徹也 監譯.
- Dentall Hygiene Education Fats, ADHA Division of Eduaction.
- Editorial : Educators Say Trends Don't Support School Closings. Gen Dent 38 : 254-244, 1990.
- http:// www.adha.org/careerinfo/boards.htm.
- http://www.ada.org/
- http://www.adha.org/
- http://www.bdha.org.uk/
- http://www.cdha.ca/
- http://www.dentistry.ubc.ca/Education/Hygiene/
- http://www.dhaa.san.au/
- http://www.ifdh.org/

- http://www.jdha.or.jp/
- http://www.nzdha.co.nz/
- http://www.sanjuancollege.edu/
- National Board Dentall Hygiene Examination 2010 Guide, NBDHE, 2009.
- Professor seadership tips, 수원여자대학 TQE 연구소.
- Robinson, G.E., McDevitt,E.J., Sinnett, G.M., and Wuehrmann, A.H. : Four-Handed Dentistry Manual, ed 6. Birmingham, University of Alabama School of Dentistry, 1991.
- Standards for Clinical Dental Hygiene Practice, ADHA, 2008.
- Survival of the Fttest: Dental Hygiene's Future Evolves from Its Past, Maria R. Helm, MBA, Access September-October, 1993.
- The Dentall Hygienist's Role in Patient Home-Care Motivation, Access, Special Supplementall Issue April 1999.
- The Future of Oral Health, ADHA, Professional Issues, 2003.
- 患者さんの安心と理解が得られる話し方·接し方, 菅原徹著,松尾通,監修,株式會社ビョーロン, 2002.
- キャリアアップのための アシスタントワーク,品田和美,1999.
- これだけは身につけたい診療室のベーシックワーク,浦口昌秀·遊佐典子·品田和美ほか,月刊「デンタルハイジーン」別冊, 2004.
- スタッフの品格が高まる 美しいマナー, 上品なしぐさ——ワンランク上の接遇を身につけましょう一土屋史子,菅原,株式會社ビョーロン,2010.
- 笑顔と心と會話がつくる 素敵な歯科扇院 プロフェッショナルサービス&マナー,山田桂子, 2006.
- 歯科衛生士史記,躬原悠紀田郎,1997.

찾아보기

INDEX

– 저 자 –

남용옥(원광보건대학교)
김미정(전주비전대학교)
김정숙(구미대학교)
이성림(광양보건대학교)
장선희(서영대학교)
조혜은(광주여자대학교)
강영희(전주비전대학교)
김민자(원광보건대학교)
나희자(호남대학교)
이은경(전북과학대학교)
정명희(송호대학교)
최미숙(초당대학교)
곽정숙(목포과학대학교)
김재근(고구려대학교)
박인숙(청암대학교)
이지연(강릉영동대학교)
정혜란(동아인재대학교)
황혜림(서라벌대학교)

치과위생학개론

2007년 03월 15일 초판 발행
2011년 03월 15일 제2판 발행
2015년 03월 10일 제3판 발행
2019년 03월 10일 제3판 2쇄발행

지은이 : 남용옥·강영희·곽정숙·김미정·김민자·김재근
김정숙·나희자·박인숙·이성림·이은경·이지연
장선희·정명희·정혜란·조혜은·최미숙·황혜림
펴낸이 : 이상태
펴낸곳 : 청구문화사
(03706) 서울특별시 서대문구 성산로11길 15
전 화 : 02-332-0541(代) FAX : 02-337-9577
등 록 : 1990년 11월 2일 제9-247호

가격 35,000원

ISBN 978-89-5616-634-6 93510